AF356486

ABRÉGÉ
D'ANATOMIE.

TOME SECOND.

ABRÉGÉ D'ANATOMIE,

A L'USAGE

DES ÉLEVES EN CHIRURGIE

DANS LES ÉCOLES ROYALES DE LA MARINE,

Ainsi que de tous ceux qui cultivent cette Science.

TOME SECOND.

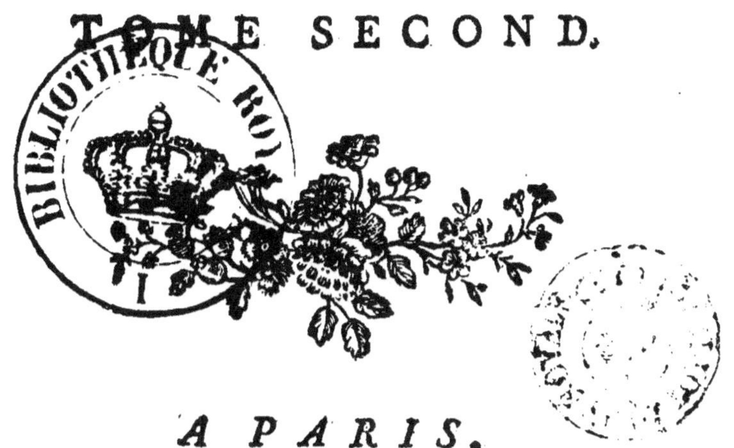

A PARIS,

DE L'IMPRIMERIE DE Ph.-D. PIERRES,
Imprimeur Ordinaire du Roi, &c.

Et se trouve

Chez MÉQUIGNON l'aîné, Libraire,
rue des Cordeliers.

M. DCC. LXXXIII.

Avec Approbation, & Privilége du Roi.

ABRÉGÉ
D'ANATOMIE.

ANGÉIOLOGIE.

L'ANGÉIOLOGIE traite des vaiſſeaux
ſanguins. Elle en décrit la ſtructure, l'origine, le cours & les diſtributions.

Les vaiſſeaux ſanguins ſont des canaux
ou conduits membraneux qui ſervent à
charier le ſang, à le porter du cœur à toutes les parties & à le rapporter des parties
au cœur. Ceux qui reçoivent le ſang du
cœur pour le diſtribuer aux parties, ont
été nommés artères. On a donné le nom
de veines à ceux qui rapportent le ſang
des parties au cœur. Ces deux eſpeces de
vaiſſeaux ſe reſſemblent à l'extérieur,
quoique leur ſtructure ne ſoit pas le même, & que l'on y obſerve, ſoit dans le

corps vivant, foit dans les cadavres, des différences affez grandes.

Les accidens toujours facheux & fouvent mortels, qui fuivent la léfion des vaiffeaux & principalement celle des artères, rendent l'étude de cette partie de l'Anatomie très-néceffaire. Un Chirurgien jaloux de fa réputation & du falut des malades confiés à fes foins, ne fçauroit donc trop s'appliquer à bien connoître la pofition des vaiffeaux, & les routes qu'ils fuivent dans leurs diftributions, afin de les épargner dans les différentes incifions qu'exigent les diverfes maladies du corps humain, ou de fe précautionner contre les hémorragies, s'il ne peut fe difpenfer de les entamer.

DES ARTERES ET DES VEINES EN GÉNÉRAL.

LES artères font des canaux membraneux, élaftiques, capables de dilatation & de contraction, qui décroiffent à mefure qu'en s'éloignant de leur origine, ils fe divifent & fe ramifient. Elles naiffent toutes du cœur par deux troncs principaux qui reçoivent le fang de fes ventricules, pour le diftribuer par une infinité de ramifications à toutes les parties qui entrent dans la compofition du corps humain.

Les Anatomiftes ne s'accordent point entr'eux fur le nombre ni fur la nature des enveloppes ou tuniques qui entrent dans leur texture. Les uns en comptent jufqu'à fix, pendant que d'autres les réduifent à deux ou trois. Voici ce que la diffeCtion nous en apprend.

Les artères empruntent en divers endroits des parties qui leur font contiguës, une enveloppe membraneufe qui ne les recouvre qu'en partie, & que l'on a regardée comme leur tunique extérieure. A leur fortie du cœur elles font renfermées dans un prolongement du péricarde qui les enveloppe jufqu'à une certaine diftance, & qui les abandonne bientôt. La plévre & le péritoine recouvrent dans la poitrine & dans l'abdomen, l'aorte defcendante & plufieurs des branches qui en naiffent immédiatement. La dure-mere fournit une gaîne à la carotide, à fon entrée dans le crâne. Mais doit-on regarder comme une tunique des artères, une enveloppe qu'elles n'ont que d'emprunt, qui n'en recouvre qu'une portion & qui ne fe trouve que dans certaines parties, pour des raifons particulieres ; comme lors qu'il faut fortifier une artère dans les endroits où elle fe trouve plus expofée que dans d'autres, à l'impulfion du fluide ; ou lorsqu'il faut contrebalancer la résistance que lui oppose quelque corps solide situé à l'opposite ; ou quand il faut la mettre à l'abri de la compression, &c. Les artères qui montent le long du col, celles qui plongent dans la substance des viscères, ou qui se distribuent dans le corps des muscles sont-elles revêtues d'une pareille membrane ? On n'y découvre qu'un tissu cellulaire, plus ou moins lâche, qui les environne extérieurement, sans aucune apparence de membrane.

Une toile cellulaire & rougeâtre revêt extérieurement les artères, & forme autour d'elles un fourreau qui les suit dans tout leur trajet. On pourroit donc la regarder comme une de leurs tuniques, si elle n'étoit pas commune à toutes les parties molles du corps : c'est le lien dont la nature se sert pour les unir les unes aux autres. Les artères carotides, les mésentériques, les cœliaques, les hépatiques, les axillaires & les crurales, en sont surtout abondamment pourvues. Elle est composée de plusieurs couches ou feuillets celluleux, déliés & transparens. Les feuillets extérieurs ont leur tissu plus lâche & leurs cellules plus grandes, & remplies d'une humeur huileuse. Quand elles sont vides, elles s'affaissent les unes sur les autres , & ne paroiſſent plus faire qu'une ſeule membrane compoſée de pluſieurs couches. A meſure que les feuillets deviennent plus intérieurs & qu'ils approchent davantage de l'axe des artères , ou qu'ils ſont preſſés par les parties environnantes , leur tiſſu devient plus ſerré & plus compact , & paroît comme tendineux , tant il eſt fort. Mais en écorçant avec la pointe du ſcalpel les divers feuillets de cette toile cellulaire, ſur-tout après l'avoir fait macérer , on reconnoît que les couches les plus intérieures ne différent des extérieures que par la fineſſe de leur tiſſu qui eſt plus ſerré & plus preſſé. Elles s'exténuent & s'aminciſſent de plus en plus par la macération ; & à la fin ce que l'on regardoit comme une ſubſtance tendineuſe , ne paroît plus que ſous la forme d'un tiſſu cellulaire.

Toutes les cellules dont cette toile eſt compoſée , communiquent les unes avec les autres , & renferment une humeur huileuſe plus ou moins abondante, ſuivant l'embonpoint du ſujet. Elle y eſt dépoſée par les rameaux des vaiſſeaux propres des artères. Celle qui remplit les cellules extérieures eſt plus groſſière & quelquefois figée. Celle des cellules intérieures eſt plus fine & plus attenuée ; l'une & l'autre fert à entretenir la fouplefſe des tuniques artérielles.

Cette graiffe s'endurcit quelquefois dans fes propres cellules & devient comme plâtreufe. On fent entre les doigts des efpèces de durillons que l'on a pris pour des glandes , auxquelles on a attribué la fonction de filtrer cette férofité fine qui lubréfie l'intérieur des artères. Il n'en a pas fallu davantage pour établir dans les artères une tunique glanduleufe. Mais on peut affurer que cette tunique n'a été apperçue que par les yeux de l'imagination.

Une multitude d'artérioles & de petites veines rampent fur cette toile cellulaire & lui communiquent une couleur rougeâtre ; on les apperçoit fenfiblement fur les gros troncs. Elles viennent des troncs voifins & portent aux artères la nourriture dont elles ont befoin. Elles forment tout à l'entour & entre les feuillets de ce tiffu, un réfeau vafculaire dont on a fait une tunique particuliere que l'on a nommée tunique vafculaire. Mais peut-on dire avec vérité que ces vaiffeaux forment une véritable enveloppe autour des artères ? On doit dire la même chofe des filets nerveux affez confidérables qui rampent le long de leur furface & qui fe perdent dans le tiffu cellulaire, comme à la croffe de l'aorte & le long de la carotide interne.

La toile cellulaire affujettit les artères & les lie aux parties voifines, fans gêner leur action & fans s'oppofer à leurs battemens. Elle empêche qu'elles ne foient fi facilement comprimées : elle offre un paffage sûr aux vaiffeaux de leurs autres tuniques. Ses couches intérieures étant plus denfes & plus ferrées bornent la tunique mufculeufe, l'empêchent de s'étendre outre mefure ; elles la refferrent en même-tems & en augmentent la force. L'humeur huileufe qu'elle contient dans fes cellules fert à entretenir la foupleffe des autres tuniques.

Après avoir enlevé exactement toutes les couches de la fubftance cellulaire qui environne les artères, on rencontre la tunique mufculaire, que l'on doit confidérer comme la premiere de leurs tuniques propres. Ses fibres font circulaires, & forment des efpèces d'anneaux pofés de champ les uns fur les autres, tout le long du canal artériel. On n'y apperçoit point de fibres longitudinales. Ces anneaux font unis entr'eux extérieurement par la toile cellulaire, & intérieurement par la tunique interne. Ils font très-apparens & affez

folides dans les gros troncs, où ils paroiffent manifeftement compofés de plufieurs
couches. On a plus de peine à les démontrer dans les petits troncs.

Les fibres mufculaires ne forment pas
des cercles entiers, ni totalement détachés les uns des autres. Les cercles fupérieurs s'uniffent & communiquent avec les
inférieurs par des filets obliques qu'ils leurs
envoyent, ou par l'infertion de leurs extrémités. La couleur blanche & très-peu
rougeâtre de ces fibres a fait croire à quelques Auteurs, qu'elles n'étoient pas véritablement mufculaires, & qu'elles n'étoient
que tendineufes. Mais elles ont la forme
des fibres mufculaires des mufcles : elles
font difpofées en faifceaux très-fenfibles :
elles rougiffent fouvent dans les violens
efforts : d'ailleurs la couleur rouge n'eft
pas effentielle aux fibres mufculaires. Ce
que celles-ci ont de particulier c'eft
qu'elles font plus fragiles quand on les
tire, elles fe coupent fans laiffer aucun
veftige de filamens, & elles ont une grande élafticité.

Les fibres mufculaires des artères ne
font point une fuite de celles du cœur
comme quelques-uns l'ont penfé Si quelques filets mufculeux fortis du cœur, fe
répandent fur la racine de l'aorte & de

l'artère pulmonaire, ils ne pénétrent pas dans l'intérieur de ces vaiſſeaux.

Sous la tunique muſculaire eſt placée la tunique interne. Un tiſſu cellulaire très-fin & très-délié, placé entre deux, les colle intimement l'une à l'autre. C'eſt une tunique fort mince, liſſe, polie & rougeâtre, qui revêt par-tout les fibres charnues pour empêcher le ſang de s'inſérer dans leurs interſtices. Elle eſt criblée de petits pores imperceptibles par où ſuinte la liqueur qui l'humecte continuellement. On remarque à ſa ſurface interne des eſpeces de plis ou ſillons qui ſuivent la longueur des artères. Ils ſont très-ſenſibles dans les iliaques. Mais on n'y trouve point de valvules, ſi ce n'eſt à leur ſortie du cœur. Lanciſi a cru y en trouver; mais il a pris pour des valvules des ſillons ou canelures annulaires, que l'on apperçoit dans l'intérieur des petites artères & qui ſont formés par les faiſceaux circulaires des fibres muſculeuſes.

On remarque encore dans l'intérieur des artères, à la naiſſance de chaque branche, une eſpece de digue ou d'éperon placé au bord de l'orifice le plus éloigné du cœur. Cet éperon eſt fort ſenſible dans les groſſes branches : on le découvre auſſi dans les petits rameaux ; mais il eſt

d'autant plus faillant que les angles que
font les rameaux avec les troncs font plus
aigus : il eſt moins apparent aux orifices
des branches qui ſortent des troncs à angle droit. Les artères émulgentes n'en
ont point ou preſque point. Ces éperons
ſont formés par la rencontre & l'adoſſement des fibres muſculaires qui, en approchant du point de la diviſion, s'élevent de chaque côté & dont les branches
vont ſe réunir & former un angle curvi-
ligne en s'adoſſant. On a d'abord regardé
ces éperons comme des digues contre
leſquelles le ſang va heurter, pour ſe réfléchir & ſe détourner vers les orifices
des rameaux ; & en conſéquence on a
cru qu'ils avoient été formés pour déterminer le ſang qui coule dans un tronc
à rentrer dans les ramifications : mais
pourquoi ſont-ils plus ſaillans dans les rameaux qui naiſſent de leurs troncs à angles aigus, dans leſquels le ſang entre
par conſéquent avec plus de facilité, pendant que l'on en voit à peine des traces
à l'orifice des petits rameaux & des branches qui naiſſent des troncs à angle droit,
où le ſang auroit plus beſoin de trouver
de ces ſortes de digues pour les enfiler ?

Les artères commencent à ſe partager
en ſortant du cœur. Elles jettent de leur

tronc principal des branches qui se divisent en rameaux : ceux-ci se partagent
à leur tour, & se subdivisent en d'autres,
& ainsi successivement. Quand on a suivi
ces ramifications jusqu'à un certain point,
on rencontre des rameaux si déliés & si
fins, qu'on les compare à des cheveux,
d'où vient le nom d'artères capillaires
qu'on leur a donné. Après cela on les perd
de vue : il n'est même pas toujours possible de les suivre jusques-là.

Les angles que les branches forment
avec leurs troncs, sont le plus souvent
aigus : en quelques endroits ils sont droits
ou même obtus. Ordinairement les gros
rameaux naissent de leurs troncs à angles
aigus : les petits qui sont à peine sensibles naissent sous des angles plus ouverts
& très-variés. Les troncs s'élargissent
avant de se diviser : mais les rameaux
sont un peu étranglés à leur naissance,
c'est-à-dire qu'ils ont une espece de col
plus étroit que la portion du canal qui
suit immédiatement : intérieurement leurs
orifices sont garnis d'éperons , comme
il vient d'être dit.

A mesure que les artères se ramifient
elles vont en décroissant : les branches
sont manifestement plus petites que les
troncs d'où elles partent : les troncs même

après les grandes diviſions, ont un calibre plus petit. Cette diminution ſucceſſive du calibre des artères a fait croire qu'elles avoient une forme conique. On a conſidéré l'aorte & l'artère pulmonaire comme des cônes allongés qui avoient leur baſe au cœur & leur ſommet ou leur pointe, à l'origine des veines. Mais ſi l'on ſe donne la peine de meſurer exactement un tronc artériel quelconque & les branches qui en naiſſent, dans un trajet continu qui ne ſe diviſe pas, ou qui ne jette que de très-petits rameaux, on ſe convaincra à vue d'œil que leur calibre eſt par-tout le même ſans diminution, & que leur forme eſt vraiment cylindrique. Les artères capillaires paroiſſent encore moins coniques que les autres : celles qui forment les réſeaux, ne perdent pas de leur diamètre lorſqu'elles ſe partagent ou qu'elles s'anaſtomoſent entr'elles : les extrémités artérielles qui vont aboutir aux racines des veines, conſervent le même calibre, autant qu'on en peut juger. Ainſi au lieu de regarder les artères comme des cônes alongés, on doit plutôt les regarder comme des canaux cylindriques compoſés d'une multitude de petits cylindres unis bout à bout.

Le calibre des artères diminue à mesure qu'elles sè ramifient. Chaque rameau est évidemment plus petit que le tronc d'où il part : mais tous les rameaux qui naissent d'un tronc , pris ensemble, offrent un calibre plus grand que celui du tronc : ainsi le sang passe d'un lit plus étroit dans un plus large. Plusieurs Auteurs ont entrepris de déterminer & de calculer le rapport des cavités des branches avec celles des troncs : mais ces rapports sont aussi variés que les différens sujets & ne suivent point de loi constante. La seule que la nature suive , est que les capacités des branches prises ensemble sont plus grandes que celles de leur tronc.

Keil en partant de ce principe que les rameaux pris ensemble ont toujours une plus grande aire que leur tronc, & que la capacité des artères augmente à chaque division, suivant une raison constante, a voulu déterminer par le calcul le nombre des divisions des artères dans toute leur longueur jusqu'à l'endroit où elles deviennent capillaires, & il a prétendu établir comme une loi générale, qu'à la quarantieme division le diamètre des artères étoit égal à celui d'un cheveu. Il s'enfuivroit de là que les artères les plus longues n'auroient pas plus de rameaux que les plus courtes : ce qui est absolument faux. Il y a de gros troncs , comme les artères émulgentes , qui ne parcourent qu'un petit espace avant de se diviser en rameaux capillaires ; il y en a d'autres au contraire, comme les artères mésentériques , qui se prolongent beaucoup , & qui jettent une infinité de rameaux avant de devenir capillaires. Des troncs à-peu-près les mêmes , peuvent donc fournir plus ou moins de branches avant de se terminer en filets insensibles : il n'est donc pas possible de fixer le nombre des branches qui doivent se détacher des troncs d'une artère ; leurs divisions ne sont assujéties à aucune regle constante & elles décroissent inégalement.

La direction des artères varie suivant la position des parties auxquelles elles se distribuent. Leurs ramifications capillaires , avant de se dérober aux yeux , communique souvent & s'abouchent les unes aux autres : elles forment par leurs fréquentes anastomoses des réseaux très-variés sur toutes les parties, particuliérement sur les parties membraneuses. A ces premiers réseaux en succedeut d'autres plus petits , jusqu'à ce que les artères se transforment en veines.

La disposition des extrémités capillaires n'eſt cependant pas uniforme. Elle eſt différente ſuivant la ſtructure des parties ou ſuivant les vues de la Nature. Ici les artères forment des eſpeces de pinceaux ; là elles s'arrangent comme les branches des arbres : en quelques endroits elles marchent parallelement, & forment des eſpeces de franges ou de zig-zags ; & en d'autres elles reſſemblent à des rayons. Dans certaines parties elles ſe terminent en conduits excréteurs ; dans d'autres elles dégénerent en artères ſéreuſes ou lymphatiques ou en artères exhalantes ; enfin elles ſe transforment en veines.

Pour expliquer l'artifice de cette transformation, quelques-uns ont imaginé entre les extrémités des artères & les racines des veines, des petites véſicules percées en maniere d'arroſoirs, d'où ils ſuppoſoient que partoient les vaiſſeaux lymphatiques & ſécrétoires. Cette opinion a régné long-tems dans les écoles, même depuis que Leewenhoek avec ſes microſcopes, & Rhuiſch par la fineſſe de ſes injections, ont démontré invinciblement que les artères & les veines ne faiſoient le plus ordinairement qu'un canal continu. Tantôt les extrémités artérielles ſe replient en arcs & ſe changent en canaux veineux. Tantôt ce ſont des rameaux qui ſe détachent des côtés des artères pour aller s'implanter dans les veines.

Quoique suivant les observations les plus exactes, les artères paroissent s'aboucher immédiatement avec les veines & ne faire qu'un canal continu, cette continuité ne paroît cependant pas être une loi si constante de la Nature, qu'il n'y ait pas d'exceptions, ni d'interruption entre les extrémités des artères & les racines des veines dans quelques parties. Car il est certain que le sang s'extravase dans le tissu de la verge, de la rate, des mammelles, du vagin : il se répand de même dans un assemblage de cellules dans le tissu de la matrice. Il n'y a donc pas de continuité immédiate entre les artères & les veines de ces parties. Tout ce qu'on pourroit dire, c'est qu'il peut se faire que les extrémités artérielles ne versent pas le sang dans ces cellules ; il peut de ces extrémités sortir des vénules qui répandent ensuite le sang dans ces espaces ; & enfin ce sang épanché peut être repris par de plus gros troncs veineux.

Les veines sanguines commencent où les artères finissent. On peut même les considérer en général comme leur prolongement. A leur naissance ce ne font que des petits conduits extrêmement déliés qui, par leur réunion, forment des rameaux plus gros ; ces rameaux forment à leur tour des branches, & ces branches des troncs qui vont aboutir au cœur directement ou indirectement.

Les veines accompagnent ordinairement les canaux artériels dans leur cours & portent les mêmes noms. Leurs ramifications font plus nombreuses. Aux extrémités, l'on compte ordinairement deux veines pour une artère. Il y en a de folitaires en plufieurs endroits, c'eft-à-dire, qu'elles n'accompagnent aucune artère. Celles-ci font placées à la furface des parties externes & rampent fous la peau. Les rameaux veineux s'anaftomofent plus fréquemment entr'eux que les rameaux artériels : ce ne font pas feulement les petites ramifications qui communiquent ainfi les unes avec les autres ; on remarque très-communément de pareilles communications entre des rameaux affez confidérables, tant de droite à gauche, que de haut en bas.

La ftructure des veines eft bien différente de celle des artères. Leurs tuniques font plus minces & plus difficiles à féparer. Elles font recouvertes extérieurement d'un tiffu cellulaire moins épais qui leur fert de gaîne. Sous cette gaîne fe rencontre la tunique musculaire qui est moins forte & composée uniquement de fibres longitudinales. Leur tunique interne est lisse & polie, moins fragile & prêtant plus que celle des artères.

Les veines s'affaissent quand elles sont abandonnées à elles - mêmes. Elles ne battent point comme les artères ; leurs tuniques étant beaucoup plus minces, ont aussi moins de ressort, elles prêtent davantage & sont capables d'une grande dilatation : un même dégré de force les dilatera donc plus que les artères. De là vient la difficulté qu'il y a de comparer leurs capacités, & de déterminer le rapport du calibre des veines à celui des artères : on sçait en général que la capacité des veines surpasse celle des artères correspondantes : les uns ont avancé qu'elle étoit double, d'autres triples, d'autres quadruple ; mais leur grande dilatabilité ne permet pas de prendre des mesures justes, ni par conséquent de fixer exactement le rapport du calibre des veines avec celui des artères.

L'intérieur de la plûpart des veines est garni de valvules ou replis de la tunique interne, taillés en forme de croissans forts minces, placés de distance en distance. Ces valvules forment une poche oblongue ou une moitié de fac. Leur croiſſant regarde le cœur & le fond la partie qui en eſt la plus éloignée. Elles ſont ordinairement au nombre de deux oppoſées l'une à l'autre. On en trouve quelquefois trois, quatre ou cinq. Quelquefois auſſi elles ſont ſolitaires. Elles ſont placées principalement aux endroits où les rameaux s'inſerent dans leurs troncs : léur bord flotant n'en recouvre cependant pas les orifices, & n'empêche pas par conſéquent le ſang de ſe dégorger des rameaux dans les troncs. Leur principal uſage eſt de ſoutenir la colonne de ſang, de l'empêcher de péſer ſur celle qui ſuit, & de la déterminer vers le cœur.

Toutes les veines n'ont pas des valvules. Celles des viſcères profonds n'en ont point. Il n'y en a pas dans celles du cerveau, des poumons, du cœur, du foie, des reins, de la matrice, ni dans tout le ſyſteme de la veine - porte. Il n'y en a point dans le tronc inférieur de la veine-cave juſqu'aux iliaques, non plus que dans celles qui n'ont qu'un très-petit calibre. Les valvules ſont plus fréquentes à meſure que les veines s'éjoigent davantage du cœur. Elles ſont très-nombreuſes aux extrémités, dans les veines du col, de la face, de la langue, de la verge, &c. On a cru en appercevoir dans la veine azygos ; mais cette observation a besoin d'être confirmée.

Outre les artères & les veines sanguines il y a encore des artères & des veines lymphatiques, dans lesquelles coulent des liqueurs beaucoup plus subtiles que le sang. Leur extrême finesse ne permet pas d'en suivre le cours. J'aurai occasion d'en parler ailleurs. Je me borne ici à donner une description suffisamment détaillée des principales divisions des artères & des veines sanguines, pour pouvoir les rechercher dans les cadavres, & s'assurer de la position des principales ramifications dont la lésion peut être de conséquence. Je partagerai cette partie en deux Sections. La premiere contiendra la description des artères, & la seconde celle des veines.

SECTION I.

DES ARTERES.

TOUTES les artères naissent du cœur par deux gros troncs. Le premier part du ventricule droit, & a été nommé artère pulmonaire. Le second sort du ventricule gauche, & a été nommé aorte ou grande artère.

I.

De l'Artère pulmonaire.

L'ARTERE pulmonaire, ainsi nommée parce qu'elle ne se distribue qu'aux poumons, naît du ventricule droit du cœur, par un gros tronc qui se porte de bas en haut, de droite à gauche & de devant en arriere. Après un trajet d'environ deux pouces, ce tronc se divise en deux grosses branches qui font entr'elles un angle assez obtus. La branche droite qui se distribue au poumon droit, est plus grosse que l'autre : elle est aussi plus longue, parce qu'elle passe sous la courbure de l'aorte. La branche gauche est moins grosse & moins longue, & se porte presque horifontalement au poumon gauche. Ces deux branches étant arrivées aux poumons, se courbent de haut en bas & de dedans en dehors, & après avoir formé chacune une espèce d'arcade, elles se divisent & se soudivisent dans la substance de ces visceres en une infinité de ramifications qui accompagnent celles des bronches.

I I.

De l'Aorte.

L'AORTE que l'on nomme auffi grande artère, parcequ'elle fe diftribue à toutes les parties du corps, prend naiffance du ventricule gauche du cœur, à côté & un peu en arriere de l'artère pulmonaire. Elle s'éleve obliquement de gauche à droite & derriere en devant, gliffant entre le tronc de l'artère pulmonaire & la veine cave. Arrivée à la hauteur de la bifurcation de l'artère pulmonaire, elle fe releve en fe courbant de droite à gauche & de devant en arriere. Elle paffe par-devant la branche droite de l'artère pulmonaire vis-à-vis la feconde vertèbre dorfale, defcend enfuite dans la même direction, paffe fur la branche gauche de la trachée-artère, & vient gagner l'épine du dos, pour defcendre le long de la partie latérale gauche du corps des vertèbres. Après avoir traverfé le diaphragme, elle gagne peu-à-peu la partie antérieure du corps des vertèbres lombaires, & lorfqu'elle eft parvenue au-deffus de la derniere, elle fe partage en deux groffes branches nommées artères iliaques.

Division générale de l'Aorte.

L'aorte depuis fa naiffance jufqu'à fa bifurcation, fe divife communément en deux portions principales. La premiere s'étend depuis fa fortie du ventricule gauche jufqu'à la fin de fa courbe, & fournit des rameaux à la tête, aux extrémités fupérieures & à une partie du thorax. On la nomme aorte afcendante. La feconde commence où la premiere finit & s'étend jufqu'à fa bifurcation, & fe nomme aorte defcendante. On y diftingue encore une portion fupérieure qui defcend depuis la croffe jufqu'au diaphragme & fe diftribue au thorax ; & une portion inférieure qui va depuis le diaphragme jufqu'à la bifurcation, & qui fe diftribue au bas du ventre.

Division de l'Aorte afcendante.

L'aorte afcendante fournit les artères coronaires, les carotides & les fouclavieres.

I.

Les Artères coronaires.

Les artères coronaires au nombre de deux. rarement trois, font ainfi nommées parce qu'elles paroiſſent embraſſer la baſe du cœur en maniere de couronne. Elles naiſſent immédiatement du principe de l'aorte au-deſſus des valvules ſemi-lunaires, environ un demi-pouce au-deſſus de l'orifice du ventricule gauche. L'une part de la partie antérieure & latérale de l'aorte, c'eſt la coronaire droite; l'autre ſort de ſa partie latérale & poſtérieure, c'eſt la coronaire gauche.

1°. La coronaire droite forme un contour qui embraſſe la baſe du cœur. Elle envoye dès ſa naiſſance, à diverſes diſtances, trois rameaux principaux ſur la ſurface convexe & ſur le côté du ventricule droit : enſuite ſon tronc s'avance en gliſſant entre la baſe du cœur & l'oreillette droite, & va gagner la rainure de la ſurface plate dont il ſuit la direction, jettant des ramifications à droite & à gauche.

2°. La coronaire gauche ſe partage dès ſa naiſſance en deux branches inégales. La plus groſſe contourne la baſe de l'artère pulmonaire & va gagner la ſurface convexe du cœur, gliſſant le long de la rainure juſqu'à ſa pointe, où elle ſe replie pour aller gagner la ſurface plate. Elle fournit, chemin faiſant, un rameau qui ſe répand ſur le côté gauche, & d'autres petits aux environs. La petite branche
gliſſe

gliffe en tournant fur la bafe du cœur, entre cette bafe & l'oreillette gauche. Elle envoie un rameau confidérable fur le côté gauche, vers le bord de la face pla- te, & après plufieurs ramifications, elle fe perd poftérieurement fur la face plate. On a vu quelquefois cette branche naître de l'aorte immédiatement & former une troifieme coronaire.

Ces artères ne forment pas une cou- ronne entiere entre la bafe du cœur & les deux oreillettes, comme leur nom fem- ble l'infinuer. Elles ont entr'elles différen- tes anaftomofes. Leurs grandes ramifica- tions font fuperficielles. Elles en envoyent d'autres plus petites qui pénétrent dans la fubftance du cœur. Il s'éleve auffi du con- tour de ces deux troncs divers rameaux qui fe répandent fur les oreillettes & fur le péricarde. Elles fourniffent à l'aorte & à l'artère pulmonaire plufieurs plexus qui viennent principalement de la coro- naire droite.

I I.

Les Carotides.

Il naît de la convexité de la croffe de l'aorte trois groffes branches, quelque- fois quatre, qui fuivent une direction oblique & qui font placées très-près les unes des autres. Quand il s'en rencontre quatre, les deux du milieu fe nomment carotides, l'une droite & l'autre gauche. Les deux plus éloignées font nommées fouclavieres. Quand il n'y en a que trois, comme il arrive plus ordinairement, la carotide droite naît de la fouclaviere droite, à environ un pouce de leur origine commune.

Les deux artères carotides font des branches affez confidérables, deftinées à porter le fang à la tête. Elles montent chacune de fon côté, le long de la partie antérieure du col, à côté de la trachée-artère, n'étant couvertes dans ce trajet que par les mufcles peauciers & fterno-maftoïdiens. Elles arrivent à la hauteur du larynx fans donner aucune ramification, du moins apparente. Là chaque tronc fe divife en deux branches, l'une antérieure qui paroît comme la continuation du tronc, nommée carotide externe, parce qu'elle fe diftribue principalement aux parties extérieures de la tête ; l'autre poftérieure qui fe coude un peu pour aller gagner le canal carotique de l'apophyfe pierreufe de l'os des tempes : on la nomme carotide interne, parce qu'elle fe diftribue dans l'intérieur de la tête.

1. *La Carotide externe.*

L'artère carotide externe eſt auſſi groſſe que l'interne. Elle ſe porte inſenſiblement en dehors entre l'angle externe de la machoire inférieure & la glande parotide à laquelle elle fournit en paſſant. Elle monte enſuite devant l'oreille ſur l'apophyſe zygomatique, où elle change ſon nom en celui de temporale. Dans ce trajet elle donne pluſieurs rameaux dont les uns naiſſent de ſon côté antérieur interne, & les autres de ſon côté poſtérieur externe. On en compte ſept le plus ordinairement.

1°. La thyroïdienne ſupérieure. L'artère thyroïdienne ſupérieure naît de la partie antérieure interne de la carotide externe, à l'endroit de ſon origine. Elle forme d'a-bord un petit coude & ſe diviſe enſuite en pluſieurs rameaux dont l'un ſe diſtribue au larynx, entre l'os hyoïde & le cartilage thyroïde, ſous le nom d'artère laryngée ; celle-ci vient quelquefois immédiatement de la carotide externe : les autres rameaux ſe diſtribuent à la glande thyroïde & aux muſcles voiſins.

2°. La pharyngienne. L'artère pharyn-gienne naît de la partie poſtérieure exter-ne de la carotide, immédiatement au-deſſus de la thyroïdienne. Elle monte entre les deux carotides jufqu'à la partie fupérieure du pharynx, pour fe diftribuer aux mufcles du pharynx & du voile du palais. Elle fournit auffi à la dure-mere un rameau affez remarquable qui paffe par le trou déchiré.

3°. La linguale ou fublinguale. L'artère linguale ou fublinguale naît de la partie latérale interne de la carotide externe. Elle gliffe en ferpentant le long du bord fupérieur de la corne de l'os hyoïde pour aller fe plonger dans la langue. Elle jette dans ce trajet des rameaux aux mufcles de la langue, de l'os hyoïde, & aux glandes fublinguales. Elle fe termine à la pointe de la langue où elle n'eft recouverte que de la peau; elle s'anaftomofe avec celle de l'autre côté & prend le nom de ranine ou ranule.

4°. La labiale ou maxillaire externe. L'artère labiale ou maxillaire externe, naît un peu au-deffus de la précédente & du même côté, monte en fe fléchiffant vers la partie moyenne de la mâchoire inférieure fur le bord antérieur du maffeter, jettant dans fon trajet des rameaux à la glande maxillaire & aux parties circonvoifines. Arrivée au bord de la mâchoire inférieure, elle fe divife en deux branches, l'une inférieure nommée fous-mentonière ou maxillaire inférieure externe, parce-qu'elle rampe fous le menton ; l'autre fupérieure qui conferve le nom de labiale. Celle-ci va gagner l'angle de la bouche. Il s'en détache plufieurs rameaux pour le maffeter, qui communiquent avec ceux de l'artère temporale. Elle fournit auffi la mentoniere ou la mufculaire de la lévre inférieure, qui rampe fur le milieu de la mâchoire vers le menton ; celle-ci s'anafto-mofe avec la foumentoniere & la maxil-laire inférieure interne. Parvenue à la com-miffure des lévres, elle donne les artères coronaires des lévres, qui ferpentent en zig-zags fur le bord de l'une & l'autre lévre, communiquant chacune avec celle du côté oppofé. La coronaire de la lévre fupérieure jette auffi des rameaux aux narines. La labiale monte enfuite à côté du nez où elle prend le nom de nazale, envoyant des rameaux aux mufcles & aux cartilages du nez. Arrivée à la racine du nez, vers le grand angle de l'œil, elle reçoit le nom d'angulaire. Elle jette des rameaux au mufcle orbiculaire de l'œil, au furcilier, & un autre qui entre dans l'orbite, par-deffus le fac lacrimal, & s'anaftomofe avec l'ophthalmique. L'angu-laire fe porte de là en montant fur la partie moyenne du front, où elle se nomme pré-parate. Celle-ci se partage en deux rameaux : l'un interne qui communique avec le pareil du côté opposé ; un externe qui communique avec un rameau de la temporale. Cette artère se perd dans le muscle frontal.

5°. L'occipitale. L'artère occipitale prend naissance du côté externe & postérieur de la carotide externe, sous la glande parotide. Sa grosseur est assez considérable. Elle marche vers l'apophyse mastoïde où elle se partage en trois branches principales ; une plus extérieure nommée auriculaire postérieure, une postérieure, & une antérieure nommée stylo-mastoïdienne.

1°. L'auriculaire postérieure se distribue à la partie postérieure de l'oreille : elle naît quelquefois immédiatement de la carotide externe. Parvenue au conduit auditif, elle jette un rameau & fournit quelquefois la stylo-mastoïdienne. Ensuite après avoir donné plusieurs rameaux aux différentes parties de l'oreille, elle va s'anastomoser avec l'occipitale & la temporale postérieures & se distribuer aux environs.

2°. La branche postérieure qui retient le nom d'occipitale, glisse le long de la rainure maſtoïdienne & ſe diſtribue à toutes les parties qui occupent la face poſtérieure de la tête.

3°. La branche antérieure ou ſtylo-maſtoïdienne va gagner le trou ſtylo-maſtoïdien. Elle naît ſouvent de la carotide même, au-deſſus & du même côté que l'occipitale, & quelquefois auſſi de l'auriculaire poſtérieure. Avant d'entrer dans le trou ſtylo-maſtoïdien, elle jette quelques rameaux au conduit de l'oreille. Quelques-uns de ces rameaux s'anaſtomoſent avec d'autres de l'artère articulaire de la mâchoire inférieure pour former l'artère coronaire qui cottoie la partie oſſeuſe du conduit auditif & qui fournit l'artériole qui deſcend ſur la membrane du tambour, paralellement au marteau. Après ſon entrée dans le crâne la ſtylo-maſtoïdienne ſe diſtribue aux cellules de l'apophyſe maſtoïde, aux canaux demi-circulaires, & ſe perd dans l'oreille interne.

4°. La maxillaire interne. L'artère maxillaire interne naît antérieurement du bord interne de la carotide externe, vis-à-vis le condyle de la mâchoire inférieure, paſſe derriere le condyle ; & après avoir envoyé un rameau particulier aux muſcles ptérigoïdiens, elle ſe diviſe en trois branches pricipales; favoir, la maxillaire inférieure interne, la fphéno-maxillaire & l'épineufe ou artère de la dure-mere.

1°. L'artère maxillaire inférieure interne entre dans le conduit maxillaire inférieur pour fe diftribuer aux alvéoles & aux dents. Elle fort de ce conduit par le trou mentonier & fe perd dans les mufcles voifins, en s'anaftomofant avec des rameaux de la maxillaire externe.

2°. L'artère fphéno-maxillaire va gagner l'orbite par la fente orbitaire inférieure. Elle fournit en paffant quelques rameaux aux mufcles periftaphylins & à la membrane glanduleufe des narines poftérieures par le trou fphéno-palatin. Elle fe diftribue inférieurement & latéralement aux parties contenues dans l'orbite. Elle envoie par l'extrémité de la fente orbitaire fupérieure, un petit rameau qui entre dans le crâne pour fe diftribuer à la dure-mere, & qui communique avec l'épineufe. Elle jette encore un autre petit rameau qui enfile le canal orbitaire de l'os maxillaire & vient fortir par le trou orbitaire inférieur, communique fur la joue avec l'artère angulaire & fe perd à la lévre fupérieure. En traverfant ce canal, elle jette des rameaux au finus maxillaire & aux dents de la mâchoire fupérieure.

3°. L'artère épineufe ou l'artère de la dure-mere entre dans le crâne par le trou épineux ou petit rond , pour fe diftribuer à la dure-mere par plufieurs ramifications. Elle naît quelquefois immédiatement de la carotide externe.

4°. La temporale. L'artère temporale eft la tige même de la carotide externe qui monte par-deffus le zigoma, & fournit en paffant des rameaux à la glande parotide & aux mufcles voifins. Elle fe divife enfuite en trois principaux rameaux qui fe répandent fur les parties antérieure, latérale & poftérieure du crâne, par un grand nombre de ramifications qui communiquent avec celles de la préparate & de l'occipitale

2°. *La Carotide interne.*

L'artère carotide interne fe courbe dès fon origine pour paffer derriere l'externe. Elle monte fans fe ramifier, vers le canal carotique de l'os pierreux, dans lequel elle entre & fe coude fuivant la direction de ce canal. Elle y eft revêtue d'une gaîne que lui fournit la dure-mere. Au bout de ce canal, elle fe coude encore de bas en haut & de derriere en devant, fe portant vers la felle turcique, à travers le finus caverneux. Elle jette dans ce sinus un petit rameau qui accompagne la cinquieme paire de nerfs, passe par la fente sphénoïdale & se distribue à l'orbite & à l'œil, ainsi qu'à la dure-mere & à l'entonnoir. Arrivée à la partie latérale & antérieure de la fosse pituitaire, elle se coude de nouveau pour se perdre dans le cerveau. C'est de la convexité de ce coude que sort l'artère ophthalmique.

Le tronc de la carotide interne se courbe de nouveau en arriere, perce la piemere, donne des rameaux au pont de varole, aux cuisses du cerveau, & un au plexus choroïde qui accompagne le nerf optique. Ensuite il se partage en deux branches, dont l'une se porte en devant & l'autre en arriere.

La branche antérieure se porte vers le devant sous le cerveau, en s'éloignant d'abord un peu de celle de l'autre côté; elle s'en rapproche ensuite & s'y unit, forme avec elle un canal commun & court, dans l'interstice des nerfs olfactifs, d'où il part quelques petits rameaux qui accompagnent ces nerfs. Elle quitte ensuite sa pareille & se divise en deux ou trois rameaux qui se distribuent dans la substance des lobes antérieur & moyen du cerveau. L'un d'eux monte dans l'intervalle des hémifphères du cerveau & va gagner le corps calleux au-deffus duquel ils rampe.

La branche poftérieure communique d'abord avec la vertébrale du méme côté par un rameau plus ou moins gros & long d'un pouce, connu fous le nom d'artère communiquante ; après quoi elle entre dans la grande fciffure de fylvius, où elle fe divife en plufieurs rameaux qui fe diftribuent aux lobes moyen & poftérieur du cerveau, en s'infinuant dans les circonvolutions fuperficielles de fa fubftance.

Toutes ces ramifications font revêtues de la pie-mere, & forment quantité de réfeaux capillaires avant de fe perdre dans l'intérieur du cerveau : leurs tuniques font plus minces que celles des autres artères.

L'artère ophthalmique fort du crâne par le trou optique, couchée fous le nerf optique, & donne des ramifications aux cils, à la glande lacrimale, au nez & aux mufcles des paupieres, & fe termine à la face, fur le front, fur le nez & fur les parties voifines. L'un de ces rameaux communique avec l'artère angulaire. Elle en fournit auffi un grand nombre aux parties qui forment le globe de l'œil. Deux de ces rameaux rentrent dans le crâne par les trous orbitaires internes antérieur & poftérieur, pour fe diftribuer à la portion de la dure-mere qui recouvre le milieu de l'orbite.

Les Souclavieres.

Les artères fouclavieres naiffent de la croffe de l'aorte, une de chaque côté : elles fuivent à-peu-près la direction de la clavicule derriere laquelle elles font placées. La droite eft plus groffe à fon origine que la gauche, quand elle produit la carotide droite ; elle eft auffi un peu plus longue. Chacune de ces artères fe porte vers le milieu de la premiere vraie côte, & paffe dans l'interftice des attaches du mufcle fcalene, à la fortie duquel elle prend le nom d'axillaire.

Dans ce trajet la fouclaviere donne fix branches remarquables ; favoir, la mammaire interne, la thyroïdienne inférieure, les cervicales profonde & fuperficielle, la vertébrale, & l'intercoftale fupérieure. La thymique en part auffi ordinairement, & quelquefois la médiaftine, & la péricardine ; celles-ci ne font le plus fouvent que des rameaux de la mammaire interne.

1. *La Thymique.*

L'artère thymique naît affez ordinairement de la partie antérieure & moyenne de la fouclaviere, & fouvent de la mammaire interne. C'eſt une petite artère qui envoie des ramifications aux thymus, à la glande thyroïde & à la trachée-artère.

2. *La Péricardine.*

L'artère péricardine naît auſſi quelquefois de la fouclaviere ; elle ſe diſtribue au péricarde, & jette auſſi des ramifications au diaphragme.

3. *La Médiaſtine.*

L'artère médiaſtine naît quelquefois immédiatement après la thymique, & ſe diſtribue au médiaſtin.

4. *La Mammaire interne.*

La mammaire interne eſt une artère aſſez conſidérable qui naît de la partie antérieure de la fouclaviere, vis-à-vis la partie moyenne de la clavicule. Elle deſcend intérieurement à côté du ſternum, derriere les extrémités cartilagineuſes des côtes. Elle jette ordinairement un rameau qui paſſe fous la clavicule & ſe termine à l'épaule. A meſure qu'elle deſcend elle donne en paſſant des rameaux au thymus,

aux bronches, au médiaſtin, au péricarde, à la plévre & aux muſcles intercoſtaux, qui prennent les noms des parties
auxquelles ils ſe diſtribuent. Elle en envoie d'autres à travers ces muſcles, qui
ſe diſtribuent au grand pectoral, & aux
muſcles voiſins, à la mammelle, à la graiſſe & à la peau. Elle communique par pluſieurs de ces rameaux avec la mammaire
externe & les thorachiques. Lorſqu'elle
eſt deſcendue proche le cartilage xyphoïde, elle ſe partage en deux branches,
dont ia ſupérieure forme ſouvent la diaphragmatique ſupérieure ; l'autre branche ſort de la poitrine, à côté de l'appendice xyphoïde, va gagner la partie poſtérieure du muſcle droit, où elle s'anaſtomoſe par pluſieurs petites ramifications
avec l'artère épigaſtrique. Elle donne
auſſi en paſſant des rameaux au péritoine
& aux muſcles du bas-ventre.

5. *La Thyroïdienne inférieure.*

La thyroïdienne inférieure naît aſſez
ordinairement de la partie ſupérieure de
la ſouclaviere. Elle monte en ſerpentant
le long de la trachée-artère, ſe portant
obliquement de dedans en dehors ſur le
corps des vertèbres inférieures du col.

Arrivée vis-à-vis la glande thyroïde elle fe coude de dehors en dedans pour fe diftribuer à cette glande & au larynx. Elle jette auffi de côté & d'autre en montant, des petits rameaux dont l'un va gagner l'omoplate, fous le nom de fcapulaire tranfverfe. Un autre nommé tranfverfaire du col, fe porte tranfverfalement fur le col & fe diftribue à différens mufcles. Un troifieme monte fur les apophyfes tranf-verfes du col le long du fcalene, & fe diftribue aux mufcles voifins. On pourroit le nommer artère cervicale antérieure. Il jette dans l'efpace de chaque vertèbre un rameau qui communique avec la vertébrale.

6. *La Cervicale.*

L'artère cervicale naît de la partie fupé-rieure de la fouclaviere à l'endroit de fon paffage par l'interftice du mufcle fcalene. Elle fe divife d'abord en deux branches qui naiffent quelquefois féparément, l'une eft fuperficielle & l'autre profonde.

1°. La cervicale fuperficielle paffe der-riere la carotide du même côté & va fe diftribuer aux mufcles & aux glandes qui occupent les parties antérieure & latérale du col.

2°. La cervicale profonde paffe fous.

l'apophyfe tranfverfe de la derniere vertèbre du col, monte en arriere en ferpentant fur les mufcles vertébraux du col,
jettant de part & d'autre plufieurs rameaux, jufqu'à l'occiput, où elle communique avec la vertébrale & l'occipitale :
elle redefcend enfuite en faifant de femblables contours.

7. *La Vertébrale.*

L'artère vertébrale naît de la partie
poftérieure & fupérieure de la fouclaviere, prefque à l'oppofite de la mammaire
interne & de la cervicale. Elle monte en
ferpentant tout le long du canal formé
par les trous des apophyfes tranfverfes
des vertèbres du col, donnant dans ce
trajet des rameaux à la moëlle de l'é-
pine, à fes enveloppes & aux mufcles du
col, par le moyen defquels elle communique avec la thyroïdienne inférieure ou
trachéale. Un ou deux de ces rameaux
s'anaftomofent avec la fpinale antérieure.
Arrivée au haut du col, elle fait trois
contours différens avant d'entrer dans le
crâne. Le premier qui eft très-léger, fe
trouve dans fon paffage de l'apophyfe
tranfverfe de la feconde vertèbre du col.
Le fecond eft à la fortie de ce trou ; il eft
plus grand & à contre-fens du premier,

pour enfiler le trou de l'apophyse tranfverfe de la premiere vertèbre. Le troifieme qui eft le plus confidérable, fe dirige
de devant en arriere fuivant la gouttiere
placée derriere l'apophyfe oblique fupérieure de cette premiere vertèbre. Elle
jette de ce dernier contour des rameaux
aux parties externes & poftérieures de
l'occiput, lefquels communiquent avec la
cervicale & avec l'occipitale.

Enfuite l'artère vertébrale entre dans
le crâne par le grand trou de l'os occipital, fe portant de dehors en dedans fur
l'apophyfe cunéiforme, où les deux vertébrales s'approchent l'une de l'autre &
s'abouchent enfemble, pour former un
tronc commun que l'on nomme artère
bafilaire. Avant leur jonction, elles donnent à la dure-mere, à la partie poftérieure
de la moëlle allongée, aux corps olivaires
& aux corps pyramidaux, des petits rameaux qui fe répandent auffi fur les côtés
poftérieurs du quatrieme ventricule du
cerveau, & forment le lacis choroïde du
cervelet. L'un de ces rameaux plus confidérable que les autres, eft connu fous le
nom d'artère inférieure du cervelet. Les
artères vertébrales donnent auffi les artères fpinales qui naiffent quelquefois de la
bafilaire.

1°. La bafilaire. L'artère bafilaire s'a
vance obliquement vers les apophyfe
clinoïdes poftérieures, où elle fe divif
en deux branches en maniere de T, don
chacune s'anaftomofe avec la branche pof
térieure de la carotide interne voifine, &
fe diftribue aux lobes poftérieurs du cer
veau. Avant de fe partager, le tronc ba
filaire donne quelques rameaux au cerve
let, aux parties voifines de la moëlle
allongée, & un autre qui accompagne le
nerf auditif dans l'organe de l'ouïe fou:
le nom d'artère auditive interne. Celle c
fournit des ramifications à la membrâne
arachnoïde.

2°. Les fpinales ou épinieres. Les fpinales font au nombre de deux, l'une antérieure & l'autre poftérieure. Elles naiffent quelquefois du tronc bafilaire; mais
ordinairement chaque vertébrale donne
à fon entrée dans le crâne un petit rameau
qui s'uniffant avec fon pareil de l'autre
côté, forme l'artère épiniere poftérieure.
A une petite diftance de-là, elles donnent encore chacune un rameau qui s'u-
niffant avec fon pareil de l'autre côté
forme l'artère épiniere antérieure. Ces
deux artères defcendent tout le long des
parties antérieure & poftérieure de la
moëlle de l'épine & communiquent par

de petites ramifications tranſverſales , avec celles que les intercoſtales & les lombaires y envoient.

3°. La menyngée poſtérieure. L'artère menyngée poſtérieure naît encore des vertébrales. Elle ſe diſtribue à la portion de la dure-mere qui recouvre l'occipital & l'os pierreux : elle donne auſſi quelques rameaux aux lobes voiſins du cerveau.

8. *L'Intercoſtale ſupérieure.*

L'artère intercoſtale ſupérieure naît de la partie inférieure de la ſouclaviere , à quelque diſtance de la mammaire interne. Elle deſcend ſur la face interne des deux , trois ou quatre premieres vraies côtes ſupérieures proche leurs têtes. Elle jette ſous chacune de ces côtes une branche qui ſe gliſſe intérieurement tout le long de leur bord inférieur , ſe diſtribuant aux muſcles intercoſtaux & à la plévre. Elle fournit auſſi à la moëlle épiniere & à ſes enveloppes de petits rameaux qui paſſent par les échancrures latérales des quatre premieres vertèbres dorſales.

Quelquefois l'artère intercoſtale ſupérieure naît immédiatement de l'aorte deſcendante par un ou pluſieurs petits troncs. On l'a vu auſſi naître de la cervicale.

L'Axillaire.

L'artère fouclaviere en fortant de la poitrine au-deffus de la premiere côte, à travers l'écartement du mufcle fcalene, prend le nom d'axillaire, à caufe de fon paffage fous l'aiffelle, où elle n'eft recouverte que de la peau & de la graiffe. Elle fournit avant d'arriver à la partie fupérieure de l'humérus, où elle perd fon nom, quatre ou cinq branches principales; fçavoir, la thorachique fupérieure ou mammaire externe, la thorachique inférieure, la fcapulaire externe, la fcapulaire interne & l'humérale.

1. La Thorachique fupérieure ou Mammaire externe.

L'artère thorachique fupérieure ou mammaire externe, defcend en ferpentant fur la partie latérale & antérieure de la poitrine, entre le grand & le petit pectoral, donnant des rameaux aux mufcles qui recouvrent cette partie, & à la mammelle.

2. La Thorachique inférieure.

L'artère thorachique inférieure rampe

le long de la côte inférieure de l'omoplate, & se divise en plusieurs branches
qui se distribuent aux parties latérales &
postérieures de la poitrine. Elle naît quelquefois par deux troncs & communique
avec les scapulaires.

3. *La Scapulaire externe.*

L'artère scapulaire externe passe par
l'échancrure de la côte supérieure de l'o-
moplate, & se distribue aux muscles de
sa face externe & à l'articulation de l'o-
moplate avec l'humérus.

4. *La Scapulaire interne.*

L'artère scapulaire interne naît de l'a-
xillaire vers l'aisselle, & se distribue aux
muscles qui occupent la face interne de
l'omoplate & aux glandes axillaires.

5. *L'Humérale*

L'artère humérale est double. Elles
rampent l'une & l'autre en sens contraire
autour de la tête de l'humérus, embras-
sant l'articulation, lui fournissant des rameaux, & se perdant dans le muscle deltoïde.

La Brachiale.

L'artère axillaire perd son nom en paſſant devant le tendon du grand pectoral,
& elle prend celui brachiale. Elle deſcend le long de la partie interne du bras,
le long du bord interne du muſcle biceps,
derriere la veine baſilique, n'étant recouverte que de la graiſſe & de la peau juſqu'au milieu du bras où elle ſe cache ſous
le muſcle biceps, en s'avançant, à meſure
qu'elle deſcend, vers la partie antérieure
du bras & s'éloignant un peu du condyle
interne. Arrivée au pli du bras, elle paſſe ſous l'aponévroſe du biceps, & elle ſe
partage enſuite en deux branches nommées artères radiale & cubitale. *

L'artère brachiale fournit dans ſon trajet depuis l'aiſſelle juſqu'à ſa bifurcation,
pluſieurs rameaux à droite & à gauche
aux muſcles voiſins. Les plus remarquables ſont 1°. Un rameau qui naît de ſa
partie ſupérieure interne, qui deſcend en
ſe contournant en arriere, va gagner le

---

* Il ſe rencontre quelquefois des ſujets chez qui
cette diviſion ſe fait plus haut. Dans les uns l'artère
brachiale ſe bifurque à ſa partie moyenne du bras,
& dans d'autres à la partie ſupérieure. Mais le plus
ordinairement cette diviſion ne ſe fait qu'environ
un peu au-deſſous du condyle interne.

condyle externe où il communique avec
un rameau de la radiale. 2°. Un autre rameau au-deſſus de l'inſertion du grand
rond qui ſe porte auſſi en dehors vers le
condyle externe, où il ſe joint au précédent. 3°. Un troiſieme rameau un peu au-
deſſous du ſecond, qui deſcend vers le
condyle interne & communique avec la
cubitale. 4°. Vers le milieu du bras l'artère nourriciere qui ſe diſtribue au périoſte & ſe perd dans le canal oſſeux de l'humérus. 5°. Un peu au-deſſous de la partie moyenne du bras, deux ou trois rameaux qui ſe portent vers les deux con-
dyles & communiquent avec des rameaux
de la cubitale & de la radiale, ſous le
nom d'artères collatérales. Celles-ci rem-
placent l'artère brachiale lorſqu'on a été
obligé d'en faire la ligature dans l'opération de l'anévriſme. 6°. Pluſieurs petits
rameaux qui naiſſent de la bifurcation
même & qui ſe diſtribuent aux muſcles
voiſins. Tous ces rameaux au reſte ſont
ſujets à bien des variations.

La Cubitale.

L'artère cubitale s'enfonce obliquement ſous le rond pronateur pour deſcendre preſqu'à nud le long du cubitus.

Elle fournit de sa partie supérieure trois rameaux principaux. 1°. Le premier est un petit rameau qui se porte de bas en haut derriere le condyle interne, envoie des ramifications aux muscles voisins & va s'anastomoser avec la collatérale interne de l'artère brachiale. On nomme ce rameau artère récurrente de la cubitale. Il s'en détache encore un peu plus bas un autre petit rameau récurrent qui environne une partie de l'articulation & communique avec un rameau des collatérales. 2°. Le second rameau que l'on nomme artère inter-osseuse externe perce le ligament inter-osseux environ trois doigts au-dessous de l'article, jette dès sa sortie un rameau récurrent vers le condyle externe, lequel s'anastomose avec la collatérale du même côté. Ensuite elle descend le long de la face externe du ligament, distribuant des rameaux aux muscles de l'avant-bras & communiquant dans son trajet avec des rameaux de l'inter-osseuse interne. Arrivée à l'extrémité inférieure du cubitus, elle s'unit à un rameau de l'inter-osseuse & à un autre de la radiale, avec lesquels elle forme sur le dos de la main une arcade d'où il se détache des rameaux pour les muscles inter-osseux externes & pour les parties latérales des doigts. 3. Le troisieme me rameau nommé inter osseuse interne descend sur le ligament à la face interne duquel il est collé jusqu'au quarré pronateur, jettant de côté & d'autre différens rameaux aux muscles voisins, & quelques-uns qui percent le ligament pour s'unir avec l'inter osseuse externe. Elle donne aussi l'artère nourriciere du cubitus & du radius. Arrivée au muscle quarré pronateur, elle se divise en deux rameaux, dont l'un se distribue à la partie concave du carpe, où il communique avec la radiale; & l'autre perçant la membrane inter-osseuse au-dessus de ce muscle, va se joindre à l'inter-osseuse externe, & au rameau dorsal de la radiale.

Après la naissance des inter-osseuses, la cubitale descend le long de la face interne du cubitus entre les muscles sublime, profond & cubital interne, fournissant des rameaux aux muscles de l'avant-bras. Arrivée au poignet, elle passe par-dessus le ligament annulaire interne à côté de l'os pisiforme, jette des rameaux aux muscles voisins, & quelques-uns qui percent le métacarpe & vont se répandre sur le dos de la main. Elle forme dans la paume de la main où elle n'est recouverte que de la peau, de la graisse & de l'aponévrose palmaire, par fa jonction avec la radiale, une arcade de la convexité de laquelle partent ordinairement quatre branches, dont chacune fe bifurque pour fe diftribuer aux parties latérales des doigts, fe prolongeant jufqu'au bout, où elles communiquent avec leurs voifines.

La Radiale.

L'artère radiale defcend le long de la partie interne du radius. Elle jette dès fa naiffance un ou deux rameaux qui remontent vers le condyle externe pour s'anaftomofer avec les collatérales externes de la brachiale. A mefure qu'elle defcend, elle diftribue des rameaux à droite & à gauche aux mufcles voifins. A l'extrémité inférieure du radius, elle n'eft recouverte que des tégumens communs; comme elle eft couchée fur un os, fes pulfations font fort fenfibles; c'eft pourquoi on choifit cet endroit pour tâter le pouls. A la partie inférieure de l'avant-bras, elle donne un rameau qui fe porte en travers fur la face interne du radius, & qui fe joignant avec un pareil rameau de la cubitale, forme une arcade d'où partent de nombreufes ramifications pour le périofte des os de l'avant-bras, la partie

inférieure du ligament inter-offeux &
la face interne de l'articulation du poignet. Après cela la radiale fe partage en
deux branches principales qui font la radiale palmaire & la radiale dorfale.

La radiale palmaire va gagner le dedans
de la main où elle s'introduit au-devant
du ligament annulaire du carpe , & à
travers le court abducteur du pouce. Ce
mufcle & les parties du voifinage en reçoivent des ramifications , puis elle s'anaftomofe avec l'extrémité de l'arcade palmaire formée par la cubitale, entre l'extrémité fupérieure du fecond & du troifieme
os du métacarpe.

La radiale , dorfale beaucoup plus groffe , fe détourne en dehors en paffant au-
deffous du tendon du long abducteur & des
extenfeurs du pouce. Elle donne beaucoup
de rameaux à la convexité de l'articulation
du poignet, à celle des os du métacarpe, du
pouce & du doigt indicateur , & aux mufcles qui s'y rencontrent , puis elle s'enfonce entre la tête fupérieure des deux
premiers os du métacarpe ; & après avoir
fourni plufieurs rameaux dont un plus
confidérable que les autres fe diftribue au
pouce & au doigt indicateur , elle fe jette
au dedans de la main , appuyée fur la
tête des quatres derniers os du métacarpe.

C 2

Là elle forme une arcade convexe vers les doigts, concave vers le poignet, à laquelle on peut donner le nom d'arcade palmaire radiale ou d'arcarde palmaire profonde, & qui envoie des rameaux à toutes les parties qui se trouvent situées profondément dans la main, au-dessous de l'aponévrose palmaire.

DIVISION DE L'AORTE INFÉRIEURE OU DESCENDANTE.

L'aorte inférieure ou descendante commence immédiatement après la naissance de la souclaviere gauche, vis-à-vis la quatrieme vertèbre dorsale, se portant de devant en arriere pour s'appuyer sur la partie latérale gauche des vertèbres du dos. En traversant la poitrine & le bas-ventre, elle fournit plusieurs rameaux, tant de sa partie antérieure, que de ses côtés.

1. *Le Conduit ou Ligament artériel.*

Le conduit artériel n'est qu'un ligament dans l'adulte ; mais dans le fœtus c'est un canal considérable qui part de l'artère pulmonaire & aboutit à l'aorte immédiatement au-dessous de la souclaviere gauche.

2. *Les Péricardines.*

Les artères péricardines * droite & gauche se distribuent à la partie supérieure & postérieure du péricarde. Leur origine n'est pas uniforme dans tous les sujets. Elles naissent quelquefois de la souclaviere, de la mammaire interne, ou de l'intercostale supérieure : mais la gauche naît le plus souvent du tronc de l'aorte, au-dessous du conduit artériel.

3. *La Bronchiale.*

L'artère bronchiale naît ordinairement de la partie antérieure de l'aorte, au-dessous de sa crosse. Elle se divise aussi-tôt en deux branches qui se distribuent aux poumons droit & gauche. Cette artère est quelquefois double, & son origine varie : car on l'a vu venir de l'intercostale, de la mammaire interne, des œsophagiennes, &c.

4. *Les Œsophagiennes.*

Les artères œsophagiennes, au nombre de deux ou trois, sont de petits rameaux qui naissent de la partie antérieure de l'aorte & se distribuent à l'œsophage.

* Voyez ci-devant page 37.

5. *Les Intercostales.*

Les artères intercostales inférieures au nombre de sept ou huit de chaque côté, naissent de distance en distance des parties postérieures & latérales de l'aorte, & se portent vers la rainure du bord inférieur de chaque côte, jettant des rameaux aux muscles intercostaux & à la plévre. Elles envoient proche les vertèbres, un rameau au canal de l'épine, par les troux intervertébraux, & un aux muscles du dos. Elles communiquent toutes les unes avec les autres par de petites ramifications.

6. *Les Diaphragmatiques inférieures.*

L'artère diaphragmatique inférieure du côté gauche naît ordinairement du tronc de l'aorte à l'endroit de son passage entre les jambes du diaphragme. La droite vient le plus souvent de la cœliaque. Elles se ramifient l'une & l'autre sur la surface inférieure du diaphragme.

7. *La Cœliaque.*

L'aorte inférieure à son entrée dans le bas-ventre, fournit immédiatement de sa partie antérieure & un peu latérale gauche, un tronc court & confidérable, nommé tronc cœliaque ou artère cœliaque, qui donne affez ordinairement dès fa naiffance, la diaphragmatique droite inférieure. Enfuite elle fe partage en trois branches, qui forment comme un trépied ; favoir, une droite nommée hépatique, une gauche nommée fplénique, & une mitoyenne nommée coronaire ftomachique.

1°. L'hépatique. L'artère hépatique prend fa direction vers la fciffure moyenne du foie : mais avant d'y arriver, elle fournit quatre rameaux principaux ; favoir, 1°, la pylorique qui fe diftribue au pylore & à la petite courbure de l'eftomac ; 2°, la gaftro épiploïque droite qui rampe le long de la grande courbure de l'eftomac fe ramifiant fur fes faces, & qui va s'aboucher avec la gaftro-épiploïque gauche ; 3°, la duodénale qui va à l'inteftin duodénum & au pancréas ; 4°, la cyftique qui le diftribue à la véficule du fiel par deux rameaux ; 5°, l'artère biliaire qui fe jette dans le grand lobe du foie. L'artère hépatique après avoir fourni ces rameaux, va gagner la fciffure du foie où elle s'affocie à la veine-porte & fe divife en une infinité de ramifications qui se répandènt dans toute la subftance du foie.

2°. La coronaire-ftomachique. L'artère coronaire-ftomachique va gagner l'orifice fupérieur de l'eftomac, où elle fe divife en deux branches, dont l'une embraffe cet orifice en maniere de couronne; l'autre defcend le long de la petite courbure vers le pylore, où elle s'abbouche avec la pylorique. Elle jette en paffant des rameaux aux deux faces de l'eftomac & aux parties voifines, & elle va enfuite s'enfoncer dans le lobe gauche du foie.

3°. La fplénique. L'artère fplénique s'avance en ferpentant vers la rate dans laquelle elle fe perd, paffant fous l'eftomac & le pancréas. Elle jette fur fa route plufieurs rameaux. Les plus remarquables font les artères pancréatiques qui fe diftribuent au pancréas; la gaftro-épiploïque gauche ou petite gaftrique, qui gliffe de gauche à droite le long de la grande courbure de l'eftomac & qui s'abouche avec la gaftro-épiploïque droite, les épiploïques qui vont à l'épiploon; & les vaiffeaux courts nommés en latin *vafa brevia*, qui fe rendent au cul-de fac de l'eftomac.

4. *La Méfentérique fupérieure.*

L'artère méfentérique fupérieure naît antérieurement du tronc de l'aorte, un peu au-deffous de la cœliaque Elle jette dès fa naiffance un petit rameau à la tête du pancréas & au duodénum qui s'abouche avec la duodénale. Enfuite elle gliffe entre les deux lames du méfentère & va gagner l'extrémité de l'iléum. Elle forme dans ce trajet une arcade, de la convexité de laquelle partent plufieurs rameaux qui fe diftribuent aux inteftins grêles. Il naît de la concavité de cette arcade deux ou trois rameaux qui fe diftribuent au colon, au cœcum & à l'appendice vermiforme : l'un de ces ramaux monte tout le long de la partie fupérieure du colon, où il communique avec la méfentérique inférieure.

5. *Les Artères rénales ou émulgentes.*

Les artères rénales ou émulgentes au nombre de deux, naiffent latéralement du tronc de l'aorte environ un demi-pouce au-deffous de la méfentérique fupérieure. Elles marchent tranfverfalement vers les reins dans lefquels elles entrent par plufieurs rameaux. La droite eft plus longue & plus poftérieure que la gauche, parce qu'elle paffe fous la veine cave qui eft placée à droite, entre l'aorte & le rein droit.

6. *Les Artères capfulaires ou atrabilaires.*

Les artères capfulaires ou atrabilaires au nombre de deux, vont fe perdre dans les capfules atrabilaires & dans la graiffe des reins. La droite naît ordinairement de l'émulgente du même côté, & la gauche du tronc de l'aorte même au-deffus de l'émulgente gauche.

7. *Les Artères fpermatiques.*

Les fpermatiques font deux petites artères grêles & déliées qui naiffent de la partie antérieure de l'aorte, environ un travers de doigt au deffous des émulgentes. Elles defcendent obliquement de chaque côté vers l'anneau du mufcle grand-oblique, dans le tiffu cellulaire du péritoine, pour aller fe diftribuer aux tefticules & aux épididymes, dans l'homme; & dans la femme aux ovaires & à 'a matrice. Elles jettent dans leur trajet plufieurs rameaux à la graiffe des reins, au péritoine & aux parties voifines. Ces artères forment plusieurs contours & s'entrelacent avec le plexus veineux des veines de même nom, sans s'anastomoser avec elles, pour former ce que l'on nomme corps pampiniforme.

8. *La Méfentérique inférieure.*

L'artère méfentérique inférieure naît antérieurement du tronc de l'aorte, environ un pouce au-deſſous des fpermatiques. Elle fe divife bientôt en trois rameaux principaux. Le premier remonte fur la portion gauche du colon, & va communiquer avec la méfentérique fupérieure. Le fecond fuit la partie inférieure de cet inteſtin. Le troifieme fe diſtribue au rectum fous le nom d'artère hémorroïdale interne. Celle-ci jette des ramifications qui s'abouchent avec les hypogaſtriques.

9. *Les Lombaires*

Les artères lombaires naiſſent par paires au nombre de cinq ou fix de chaque côté, de la partie poſtérieure de l'aorte inférieure, vis-à-vis la partie moyenne du corps des vertèbres lombaires. Elles donnent chacune un rameau qui paſſe par les trous intervertébraux & fe diſtribue à la

moëlle de l'épine : enfuite elles fe diftribuent aux mufcles des lombes & à ceux
du bas-ventre. Les fupérieures donnent
auffi des rameaux au diaphragme & aux
mufcles intercoftaux.

10. *Les Sacrées.*

Les artères facrées font deux ou trois
rameaux qui naiffent poftérieurement du
tronc de l'aorte à l'endroit de fa bifurcation. Quelquefois elles partent des
iliaques. Elles fe ramifient fur l'os facrùm
& fur les parties voifines. Elles pénétrent
par les trous antérieurs dans le canal de
cet os , où elles fe diftribuent de côté
& d'autre.

IV.

Les Iliaques.

L'aorte inférieure fe partage vis-à vis
le corps de la quatrieme vertèbre des
lombes en deux groffes branches nommées artères iliaques. Chacune de ces
branches fe divife en deux autres à peu-
près d'égale groffeur ; l'une externe &
antérieure nommée iliaque externe , qui
s'avance vers l'arcade crurale ; & l'autre
interne & poftérieure nommée iliaque

interne ou hypogaſtrique qui ſe porte dans le petit baſſin. Je néglige pluſieurs petits rameaux qui ſe diſtribuent aux parties voiſines & auxquels on n'a point donné de noms particuliers. L'artère iliaque primitive droite eſt entiérement cachée à ſon origine, par l'extrémité inférieure de la veine-cave qui ſe bifurque un peu plus bas que l'aorte, & qui eſt ſituée au-devant & au côté droit de cette artère.

1. *L'Iliaque interne ou Hypogaſtrique.*

L'artère hypogaſtrique, à environ un travers de doigt de ſon origine, ſe recourbe obliquement de derriere en devant pour gagner le côté de la veſſie, où elle prend le nom d'artère ombilicale. Il ſort de ſa courbure quatre ou cinq rameaux principaux qui en naiſſent quelquefois par un tronc commun. On les déſigne par les noms de petite iliaque, de feſſiere, de ſciatique, d'honteuſe commune, & d'obturatrice.

1°. L'ombilicale. L'artère ombilicale n'eſt que la continuation de l'hypogaſtrique. Elle remonte à côté de la veſſie à laquelle elle fournit des rameaux ainſi qu'aux parties voiſines. Elle monte en-

fuite renfermée dans un repli du péritoine, vers l'ombilic, où elle rencontre
celle de l'autre côté pour former avec
elle le cordon ombilical. Cette artère ne
conferve fa cavité que dans le fœtus;
dans l'adulte elle fe rétrécit & devient
ligamenteufe un peu au - deffus de la
partie moyenne de la veffie.

2°. La petite iliaque. L'artère petite
iliaque naît de la partie fupérieure &
poftérieure de l'hypogaftrique, donne
des rameaux à l'os facrum, paffe derriere
le pfoas, & va fe perdre dans le mufcle
iliaque & à la partie interne & moyenne
de l'os des îles. Ce n'eft quelquefois
qu'une branche de la feffiere.

3°. La feffiere. L'artère feffiere eft la
plus groffe branche de l'hypogaftrique.
Elle fort du baffin par l'échancrure ifchiatique & va fe perdre dans le moyen &
le petit feffier, fourniffant dans ce trajet des rameaux aux parties voifines, &
un affez long qui accompagne le nerf
fciatique jufqu'à une certaine diftance.

4°. La fciatique. L'artère fciatique
fort du baffin par l'échancrure ifchiatique,
par deffus le mufcle pyriforme, croife
obliquement le nerf fciatique, auquel
elle fournit un rameau confidérable qui
l'accompagne; enfuite elle va fe perdre

dans le grand feſſier. Elle jette auſſi un rameau à l'articulation du fémur.

5°. La honteuſe commune. L'artère honteuſe commune naît quelquefois par un tronc commun avec la feſſiere. Elle ſe diviſe en deux rameaux principaux, l'un antérieur & l'autre poſtérieur.

1°. Le rameau antérieur que l'on nomme ordinairement honteuſe interne, naît quelquefois immédiatement de l'hypogaſtrique, ſur-tout chez les femmes. Il ſe jette vers la partie latérale & poſtérieure de la veſſie, fournit des ramifications aux véſicules ſéminales, au col de la veſſie, aux proſtates & aux parties voiſines du rectum, dans l'homme. Il paſſe enſuite ſous la ſymphyſe de l'os pubis à côté d'une groſſe veine, gliſſe le long de la partie ſupérieure de la verge, donnant des ramifications aux corps caverneux, & s'anaſtomoſant avec les ramifications de la honteuſe cutanée qui vient de la crurale. Chez les femmes ce rameau naît aſſez ſouvent immédiatement de l'hypogaſtrique ; il donne des ramifications à la matrice & au vagin, & va ſe perdre dans les parties extérieures de la génération.

2°. Le rameau poſtérieur de la honteuſe commune ſort du baſſin par la partie in-

férieure de la grande échancrure ifchiatique, giiffe entre les deux ligamens fa-
cro-ifchiatiques, rampe le long de la face
interne de la tubérofité & de la branche
de l'ifchion pour aller gagner les corps
caverneux. Avant d'y arriver, il fe divife
pour l'ordinaire en trois ou quatre rameaux, dont l'un va au fphincter de l'a-
nus fous le nom d'hémorroïdale externe,
les autres fe diftribuent au tiffu fpongieux de l'urètre, au corps caverneux
& aux tégumens voifins.

L'obturatrice. L'artère obturatrice fort
du baffin par la partie fupérieure du trou
ovalaire, fournit des rameaux aux mufcles obturateurs, & fe perd dans le triceps & le pectiné. Avant de fortir du
baffin, elle en donne un aux glandes inguinales qui paffe par-deffus la fymphyfe
de l'os des îles avec le pubis.

2. L'Iliaque externe.

L'artère iliaque externe defcend obliquement fur le mufcle iliaque vers l'arcade crurale, par deffous laquelle elle
fort du bas-ventre, & prend le nom de crurale. Elle ne donne en chemin aux parties
voifines, que quelques petites artérioles
auxquelles on n'a point donné de noms

particuliers. Mais en paſſant ſous l'arcade, elle en jette deux remarquables, l'une interne nommée artère épigaſtrique, & l'autre externe nommée l'iliaque coronaire ou petite iliaque externe.

1°. L'épigaſtrique. L'artère épigaſtrique paſſe dans l'homme derriere le cordon ſpermatique, & dans la femme derriere le ligament rond, perce en remontant l'aponévroſe des muſcles tranſverſes pour aller gagner la face poſtérieure des muſcles droits. Elle leur jette chemin faiſant des ramifications, & elle va s'anaſtomoſer avec la mammaire interne.

2°. L'iliaque coronaire ou petite iliaque externe. Celle-ci remonte obliquement de dedans en dehors le long de la crête de l'os des îles pour ſe diſtribuer aux muſcles tranſverſe & oblique du bas-ventre, & communique avec l'artère lombaire inférieure.

La Crurale.

L'artère crurale n'eſt que la continuation de l'iliaque externe qui perd ſon nom en paſſant ſous l'arcade crurale. Elle jette dès ſa ſortie deux ou trois petits rameaux. Le premier ſe diſtribue aux tégumens du bas-ventre, & les deux au-

tres au voifinage des parties génitales
fous le nom de premiere & de feconde
artère honteufe externe.

L'artère qui fe porte aux tégumens
du bas-ventre, tire fon origine de la
crurale fort près du ligament de Fallope.
Elle monte depuis l'épine antérieure &
fupérieure de la crête de l'os des îles
jufques vis-à-vis la derniere côte. Les
glandes inguinales & le pubis en reçoivent quelques ramifications.

La premiere honteufe externe fe gliffe
entre les tégumens & le mufcle grêle interne, & l'une de fes branches monte jufqu'à la région du pubis & à la partie inférieure du bas - ventre, pendant qu'une
autre defcend vers le fcrotum & les tégumens de la verge dans l'homme, &
vers les grandes lévres du *pudendum*
dans la femme.

La feconde artère honteufe externe
fituée plus profondément va gagner les
mêmes parties en s'anaftomofant avec la
premiere, & avec les autres artères du voifinage. Souvent on trouve une troifieme artère honteufe externe.

Après ces petites artères, la crurale
produit la profonde, dont la groffeur eft
prefque égale à la fienne. Celle-ci fort de fa
partie poftérieure & un peu externe vers

le bas du muscle iliaque , au milieu de l'intervalle qui sépare le pubis & le petit trochanter. Elle descend comme si elle étoit dirigée vers le muscle crural : ses branches nombreuses & profondes se distribuent aux muscles , aux tégumens de la cuisse & au fémur, sous le nom d'artère nutricieres. Parmi elles , il y en a dont la marche constante & le calibre considérable méritent une attention particuliere. Ce sont les perforantes & les deux circonflexes.

Les perforantes percent les adducteurs de la cuisse près l'insertion de ces muscles à la ligne âpre du fémur. Elles sont pour l'ordinaire au nombre de quatre , & se distribuent à la partie postérieure & profonde de la cuisse.

Les circonflexes se distinguent en interne & en externe. La premiere vient quelquefois de la crurale au-dessus de la profonde. Elle monte en dedans vers l'articulation supérieure de la cuisse qu'elle embrasse de tous côtés, & à laquelle cette artère fournit beaucoup de rameaux ainsi qu'aux muscles dont elle est contourée.

La seconde , moins grosse que la premiere , naît plus constamment de la profonde , tantôt plus haut , tantôt plus bas : elle donne un grand nombre de rameaux.

Les plus remarquables, au nombre de deux, vont, l'un tranſverſalement au col & à la partie poſtérieure du fémur, & l'autre en deſcendant aux muſcles antérieurs & externes de la cuiſſe.

Depuis ſa ſortie du bas-ventre juſqu'à environ ſix travers de doigts au deſſous, l'artère crurale eſt couchée le long de la partie antérieure & un peu interne de la cuiſſe, ſur le muſcle pectiné, n'étant recouverte que de la peau & de la graiſſe, de l'aponévroſe du *faſcia lata*, & de quelques glandes. Elle deſcend enſuite plus en arriere pour aller gagner le jarret, s'enfonçant entre les muſcles couturier, vaſte interne & triceps ; paſſe dans l'ouverure du triceps inférieur, deſcend le long du creux du jarret, & prend le nom de poplitée ou de jarretiere.

La Poplitée.

L'artère poplitée n'eſt couverte que des tégumens dans le creux du jarret. Elle fournit en cet endroit un grand nombre de rameaux qui vont aux parties voiſines, & dont aucun ne mérite attention que ceux qui vont à la jointure du genou ſous le nom d'artères articulaires. Ces artères, ordinairement au nombre de cinq,

font deux artères articulaires supérieures, une moyenne, & deux inférieures. Les supérieures & les inférieures embrassent le côté interne & le côté externe
de l'articulation & s'anastomosent à sa
partie antérieure. La moyenne se distribue uniquement à la postérieure. Après
ces artères, la poplitée continue sa route
vers la partie supérieure du tibia ; glisse
entre les muscles jumeaux & poplité auxquels elle donne des ramifications : après
quoi elle se partage en deux branches &
perd son nom. De ces branches l'une est
antérieure nommée tibiale antérieure, &
l'autre postérieure. Celle-ci se soudivise en
deux autres branches, dont l'une est
nommée tibiale postérieure, & l'autre
péroniere.

La Tibiale antérieure.

L'artère tibiale antérieure passe par-
dessus le ligament inter osseux entre la tête
du tibia & celle du péroné. Elle descend
le long de la face antérieure de ce ligament cotoyant le tibia, & va passer sous
le ligament annulaire commun du pied.
Elle jette dans son trajet des rameaux aux
muscles voisins & aux deux malléoles.
Arrivée au-dessus du pied, elle s'avance

vers le gros orteil, & après avoir fourni des artères au tarse, à l'intervalle du second & du troisieme, du troisieme & du quatrieme, du quatrieme & du cinquieme os du métatarse, elle se termine par deux rameaux principaux, dont le plus considérable s'enfonce dans l'intervalle des deux premiers os du métatarse pour gagner la plante du pied, où il s'anastomose avec l'extrémité de la tibiale postérieure, avec laquelle il forme l'arcade plantaire : l'autre rameau se distribue aux deux côtés du gros orteil.

La Tibiale postérieure.

L'artère tibiale postérieure ou surale, produit, dès son commencement, l'artère péronière. Elle descend ensuite le long de la partie postérieure interne du tibia, entre les muscles extenseurs du pied & les fléchisseurs des orteils, jettant dans son chemin des rameaux à ces muscles, & un à la moëlle de cet os, qui se perd dans le canal osseux que l'on remarque à sa partie postérieure & supérieure. Elle s'avance vers la malléole interne, derriere laquelle elle passe pour gagner la plante du pied, glissant entre le muscle adducteur du pouce & la face concave du calcanéum, où elle se divise en deux rameaux principaux ; un grand ou externe, nommé plantaire externe, & un autre moins considérable, nommé plantaire interne.

1 . La plantaire externe. L'artère plantaire externe se porte vers le côté extérieur de la plante du pied , s'avançant jusqu'à la base du cinquieme os du métatarse, d'où elle se porte transversalement & en forme d'arcade , vers le premier de ces os , où elle s'anastomose avec le rameau de la tibiale antérieure dont il a été parlé cidevant. Il part de la convexité de cette arcade des rameaux qui se distribuent aux côtés des orteils. Il en vient aussi de sa concavité pour les parties voisines.

2°. La plantaire interne. L'artère plantaire interne se partage vers le milieu de la plante du pied en deux rameaux, dont l'un va au gros orteil & communique avec un rameau de la tibiale antérieure : l'autre se distribue aux premieres phalanges des orteils suivants.

La Péroniere.

L'artère péroniere descend en serpentant le long de la face postérieure du péroné , entre le soléaire & le fléchisseur du pouce auxquels elle donne des rameaux.

Arrivée à la partie inférieure de la jambe, elle jette un rameau qui paſſe par-deſſous le ligament inter-oſſeux & ſe perd ſur le tarſe. Elle ſe termine au-deſſous de la malléole externe. On remarque dans ſon trajet pluſieurs communications avec les tibiales.

SECTION II.

DES VEINES.

TOUTES les veines du corps humain vont aboutir à trois principaux troncs, qui ſont la veine-cave, la veine-porte & les veines pulmonaires. J'en excepte cependant les coronaires qui vont ſe vider dans l'oreillette droite du cœur.

De la Veine-cave.

La veine-cave eſt formée par la réunion de deux gros troncs qui s'abouchent enſemble dans une direction preſque perpendiculaire & qui ſe dégorgent dans l'oreillette droite. C'eſt pourquoi on la diſtingue en ſupérieure & inférieure. La premiere ſe diſtribue principalement à la poitrine, à la tête & aux extrémités ſupérieures,

rieures, la feconde fe diftribue au bas-
ventre & aux extrémités inférieures.

La Veine-cave fupérieure.

La veine cave fupérieure à fa fortie
du péricarde, monte en s'inclinant un peu
à gauche ; & après environ un pouce de
chemin, elle fe divife derriere le cartilage
de la premiere des vraies-côtes en deux
groffes branches nommées fouclavieres
droite & gauche, parce qu'elles font cou-
chées prefque tranfverfalement derriere &
fous les clavicules.

Dans l'intervalle depuis fa fortie du péricarde jufqu'à fa bifurcation, la veine cave fupérieure jette de fa partie antérieure
plufieurs rameaux ; favoir, la médiaftine
droite, la péricardine, la diaphragmatique fupérieure, la thymique, la mammaire interne & la trachéale droite. Celles
de même nom du côté gauche, naiffent
de la fouclaviere gauche. Elle donne
auffi de fa partie poftérieure un peu au-
deffus du péricarde une groffe branche
nommée veine azygos ou veine impaire,
parce qu'elle ne fymmétrife avec aucune
autre.

D

La Veine azygos.

La veine azygos naît poſtérieurement du tronc de la veine-cave ſupérieure un peu au-deſſus du péricarde. Elle ſe courbe d'abord un peu en arriere par-deſſus la naiſſance du poumon droit, embraſſant dans ſa courbure les gros vaiſſeaux pulmonaires ; elle deſcend le long du côté droit des vertèbres dorſales, & paſſe en ſortant de la poitrine entre les piliers du diaphragme pour aller ſe terminer par une anaſtomoſe très-ſenſible, tantôt avec la veine émulgente droite, tantôt avec une des lombaires.

La veine azygos jette du ſommet de ſon arc deux ou trois petits rameaux à la trachée-artère & aux bronches. Ce ſont les veines bronchiales qui répondent aux artères de même nom. Elle envoye de l'extrémité de ſon arc un petit tronc formé par la réunion des deux ou trois veines intercoſtales ſupérieures du côté droit. Celles du côté gauche partent ordinairement de la ſouclaviere gauche. En deſcendant elle jette de chaque côté les ſept ou huit intercoſtales inférieures droites & gauches. Elle donne auſſi quelquefois la diaphragmatique inférieure & les premieres veines lombaires.

Les intercoſtales. Les veines intercoſtales rampent le long de la ſciſſure des côtes & répondent aux artères de même nom. Elles reçoivent chacune une veine qui vient du canal de l'épine, par les trous inter vertébraux. Toutes ces veines communiquent les unes avec les autres, & outre cela avec celles qui ſe diſtribuent à la poitrine.

Les Médiaſtines.

La veine médiaſtine droite va ſe dégorger dans le tronc de la veine cave ſupérieure antérieurement, un peu au-deſſus de l'azygos; la gauche ſe décharge dans la ſouclaviere gauche.

Les Diaphragmatiques ſupérieures.

La veine diaphragmatique ſupérieure droite vient antérieurement de la racine de la bifurcation : La gauche vient de la ſouclaviere gauche, au-deſſous de la mammaire. Elles envoyent des rameaux au péricarde & au diaphragme.

Les Mammaires internes.

La veine mammaire interne droite naît

antérieurement du tronc de la veine-cave
fupérieure au-deffous de fa bifurcation :
elle defcend le long du bord droit du fternum à côté de l'artère du même nom.
Celle du côté gauche vient de la fouclaviere gauche. Elles envoient des rameaux
au médiaftin & au diaphragme. Ceux qui
paffent fous les cartilages des dernieres
vraies-côtes, defcendent fur la face poftérieure des mufcles droits , & s'anaftomofent avec les veines épigaftriques.

Les Thymiques.

La veine thymique droite naît ordinairement de la bifurcation. La gauche
vient de la fouclaviere : elles rapportent
le fang du thymus.

Les Péricardines.

La veine péricardine droite vient de
la naiffance de la fouclaviere droite; la
gauche naît de la fouclaviere gauche. Elles
fe diftribuent à la partie fupérieure du
péricarde & aux parties voifines.

Les Trachéales ou Gutturales.

La veine trachéale droite naît de la

partie fupérieure de la bifurcation : la gauche vient de la partie fupérieure de la fouclaviere gauche, proche fa naiffance. Elles fe diftribuent à la glande thyroïde, à la trachée-artère, au thymus, aux glandes bronchiales & elles communiquent avec la jugulaire interne.

Les Souclavieres.

Les deux veines fouclavieres fe portent tranfverfalement, une de chaque côté, derriere & fous les clavicules. Elles fortent de la poitrine entre la clavicule & la premiere côte, immédiatement devant l'attache antérieure du mufcle fcalène, où elles changent leur nom en celui d'axillaires. La droite eft plus courte que la gauche, parce que la veine-cave fupérieure d'où elle prend naiffance, n'occupe pas le milieu de la poitrine, étant placée plus à droite : elle eft auffi plus oblique. La gauche eft plus longue & fe porte plus horifontalement.

Chaque fouclaviere avant de fortir de la poitrine fournit trois branches principales; favoir, la jugulaire interne, la jugulaire externe & la vertébrale; mais la fouclaviere gauche jette encore avant de perdre fon nom, les petites veines pectorales qui, du côté droit, naiffent du tronc de la veine cave fupérieure. Elle donne auffi un petit tronc dans lequel vont fe dégorger les intercoftales fupérieures du côté gauche & la veine bronchiale gauche. Le canal thorachique s'y rend auffi.

L'une & l'autre fouclaviere donnent encore vers la partie moyenne de la clavicule une petite veine fuperficielle connue fous le nom de petite céphalique, qui va s'anaftomofer avec la grande céphalique.

Les Jugulaires externes.

Les veines jugulaires externes font ordinairement au nombre de deux de chaque côté, une antérieure & l'autre poftérieure. Elles naiffent quelquefois par un tronc commun de la fouclaviere, montent fur les parties latérales du col où elles ne font recouvertes que des tégumens & du mufcle peaucier. La jugulaire antérieure monte vers l'angle de la mâchoire inférieure & donne plufieurs rameaux à la gorge & au vifage.

La poftérieure monte vers la glande parotide pour fe diftribuer à la tempe & à l'occiput.

Elles reçoivent tout le fang que rapportent les veines de la face, de la bouche,
du col & de toutes les parties extérieures
de la tête. Toutes ces veines fubalternes
font en bien plus grand nombre que les
ramifications des artères auxquelles elles
répondent. La plupart n'ont point de
noms particuliers. Il n'eft pas poffible, à
caufe de leurs variations infinies, d'en faire une énumération exacte ; ce détail ne
feroit qu'embarraffer & chargeroit inuti-
lement la mémoire ; je me contenterai d'indiquer quelques-unes des principales, telles que les maxillaires externes & internes
qui accompagnent les artères de même
nom, les ranines ou ranules que l'on découvre fous la langue à côté du frein, les
angulaires qui font placées une de chaque côté entre la racine du nez & le grand
angle de l'œil, les frontales ou préparates
qui montent fur le front à côté des artères
frontales, les temporales & les occipita-
les qui répondent aux artères de même
nom.

Toutes les ramifications des veines jugulaires externes communiquent les unes
avec les autres, & forment par leurs anaftomofes des aréoles innombrables. Elles
envoient auffi de diftance en diftance plu-

fieurs rameaux de communication aux jugulaires internes & quelques petits qui vont fe dégorger dans les finus de la dure-mere.

Les Jugulaires internes.

Les veines jugulaires internes, une de chaque côté, rapportent le fang de l'intérieur du crâne. Ce font les plus groffes de toutes celles qui fe rendent à la tête. Elles montent latéralement le long de l'œfophage & de la trachée-artère, entrent dans le crâne par les trous déchirés où elles rencontrent les foffettes jugulaires, par le moyen defquelles elles s'abouchent avec les finus latéraux, ou pour mieux dire, elles n'en font que le prolongement. Elles reçoivent dans ce trajet une infinité de petites veines qui y verfent le fang des parties voifines & même des parties extérieures du crâne. Elles communiquent, comme il vient d'être dit, avec les jugulaires externes par des rameaux qui vont des unes aux autres.

Les Vertébrales.

Chaque veine vertébrale naît de la fouclaviere poftérieurement, derriere la jugulaire interne. Elle eft quelquefois double. Elle enfile les trous des apophyses transverses des vertèbres du col, pour aller gagner le trou condyloïdien postérieur de l'os occipital, par lequel elle communique avec le sinus latéral de la dure-mere. Quand ce trou manque, elle communique avec le sinus par le grand trou occipital. Avant d'enfiler cette espece de canal, elle jette aux muscles voisins une branche nommée cervicale. Dans son trajet elle envoie des rameaux aux muscles du col, tant antérieurement que postérieurement; & elle reçoit toutes les veines qui rapportent le sang de la moëlle de l'épine, par les trous intervertébraux.

Les Axillaires.

La veine souclaviere de chaque côté perd son nom en sortant de la poitrine & prend celui d'axillaire qu'elle conserve dans tout le trajet de l'aisselle. Elle fournit dans cet intervalle plusieurs branches aux parties voisines. Les plus remarquables sont, 1° les scapulaires tant internes qu'externes qui se distribuent aux muscles de l'omoplate. 2°. Les thorachiques supérieure & inférieure. La supérieure est connue sous le nom de mammaire externe;

Ces deux veines se distribuent aux muscles de la poitrine & aux glandes axillaires.

La veine axillaire perd son nom à côté
de la tête de l'humérus où elle se partage
en deux branches principales ; l'une supérieure plus petite, nommée céphalique ;
l'autre inférieure plus grosse, nommée
basilique, que l'on peut regarder comme
la continuation de l'axillaire.

La Céphalique.

La veine céphalique reçoit un peu
au-dessous de son origine, une petite veine qui vient de la souclaviere, ou de la
jugulaire externe, nommée petite céphalique. Elle glisse ensuite entre les tendons
des muscles deltoïde & grand pectoral,
& descend tout le long du bord externe
de la portion externe du biceps, jettant
dans ce trajet des ramifications aux parties
voisines & des communications avec la
basilique. Arrivée au pli du bras, elle se
partage en deux branches, une courte
nommée médiane céphalique ; & une longue nommée radiale externe. C'est la
continuation de la céphalique.

La radiale externe ou céphalique, descend tout le long du rayon, où elle n'eſt recouverte que des tégumens, jettant de côté & d'autre des rameaux qui forment entr'eux & avec de pareilles ramifications de la veine baſilique, diverſes aréoles.

Arrivée à l'extrémité du radius, la céphalique ou radiale externe, jette ſur le dos de la main pluſieurs ramifications qui forment entr'elles & avec celles de la baſilique, diverſes aréoles qui reçoivent le ſang qui revient des doigts. Ces rameaux n'ont point de noms particuliers, à l'exception d'un qui rampe ſuperficiellement ſur le pouce, que l'on a nommé veine céphalique du pouce.

La médiane céphalique ſe détourne obliquement vers le milieu du pli du bras, ſous les técumens & par-deſſous le tendon du biceps, où elle ſe joint à une pareille branche de la baſilique, pour former la médiane commune. Il part de cette réunion deux branches ; 1°. Une plus conſidérable que M. Winſlow nomme médiane moyenne ou grande médiane. Elle deſcend ſur l'avant-bras & communique par diverſes rameaux avec la radiale externe & la baſilique. 2°. Une autre plus profonde nommée veine profonde de l'avant-bras : celle-ci deſcend ſur la partie interne de l'avant-bras , vis-à-vis le ligament inter-offeux , jette aux muscles de l'avant-bras des rameaux qui communiquent avec ceux des autres branches. La médiane céphalique jette auffi un rameau qui defcend le long du radius , nommé radiale interne.

La Bafilique.

La veine bafilique defcend tout le long de la partie interne de l'os du bras , fous les-tégumens. Elle jette d'abord fous la téte de cet os un rameau affez gros qui communique avec les fcapulaires externes , fous le nom de veine humérale ou articulaire. Enfuite un peu au-deffous du col de l'humérus , elle donne la profonde du bras qui accompagne l'artère brachiale , & envoie des ramifications de part & d'autre aux mufcles voifins. Enfin un peu au-deffous elle jette les veines fatellites : ce font deux ou trois petits rameaux qui embraffent très-étroitement l'artère brachiale.

La bafilique étant parvenue au condyle interne de l'humérus , jette la médiane-bafilique qui concourt avec la médiane-céphalique à la formation de la médiane commune. Elle defcend enfuite le long du cubitus , n'étant couverte que des tégumens, & prend le nom de cubitale externe , quoiqu'on lui continue affez ordinairement celui de bafilique. Vers l'extrémité du cubitus, elle jette plufieurs rameaux fur le dos de la main , qui communiquent avec ceux de la radiale externe. L'un de ces rameaux va gagner le petit doigt, du côté du doigt annulaire, communiquant avec un de la radiale externe. C'eft la veine falvatelle dont les anciens recommandoient la faignée dans les maux de tête & pour les fièvres intermittentes.

Après avoir fourni la médiane , la bafilique jette la cubitale interne qui defcend le long de la partie interne de l'avant-bras , communiquant avec la grande médiane & les autres branches.

Toutes ces branches, tant celles de la céphalique , que celles de la bafilique s'envoient réciproquement des rameaux de communication, par le moyen defquels les veines plus enfoncées dans les mufcles communiquent avec celles qui font plus fuperficielles & forment des aréoles fans nombre. Les intérieures accompagnent ordinairemeut les artères ; les extérieures marchent feules & font plus groffes que les autres. Elles font toutes deftinées à rapporter le fang de la main, de l'avant-bras & du bras dans les axillaires.

La Veine-cave inférieure.

La veine-cave inférieure à fa fortie du péricarde, perce le diaphragme dans fa partie tendineufe & donne les veines dia-phragmatiques droite & gauche, qui fe remarquent principalement à fa furface inférieure.

Elle entre enfuite dans la grande fciffu-re du foie auquel elle diftribue trois grof-fes branches nommées veines hépatiques, qui fe ramifient dans le foie. Dans le fœtus la veine-cave en paffant par le foie, four-nit le canal veineux qui fe rend au finus de la veine porte : ce n'eft qu'un ligament dans l'adulte.

En fortant du foie la veine-cave va gagner l'épine du dos, où elle marche à côté de l'aorte. Arrivée à la hauteur des reins elle donne les veines rénales ou émul-gentes ; l'une droite pour le rein droit, & l'autre gauche pour le rein gauche. Celle-ci paffe par-deffus l'aorte & eft plus lon-gue que l'autre.

Un peu au-deſſus des émulgentes la veine cave jette auſſi les veines adipeuſes & atrabilaires qui ſe rendent à la graiſſe des reins & aux capſules atrabilaires. Ces veines naiſſent quelquefois des émulgentes, ſur-tout la gauche.

Un peu au-deſſous des émulgentes la veine cave jette ordinairement la ſperma-tique droite. La gauche vient communé-ment de l'émulgente du même côté. Ces veines accompagnent les artères du même nom, & diſtribuent dans leur trajet des ramifications au péritoine & aux parties ſur leſquelles elles paſſent.

Il part de la partie poſtérieure de la vei-ne-cave, preſque vis-à-vis la ſpermatique droite, un rameau qui communique avec l'azygos. Quelquefois ce rameau vient des émulgentes.

Les veines lombaires naiſſent auſſi poſ-térieurement de la veine-cave, quelque-fois par paires, quelquefois par deux pe-tits troncs communs, un ſupérieur & l'au-tre inférieur, qui ſe partagent enſuite en rameaux. C'eſt ce qui fait qu'on les diviſe en ſupérieures & en inférieures. Ces veines envoient des rameaux à la moëlle de l'épine par les trous interver-tébraux, & aux muſcles du bas-ventre.

Lorfque la veine-cave inférieure eft arrivée vis-à-vis la derniere vertèbre des lombes, elle gliffe derriere l'artère iliaque droite, & elle fe partage en deux groffes branches nommées veines iliaques droite & gauche.

De cette bifurcation naiffent quelquefois les veines facrées, qui fe diftribuent à l'os facrum. Elles viennent auffi plus ordinairement de l'iliaque gauche.

Les Veines iliaques.

Environ deux travers de doigt au-deffous de la bifurcation, chaque veine iliaque fe divife en deux branches fubalternes, l'une interne ou poftérieure nommée veine hypogaftrique, & l'autre externe ou antérieure, qui retient le nom d'iliaque.

L'Hypogaftrique.

La veine hypogaftrique envoie des rameaux aux parties internes & externes du baffin, & fuit à peu près les diftributions de l'artère hypogaftrique, excepté qu'il n'y en a point qui réponde à l'artère ombilicale. Ces rameaux portent les noms des artères qu'elles accompagnent ; on les nomme petite iliaque, honteufe interne, obturatrice, fessiere, sciatique, honteuse moyenne & hémorroïdale externe.

L'Iliaque externe.

La veine iliaque externe accompagne l'artère de même nom sur les muscles psoas & iliaque, & sous l'arcade crurale où elle perd son nom & prend celui de crurale. Dans ce trajet elle donne des rameaux qui répondent à ceux qui partent de l'artère de même nom. Elle jette d'abord de sa partie externe la veine coronaire qui monte le long de la créte de l'os des îles. De sa partie interne elle donne la veine épigastrique qui monte à côté de l'artère de même nom, & va communiquer avec les veines mammaires internes. En passant sous le ligament de Fallope, elle jette quelques rameaux aux glandes inguinales.

La Crurale.

La veine crurale jette dès son origine quelques rameaux aux glandes inguinales, & aux parties naturelles. Ceux-ci sont nommés veines honteuses externes. Elles communiquent avec les honteuses internes.

A un pouce environ de diſtance, elle donne une groſſe branche qui deſcend ſous les tégumens vers le condyle interne du fémur & le long de la partie interne de la jambe juſqu'à la malléole interne, où elle ſe partage en pluſieurs rameaux qui ſe répandent ſur le dos du pied. On la nomme grande ſcaphène.

La crurale après avoir donné la ſcaphène, s'enfonce dans les muſcles de la cuiſſe, marche derriere l'artère crurale juſqu'au jarret, où elle prend le nom de veine poplitée. Elle n'eſt recouverte en cet endroit que par les tégumens.

La Poplitée.

La veine poplitée traverſe le jarret avec l'artère de même nom. Après avoir donné aux parties voiſines quelques rameaux, elle ſe partage en trois branches principales, qui ſont la tibiale antérieure, la tibiale poſtérieure & la péronière.

La Tibiale antérieure.

La veine tibiale antérieure ſe porte de derriere en devant, perce le ligament inter-oſſeux & accompagne en deſcendant l'artère de même nom. Arrivée au bas de la jambe elle perce ce même ligament pour aller communiquer avec la tibiale postérieure.

La Tibiale postérieure.

La veine tibiale postérieure descend entre les muscles soléaire & jambier postérieur, accompagnant l'artère tibiale postérieure jusques derriere la malléole interne où elle va gagner la plante du pied & donne les veines plantaires. Elle communique au bas de la jambe avec l'antérieure.

La Péroniere.

La veine péroniere accompagne l'artère péroniere en descendant le long du péroné. Elle passe derriere la malléole externe & va se perdre à la plante du pied.

Outre ces veines que l'on nomme internes parce qu'elles plongent dans les chairs, on en remarque encore trois principales qui rampent sur la superficie de la jambe n'étant recouvertes que des tégumens.

La premiere est la grande scaphène dont il a été parlé ci-devant. La seconde est la petite scaphène qui naît de la crurale un peu au-deſſus de la poplitée, ou de la poplitée même ; elle deſcend le long de la partie poſtérieure externe de la jambe, va gagner la malléole externe où elle ſe termine par des ramifications cutanées. La troiſieme porte le nom de ſurale. Elle naît de la partie ſupérieure de la tibiale poſtérieure & quelquefois de la poplitée. Elle deſcend le long de la partie poſtérieure de la jambe, communiquant avec les deux autres.

Il faut remarquer ici, comme nous l'avons fait pour les veines des bras, que les veines, tant intérieures qu'extérieures, s'envoient réciproquement une multitude de rameaux par leſquels elles communiquent entr'elles & forment des aréoles ſous les tégumens. Celles qui ſont ſuperficielles ne ſont point accompagnées d'artères & ſont ſujettes à une infinité de variations. Les internes au contraire accompagnent les artères de même nom & ſuivent un ordre plus conſtant. Les unes & les autres jettent dans leur trajet des rameaux aux muſcles voiſins, pour reprendre le ſang qui y a été apporté par les artères, & le rapporter dans le torrent de la circulation.

De la Veine-porte.

La veine-porte eft un tronc de veine confidérable qui reçoit le réfidu du fang qui a été porté aux vifcères du bas-ventre par les rameaux de l'artère cœliaque & par les deux méfentériques, pour le répandre enfuite dans la fubftance du foie. On peut avec M. Winflow confidérer ce tronc, comme compofé de deux groffes veines qui s'abouchent à contrefens, dont l'une fe ramifie dans le foie fous le nom de veine-porte hépatique, & l'autre envoie fes rameaux à l'eftomac, aux inteftins, au pancréas, à la rate, au méfentère & à l'épiploon, fous le nom de veine-porte ventrale.

Le tronc de la veine-porte inférieure dont il s'agit principalement ici, eft fitué fous la face concave du foie. Il defcend un peu obliquement de droite à gauche derriere l'artère hépatique depuis le finus de la veine-porte hépatique avec lequel il s'abouche, jufques fous la tête du pancréas, où il fe partage en deux ou trois branches. La premiere qui paroît comme la continuation du tronc, fe nomme méfentérique ou méfaraïque fupérieure. La feconde eft nommée fplénique, & la

troisieme méfentérique inférieure ou hémorroïdale interne. Celle-ci n'eſt ordinairement qu'une branche de la ſplénique.
Mais avant de ſe partager, la veine-porte
jette de ſon tronc.

1°. Les veines cyſtiques au nombre
de deux, qui ſe diſtribuent à la véſicule
du fiel.

2°. La pylorique qui ſe rend au pylore
& à la petite courbure de l'eſtomac, où
elle communique avec la coronaire ſtomachique.

3°. La duodénale qui ſe diſtribue à
l'inteſtin duodénum & au pancréas.

4°. La gaſtro-épiploïque droite qui naît
le plus ſouvent de la méfentérique ſupérieure, & qui ſe diſtribue à la grande
courbure de l'eſtomac du côté droit.

La Méfentérique ſupérieure.

La veine méfentérique ſupérieure accompagne l'artère du même nom entre les
lames du méfentère, forme une arcade en
deſcendant, & jette tant de la convexité
que de la concavité de cette arcade, des
ramifications à l'inteſtin jéjunum, à l'i-
lium, au cœcum & à une portion conſidérable du colon. Elle en diſtribue auſſi

à l'eſtomac, au duodénum, au pancréas & à l'épiploon, par leſquels elle reçoit le ſang qui revient de ces parties.

La Splénique.

La veine ſplénique ſeporte tranſverſalement vers la rate, le long de la face inférieure du pancréas, pour aller s'enfoncer dans la ſciſſure de la rate. Elle reçoit dans ce trajet.

1°. La coronaire ſtomachique qui vient de l'orifice gauche de l'eſtomac.

2°. La gaſtro-épiploïque gauche qui vient de la groſſe extrémité & de la grande courbure de l'eſtomac & de la portion de l'épiploon qui y eſt attachée.

3°. L'épiploïque gauche qui ſe ramifie ſur l'épiploon.

4°. Les pancréatiques qui ſe diſtribuent au pancréas.

5°. Les vaiſſeaux courts. Ce ſont deux ou trois petites veines qui aboutiſſent à la groſſe extrémité de l'eſtomac.

La Méſentérique inférieure ou Hémorroïdale interne.

La veine méſentérique inférieure ou hémorroïdale interne, naît le plus ordinairement du commencement de la splénique. Elle jette des rameaux au duodénum, à l'arc supérieur du colon où elle communique avec la méfentérique supérieure, à la portion gauche du colon & au rectum jufqu'à l'anus : d'où lui vient le nom d'hémorroïdale interne.

La Veine pulmonaire.

La veine pulmonaire ou plutôt les veines pulmonaires, au nombre de quatre, rapportent le fang des poumons dans l'oreillette gauche du cœur. Il en fera parlé plus au long dans l'hiftoire du cœur & des poumons.

Fin de l'Angéiologie.

ABREGÉ

ABRÉGÉ
D'ANATOMIE.

NÉVROLOGIE.

La Névrologie eſt la partie de l'Anatomie qui traite des nerfs.

DES NERFS EN GÉNÉRAL.

On donne le nom de nerfs à des cordons de couleur blanche, qui tirent leur
origine de la moëlle alongée & de la moëlle
de l'épine, & qui ſont répandus dans
toutes les parties de la machine animale.
Ceux qui naiſſent de la moëlle allongée
ſont au nombre de dix paires ; ils ſortent du crâne par diverſes ouvertures

Tome II.   E

pratiquées à sa base. Ceux que la moëlle de l'épine produit sont au nombre de vingt-neuf à trente paires ; ils sortent du canal dans lequel cette moëlle est renfermée, par les trous qui se voient entre les vertèbres & par ceux de la partie antérieure & de la partie postérieure de l'os sacrum.

La forme des nerfs est cylindrique. Ils se présentent d'abord comme des troncs plus ou moins gros, lesquels se divisent en branches, en ramifications, en filamens, & dégénerent quelquefois, & peut-être toujours, en une substance molle & pulpeuse telle que celle de la rétine. Leur solidité paroît assez considérable ; ils la doivent à la membrane compacte dont ils sont enveloppés & au-dessous de laquelle on trouve soit une substance pulpeuse, & molasse renfermée dans des loges pratiquées sur leur longueur, soit des cordons moins gros que le tronc auquel ils appartiennent, & qui se partagent eux-mêmes en d'autres cordons plus petits. On croit que les nerfs sont faits par un prolongement de la substance médullaire de la moëlle alongée & de la moëlle de l'épine, & par celui de la pie-mere, de l'arachnoïde, & même de la dure-mere. La première de ces membranes forme les loges qui contiennent la moëlle, & les deux autres fourniffent les enveloppes intérieures & extérieures des nerfs ; ils font arrofés par un grand nombre de vaiffeaux fanguins qui leur donnent une teinte plus ou moins rouge.

Les nerfs ne diminuent pas toujours de groffeur à mefure qu'ils s'éloignent du tronc qui leur a donné naiffance. Souvent ils en acquerent davantage par leur réunion; fouvent auffi on les voit former des efpeces de nœuds, dont la figure eft quelquefois olivaire & affez femblable à celle d'un fufeau, & quelquefois fi peu réguliere qu'elle ne peut être comparée à rien. Ces nœuds different auffi beaucoup par leur volume, & ont une couleur rougeâtre qui les fait aifément reconnoître : on les appelle ganglions. La ftructure en eft peu connue : on trouve fous leurs enveloppes des fibres qui traverfent leur longueur, & d'autres qui coupent celle-ci fous un angle plus ou moins aigu, au milieu d'une fubftance molle & pulpeufe dont on ignore la nature. Chaque nerf de la moëlle de l'épine a un ganglion de cette efpece, à peu de diftance de fa fortie du canal des vertèbres. On en trouve beaucoup d'autres ailleurs, & fur-tout dans la cavité du bas-ventre, à l'endroit où les nerfs qui se distribuent aux viscères se rencontrent & s'entrecroisent.

Les nerfs se divisent à un tel point, qu'il n'y a presqu'aucune partie du corps où il ne s'en trouve quelques-uns. Ils portent par-tout la sensibilité & la vie, & donnent aux muscles la propriété en vertu de laquelle ils se contractent & se meuvent. Une ligature faite sur l'un d'eux prive la partie à laquelle il se distribue de ses fonctions, qui se rétablissent si elle vient à être lâchée. Une tumeur survenue dans leur voisinage produit le même effet. La maniere dont ils agissent est inconnue. On ne sait s'ils sont solides ou creux, s'ils n'éprouvent que des oscillations qui se propagent depuis la partie affectée jusqu'au lieu d'où ils tirent naissance, ou s'ils contiennent un fluide qui soit refoulé jusqu'aux différentes parties du cerveau. L'inspection, les ligatures n'y font découvrir aucune cavité. Cependant les Physiciens inclinent pour le second sentiment, & donnent au fluide qu'ils supposent être contenu dans des tuyaux pratiqués à travers leurs fibres les plus petites, le nom d'esprit animal. Ils le croient fourni par le cerveau où il se sépare, & d'où il se répand dans les dernieres ramifications nerveufes. Pour les ganglions, l'ufage n'en eft pas déterminé. Peut-être ils ne fervent qu'à favorifer la divifion de certains nerfs, & à les faire parvenir à leur deftination dans toute forte de dimenfions.

Les ufages des nerfs peuvent les faire diftinguer en nerfs fenfitifs, en nerfs moteurs, & en nerfs deftinés à la nutrition. Il eft prouvé du moins que le mouvement peut être entiérement perdu dans une partie qui conferve encore de la fenfibilité : c'eft ce qu'on obferve dans les paralyfies les plus fréquentes. Quelquefois auffi, mais rarement, la faculté de fe mouvoir fubfifte dans des parties qui ont entiérement perdu le fentiment ; d'où on peut conclure que les nerfs de qui dépendent ces deux fonctions font différens les uns des autres.

DES NERFS EN PARTICULIER.

Les nerfs viennent, ainfi qu'on l'a dit, de la moëlle alongée ou de la moëlle de l'épine.

DES NERFS DE LA MOELLE ALONGÉE.

On les a quelquefois défignés fous les

noms de premiere, seconde, troisieme, quatrieme paire, &c. mais ils en ont d'autres qui sont relatifs aux parties auxquelles ils se distribuent. Ainsi les nerfs de la premiere paire se nomment olfactifs; ceux de la seconde, optiques; ceux de la troisieme, nerfs moteurs communs; ceux de la quatrieme, nerfs pathétiques; ceux de la cinquieme, nerfs tri-jumeaux; ceux de la sixieme, nerfs moteurs externes; ceux de la septieme, nerfs auditifs; ceux de la huitieme, nerfs de la paire vague; ceux de la neuvieme, nerfs gustatifs ou linguaux; & enfin ceux de la dixieme, nerfs sous-occipitaux.

Des Nerfs olfactifs.

Les nerfs olfactifs, ainsi appellés parcequ'ils se distribuent à l'organe de l'odorat, naissent par deux cordons qui viennent, l'un du sillon qui sépare le lobe antérieur du cerveau d'avec son lobe moyen, & qui est connu sous le nom de scissure de Sylvius; l'autre de la partie postérieure & inférieure du lobe antérieur du cerveau. Ces deux cordons réunis se présentent sous la forme d'un ruban large & applati, qui se porte de dehors en dedans, puis de derriere en devant sous le lobe antérieur du cerveau, dans un des fillons duquel il font logés de maniere à ne pouvoir éprouver aucune compreffion de fa part. Lorfqu'ils font arrivés à la lame criblée de l'os ethmoïde, ils s'élargiffent de nouveau & paroiffent s'y terminer en un tubercule alongé, rouge & molaffe. Mais ils s'y partagent en un grand nombre de filamens qui traverfent les trous dont cette lame eft percée, & fe portent dans les narines où ils fe perdent fur la membrane pituitaire.

Ces nerfs qui étoient d'une confiftance fort molaffe au-dedans du crâne, en acquiérent une plus forte en paffant à travers l'ethmoïde. On ne peut les fuivre loin dans l'épaiffeur de la membrane pituitaire, & ils paroiffent fe terminer à la portion de cette membrane qui couvre la cloifon des narines.

Des Nerfs optiques.

Les nerfs optiques font ainfi nommés parce qu'ils vont aux yeux. Ils naiffent en arriere du voifinage des éminences *nates & teftes* ; leur écartement & leur largeur font affez grands à leur origine. Ils montent d'abord de bas en haut & de dedans en dehors, entre les bras de la moëlle alongée & les lobes moyens du

E 4

cerveau : enfuite ils defcendent un peu & fe portent de dehors en dedans & de derriere en devant jufqu'à la felle turcique au-devant de *l'infondibulum*, où ils s'approchent & s'uniffent. Ils forment par leur réunion un quarré plus ou moins alongé & dont les dimenfions varient beaucoup. Ces nerfs s'écartent enfuite de nouveau, & vont de derriere en devant, de haut en bas, & de dedans en dehors vers les trous optiques par lefquels ils fortent du crâne, avec l'artère ophthalmique née de la carotide interne, laquelle fe porte au-deffous d'eux.

En traverfant ces trous les nerfs optiques fe portent fort en dehors, & deviennent beaucoup plus obliques qu'avant. Ils paffent entre les tendons du mufcle releveur de la paupiere & du mufcle droit de l'œil, & vont gagner la partie poftérieure de cet organe. Leur direction en cet endroit eft oblique de dedans en dehors, de dehors en dedans, de derriere en devant & de haut en bas. Ils font par conféquent un peu courbés fur leur longueur, de forte que la convexité de leur courbure eft en dehors, & la concavité en dedans. Leur forme qui auparavant étoit applatie, devient cylindrique. Ils éprouvent à leur infertion au globe de l'œil un retréciſſement qui les fait paroître plus minces.

Dans le crâne les nerfs optiques n'étoient couverts que de l'arachnoïde. A leur ſortie de cette cavité, ils empruntent de la dure-mere une enveloppe qui leur donne plus de ſolidité, & qui concourt avec l'arachnoïde à la formation de la ſclérotique. La pie-mere qui eſt au-deſſous donne naiſſance à la choroïde, & la partie pulpeuſe du nerf, à la rétine.

Des Nerfs moteurs communs des Yeux.

Les nerfs moteurs communs des yeux tirent leur nom de ce qu'ils ſe diſtribuent à preſque tous les muſcles des yeux. Ils viennent de la partie interne des bras de la moëlle alongée par pluſieurs filets unis en un ſeul faiſceau. Leur largeur eſt d'abord aſſez grande ; mais ils ſe retréciſſent bientôt & prennent une forme plus arrondie qu'avant.

Ces nerfs montent en s'écartant l'un de l'autre, & ſe portent de derriere en dedans, & de dedans en dehors, juſques ſous la pointe antérieure de la tente du cervelet où ils percent la dure-mere, au côté interne des apophyſes clinoïdes poſtérieures. Ils gliſſent dans l'épaiſſeur de cette membrane au-deſſus du ſinus caverneux, & s'avancent vers la fente ſphénoïdale.

Arrivés au voiſinage de cette fente, les nerfs moteurs communs ſe partagent en deux branches, une ſupérieure plus petite, & une inférieure plus groſſe, qui pénetre par ſa partie la plus large dans la cavité de l'orbite, entre le côté externe du nerf optique & la partie ſupérieure du muſcle abducteur.

La premiere monte vers la face inférieure de la partie poſtérieure du muſcle releveur de l'œil, auquel elle ſe diſtribue par pluſieurs rameaux. Elle en donne un intérieurement qui va gagner la partie moyenne du muſcle releveur de la paupiere.

L'autre branche marche le long du côté interne & inférieur du nerf optique, & ſe partage en trois gros rameaux, un inférieur pour le muſcle inférieur de l'œil, un interne qui paſſe ſous le nerf optique pour le muſcle adducteur, & un autre plus long que les autres qui gliſſe le long du bord inférieur du muſcle abducteur, & va ſe perdre dans le petit oblique ou oblique inférieur; celui-ci, & quelquefois le tronc même de la branche inférieure du nerf moteur commun, donne un filet gros & court qui monte vers le bord externe du nerf optique , pour concourir à la formation du ganglion lenticulaire dont il fera parlé à l'occafion du nerf ophthalmique de Willis.

Des Nerfs pathétiques.

Les nerfs pathétiques font les plus petits de ceux que fournit la moëlle alongée. Ils naiffent en arriere du voifinage des éminences *nates & teftes*, près la grande valvule de Vieuffens. Après un circuit affez confidérable autour des bras de la moëlle alongée, ils fe rapprochent l'un de l'autre, & vont percer la dure-mere derriere les apophyfes clinoïdes poftérieures au-deffous de la pointe du rocher.

Ces nerfs s'engagent dans l'épaiffeur de la dure-mere , où ils font d'abord logés fans adhérence , & paffent le long de la partie fupérieure du finus caverneux au-deffous des moteurs communs. Mais bientôt ils fe portent de bas en haut & croifent la direction de ces nerfs. Arrivés à la partie la plus large de là fente fphénoïdale , ils pénétrent dans l'orbite au-deffous du tendon du mufcle releveur de l'œil & de la paupiere , & vont gagner la partie moyenne du grand oblique ou trochléateur

teur , dans l'épaiſſeur duquel ils ſe perdent.

Des Nerfs tri-jumeaux.

Le nom ſous lequel on déſigne ces nerfs, vient de ce qu'ils ſe diviſent , peu après leur origine , en trois groſſes branches qui ſont l'ophtalmique de Willis , la maxillaire ſupérieure & la maxillaire inférieure.

Ils naiſſent par un grand nombre de filets des parties latérales inférieures & antérieures des cuiſſes de la moëlle alongée , à l'endroit où ces cuiſſes ſe joignent au pont de Varole, & en même-tems de la partie voiſine de cette éminence. Leur groſſeur eſt conſidérable , & leur forme applatie. Ils ſe portent en devant & en dehors, vers la pointe du rocher, au-deſſous de la fente du cervelet. Là ils s'engagent dans un canal pratiqué entre les deux lames de la dure-mere, & où ils ſont contenus ſans adhérence. Mais bientôt ils y ſont fortement liés par une ſubſtance celluleuſe aſſez ſerrée.

Leurs fibres auparavant rapprochées commencent à s'écarter & à former une eſpece de plexus ou d'épanouiſſement en maniere de patte d'oie , duquel partent les trois branches dont il a été parlé. La maxillaire inférieure eſt celle qui ſe ſépare la premiere du tronc, enſuite la maxillaire ſupérieure, puis l'ophtalmique de Willis. La premiere eſt la plus large & ſe jette en dehors. La ſeconde un peu moins large, ſe porte un peu plus en dedans. La troiſieme qui eſt la plus étroite marche de derriere en devant, dans la direction du tronc qui les produit, & paroît en être la continuation.

De l'Ophtalmique de *Willis.*

L'ophtalmique de Willis, ſituée au côté externe & inférieur du ſinus caverneux dont elle eſt ſéparée par une forte cloiſon, ſe porte de derriere en devant au-deſſous du nerf de la troiſieme paire, juſqu'à la partie la plus large de la fente ſphénoïdale par où elle ſort du crâne. Avant d'y arriver, elle ſe releve un peu & croiſe la direction du nerf moteur commun, après quoi elle ſe diviſe en trois branches, deux ſupérieures & une inférieure, qui pénétrent ſéparément dans l'orbite.

Des deux branches ſupérieures, l'une va au front, & l'autre à la glande lacrymale; l'inférieure ſe porte vers le côté interne de l'orbite; c'eſt le nerf naſal. Les deux autres ſont connues ſous les noms de nerf frontal & de nerf lacrymal. Celles-ci font les plus groſſes.

Le nerf frontal a deux rameaux qui s'accompagnent le long de la partie ſupérieure de l'orbite, entre le releveur de la paupiere ſupérieure, & le périoſte de cette cavité. Arrivés vers leur ouverture antérieure, ils s'écartent, l'un pour ſe porter à la partie cartilagineuſe du muſcle grand oblique, ou trochléateur, qu'il traverſe ſouvent, ou par-deſſus lequel il paſſe, après quoi il ſort de l'orbite & va au muſcle orbiculaire, & à ceux qui ſont ſitués à la racine du nez ; l'autre continue ſa route de derriere en devant, juſqu'à l'échancrure de l'os frontal qu'il traverſe pour remonter ſur le front. Il ſe diſtribue à l'orbiculaire, au ſurcilier, & à la partie antérieure du muſcle occipito-frontal, juſqu'au ſinciput.

Le nerf lacrymal marche auſſi de derriere en devant le long de la partie ſupérieure de l'orbite, au-deſſous du périoſte, mais il ſe porte de dedans en dehors. Quoique mince, il eſt compoſé de trois filets, un qui paſſe ſous la glande lacrymale & qui va ſe perdre dans la conjonctive, un ſecond qui ſe diſtribue à la glande même, & un troiſieme qui après lui avoir donné quelques filamens, en envoie d'autres dans la fosse zygomatique ou temporale, soit par l'extrémité de la fente orbitaire inférieure, soit par des trous pratiqués dans l'épaisseur de l'os de la pommette.

Le nerf nazal arrivé dans l'orbite se glisse obliquement de dehors en dedans, entre la branche supérieure du nerf moteur commun & la partie la plus reculée du nerf optique. Il continue de se porter dans cette direction jusqu'à ce qu'il soit parvenu à la partie antérieure de cette cavité, le long de laquelle il marche, au-dessous du muscle grand oblique.

Ce nerf donne d'abord au côté externe du nerf optique un filet très-mince dont la largeur varie ; & qui va concourir à la formation du ganglion lenticulaire, avec le filet gros & court que donne la longue branche du nerf commun des yeux. La situation de ce ganglion répond toujours au côté externe du nerf optique auquel il est appliqué ; mais il est tantôt plus en arriere & tantôt plus en devant. Il fournit deux faisceaux nerveux qui vont à la partie postérieure du globe de l'œil au voisinage du nerf optique, & qui percent l'enveloppe la plus extérieure de ce globe par un nombre considérable de filets connus sous les noms de nerfs ciliaires. Ces nerfs rampent ensuite entre la sclérotique & la face externe de la choroïde , & vont gagner le cercle ciliaire où chacun d'eux se bifurque, & se divise en ramifications très-fines qui se perdent sur l'iris. Les faisceaux nerveux qui donnent les nerfs ciliaires peuvent être nommés l'un supérieur, l'autre inférieur. Celui-ci se divise en deux autres dont l'un est la continuation du tronc, & l'autre se porte au côté interne du nerf optique. Les nerfs qu'ils produisent sont à peu-près au nombre de vingt.

Après avoir concouru par le filet dont il vient d'être parlé à la production du ganglion lenticulaire , le nerf nazal en produit pour l'ordinaire deux ou trois autres qui marchent le long de la partie supérieure & interne du nerf optique, & qui vont aussi percer la partie postérieure de la sclérotique pour former d'autres nerfs ciliaires ; ensuite, quand il est parvenu vis-à-vis le trou orbitaire interne & antérieur , il se divise en deux rameaux , l'un qui va s'engager dans ce trou avec une petite artère née de l'ophtalmique, l'autre qui se glisse au-dessous de la poulie cartilagineuse du muscle grand oblique.

Le premier de ces rameaux rentre dans le crâne par un canal pratiqué entre le coronal & l'ethmoïde. Il en sort bientôt par un des trous de la lame cribleuse de ce dernier os, & va se répandre sur la membrane pituitaire où peut-être il s'anastomose avec quelqu'un des filets du nerf olfactif. L'autre se distribue à la poulie, à la caroncule lacrymale, à la conjonctive, à l'orbiculaire des paupieres & aux autres muscles voisins, en s'unissant avec le premier des rameaux du nerf frontal.

De la Branche maxillaire supérieure.

La branche maxillaire supérieure se glisse de derriere en devant & de dedans en dehors au-dessous de la dure-mere, jusqu'au trou du sphénoïde qui se trouve au-dessous de la fente sphénoïdale. En traversant cette ouverture, qui est plutôt un canal qu'un simple trou, elle fournit un rameau très-mince qui entre dans l'orbite & va se distribuer tant au périoste de cette cavité, qu'aux parties contenues dans la fosse temporale.

Quand elle est parvenue hors du crâne, la branche maxillaire supérieure donne un ou deux rameaux desquels naît un petit ganglion de forme triangulaire qui est appuyé sur le trou sphéno-palatin, & qui fournit des ramifications que l'on peut diftinguer en internes, en poftérieures, & en inférieures.

Les internes entrent dans les narines par le trou fphéno-palatin & fe répandent fur la membrane pituitaire qui tapiffe les cellules poftérieures de l'os ethmoïde, la portion voifine du cornet fupérieur, celle de la cloifon du nez & la partie poftérieure des foffes nazales.

Celle qui eft poftérieure eft de groffeur médiocre. Elle fe porte dans le canal pratiqué à la racine de l'apophyfe ptérigoïde, qu'elle traverfe de devant en arriere. Sans doute celle-ci donne quelques filets qui fortent de la partie interne de ce canal, & qui vont à la membrane pituitaire qui couvre l'aîle interne de l'apophyfe ptérigoïde, à celle qui enveloppe le vomer, & à celle qui répond à l'ouverture de la trompe d'Euftache. Parvenue à l'extrémité poftérieure du canal ptérigoïdien, elle fe partage en deux branches, une fuperficielle, l'autre profonde. La premiere entre dans le crâne & rampe fur la face antérieure du rocher, dans l'épaiffeur duquel elle s'enfonce par le trou anonyme qui s'y rencontre. La branche profonde s'introduit dans le canal de la carotide, & s'y joint par plufieurs filets avec celui que la fixieme paire y envoie pour la formation du grand nerf intercoſtal. Quelquefois , au lieu de s'y joindre , elle deſcend le long de la caro- tide , & va ſe perdre comme lui à la partie ſupérieure du premier ganglion cervical de l'intercoſtal.

La troiſieme des ramifications que donne le ganglion ſphéno-palatin eſt inférieure & plus groſſe que les autres. Elle deſcend quelques lignes de chemin au devant de l'apophyſe ptérigoïde , après quoi elle donne pluſieurs filets aſſez gros qui deſ- cendent le long du canal palatin poſtérieur pratiqué dans la jonction de l'os maxillaire & de celui du palais , & qui vont ſe diſ- tribuer ſoit à la partie poſtérieure des foſſes nazales , ſoit à la partie molle & à la partie dure du palais , juſqu'à ſa partie antérieure.

Après avoir donné les rameaux qui forment le ganglion ſphéno-palatin, la bran- che maxillaire ſupérieure ſe porte vers l'orifice poſtérieur du canal ſous-orbi- taire. Avant de s'y engager , elle fournit un & quelquefois deux nerfs que l'on nomme dentaires poſtérieurs , & qui deſ- cendant derriere la tubéroſité maxillaire ſe diſtribuent aux racines des dents molaires & à leurs alvéoles. Quand elle s'y eſt intro- duite, elle donne un autre rameau qui s'en détache vers l'extrémité antérieure de ce canal. C'eſt le nerf dentaire antérieur qui gliſſe le long de la paroi intérieure du ſinus maxillaire, & va gagner les racines des dents canines & inciſives. Enfin la branche maxillaire ſupérieure ſort du canal ſous-orbitaire par le trou orbitaire inférieur, & ſe partage eſt un grand nombre de rameaux pour la partie inférieure du muſcle orbiculaire des paupieres, pour ceux du nez, de la lévre ſupérieure & pour les tégumens. Ces rameaux communiquent & s'entrelacent avec quelques-uns de ceux de la portion dure du nerf auditif.

De la Branche maxillaire inférieure.

La branche maxillaire inférieure eſt la plus groſſe de celles que le nerf tri-jumeau produit. Elle ſe porte de dedans en dehors, & ſort du crâne par le trou du ſphénoïde qui porte ſon nom. Arrivée à ſa partie externe elle produit cinq ou ſix rameaux conſidérables qui s'en écartent en maniere de rayons, & qui vont ſe répandre ſur les côtés de la tête entre l'aponévroſe du crotaphyte & les tégumens, ou ſe diſtribuer aux muſcles temporal, maſſéter, ptérygoïdiens, buccinateur, &c. Enſuite elle fait trois ou quatre lignes de chemin de haut en bas entre les mufcles ptérigoïdiens, & fe partage en deux nerfs principaux, qui font le nerf lingual, & le nerf maxillaire inférieur proprement dit.

Le nerf lingual après s'être féparé du maxillaire inférieur reçoit un cordon nerveux qui vient former avec lui un angle très-aigu en devant, & qui augmente beaucoup fon épaiffeur. C'eft la corde du tambour, qui après avoir traverfé la caiffe du tambour de derriere en devant, en fort par une ouverture très-étroite qui répond à la félure articulaire de l'os des tempes. Ce cordon nerveux vient de la portion du nerf auditif encore enfermée dans l'aqueduc de Fallope.

Après avoir communiqué avec lui, le nerf lingual defcend entre le mufcle ptérigoïdien interne & la branche de la mâchoire inférieure, puis il s'avance fur le côté de la langue, le long du mufcle mylo-hyoïdien. Ce nerf diftribue des filets aux parties voifines, fur-tout à la glande maxillaire, à la menbrane interne de la bouche & au tiffu des gencives. Enfin il fe divife fous la langue en plufieurs rameaux qui s'enfoncent dans l'épaiffeur de cet organe, jufqu'à fa face fupérieure où quelques-uns fe perdent vers fa pointe dans la membrane qui la recouvre.

Le nerf maxillaire inférieur defcend avec le nerf lingual entre les deux mufcles ptérigoïdiens, puis entre l'interne & la portion voifine de la branche de la mâchoire inférieure, jufques vers l'ouverture du canal pratiqué dans l'épaiffeur de cet os, dans laquelle il fe plonge. Avant d'y entrer, il donne un rameau affez confidérable au mufcle mylo-hyoïdien. Ce nerf avance dans l'épaiffeur de la mâchoire en donnant des filets aux racines des dents molaires. Parvenu vis-à-vis la feconde de ces dents, il fe partage en deux rameaux, un qui continue de fe porter le long de la partie antérieure du canal maxillaire pour fe diftribuer aux racines de la premiere molaire, de la dent canine & des deux incifives ; l'autre qui fort par le trou mentonnier. Celui-ci fe divife en un grand nombre de filets qui vont aux mufcles & aux tégumens voifins, & dont quelques-uns s'uniffent avec ceux de la portion dure du nerf auditif.

Des Nerfs moteurs externes.

Les nerfs moteurs externes, ainfi nommés parce qu'il vont au muscle externe de l'œil, tirent leur origine du sillon qui sépare en arriere la protubérance annulaire ou le pont de Varole, d'avec le commencement de la moëlle alongée, par un & quelquefois par plusieurs filets qui se réunissent en une seule tige. Ils se portent de derriere en devant & de bas en haut, jusques vis-à-vis la pointe du rocher où ils percent la dure-mere. Ils pénétrent dans le sinus caverneux qu'ils traversent de derriere en devant, collés au côté externe & inférieur de la carotide, & baignés par le sang contenu dans le sinus. Ils y deviennent un peu plus gros qu'ils n'étoient, ce qui vient ou de ce que le sang au courant duquel ils sont exposés les relâche, ou peut-être aussi de ce qu'ils communiquent en ce lieu avec un ou deux filets qui remontent le long du canal carotidien, & qui viennent s'y unir en faisant avec eux un angle aigu dont la partie saillante est en devant.

On peut douter si ces filets qui communiquent au-dessous du canal de la carotide avec le ganglion cervical supérieur du nerf intercostal, viennent de ce nerf pour s'unir aux nerfs moteurs externes, ou s'ils viennent des moteurs externes pour se joindre au nerf intercostal. Les Anatomistes sont assez partagés à ce sujet. Quoi qu'il en soit, les nerfs de la sixieme paire après avoir communiqué avec les filets en question, quittent la carotide & se portent dans l'orbite par la partie la plus large de la fente sphénoïdale, pour se distribuer à la face interne du muscle abducteur, ou muscle externe de l'œil.

Des Nerfs auditifs.

Le nom de ces nerfs indique assez qu'ils vont à l'organe de l'ouïe. Ils naissent des parties latérales & postérieures de la protubérance annulaire, près sa jonction avec les cuisses de la moëlle alongée, ou plutôt de ces cuisses, par deux cordons d'inégale grosseur & consistance, que l'on nomme la portion dure & la portion molle des nerfs auditifs.

Ces deux portions se portent obliquement vers le trou auditif interne, dans lequel elles s'engagent avec des petites artères qui viennent du tronc basilaire des vertébrales. La premiere est fixée en devant & en haut, & la seconde en arriere & en bas. Elles ne se séparent qu'à l'extrémité du conduit auditif interne. La portion molle s'y partage en trois branches qui pénétrent dans un pareil nombre de sinuosités, &
vont

vont gagner la cavité la plus intérieure de l'organe de l'ouie. On ne fcait la maniere dont elles s'y diftribuent. Les uns croyent qu'elles fourniffent des filamens qui font ifolés dans le veftibule, les deux rampes du limaçon, & dans les trois canaux demi-circulaires. Les autres penfent qu'elles fe perdent dans l'épaiffeur du périofte qui les tapiffe.

La portion dure arrivée à l'extrémité du conduit auditif interne, s'introduit dans l'aqueduc de Fallope qui y répond. Ce canal pratiqué dans l'épaiffeur du rocher, monte d'abord vers la face antérieure de ce corps, où il s'ouvre par le trou irrégulier qui s'y remarque. Enfuite il defcend de devant en arriere le long du bord fupérieur de la fenêtre ovale, puis de haut en bas jufqu'à la face externe de l'os, qu'il perce entre les apophyfes maftoïde & ftyloïde. La portion dure du nerf auditif en parcourt la longueur. Il communique dans ce trajet avec la branche fuperficielle que donne le rameau du maxillaire fupérieur qui a traverfé le canal ptérigoïdien, puis il donne un filet au mufcle de l'étrier & produit le cordon nerveux qui traverfe la caiffe du tambour fous le nom de corde du tambour, & que nous avons dit aller s'unir an rameau lingual de la branche maxillaire inférieure.

Lorſque la portion dure du nerf auditif eſt prête à ſortir de l'aqueduc de Fallope, il s'en ſépare quelques rameaux aſſez minces qui paſſent avec elle par le trou ſtylo-maſtoïdien, & qui vont aux parties voiſines.

L'un d'eux, après avoir deſcendu quelques lignes, remonte au devant de l'apophyſe maſtoïde, pour ſe diſtribuer à la partie poſtérieure, & à la partie antérieure de l'oreille, où il communique avec une branche de la premiere paire cervicale, & avec deux de la ſeconde.

Les autres deſcendent profondément au-devant du digaſtrique & du ſtylo-hyoïdien, auxquels ils donnent des filets que l'on peut ſuivre aſſez loin. Il y en a un qui après avoir percé l'épaiſſeur du corps charnu poſtérieur du digaſtrique, remonte de bas en haut pour s'anaſtomoſer avec le nerf gloſſo-pharingien de la huitieme paire. Un autre deſcend au-devant du digaſtrique, & va ſe jetter en dehors ſur la face externe du ſterno-maſtoïdien juſqu'à la partie moyenne de ce muſcle.

Après avoir donné naiſſance aux rameaux dont il vient d'être parlé, le tronc de la portion dure defcend dans l'épaiffeur de la parotide l'efpace de fept ou huit lignes fans en produire d'autres ; après quoi il fe divife en deux groffes branches, dont l'une eft fupérieure & l'autre inférieure.

La premiere monte fur la face externe du condyle de la mâchoire, & fe partage promptement en deux rameaux qui fe diftribuent aux parties latérales & fupérieures de la tête & de la face, pour les mufcles & les tégumens de cette partie, où ils communiquent avec le nerf frontal de l'ophtalmique de Willis & avec l'extrémité de la branche maxillaire fupérieure.

La branche inférieure de la portion dure du nerf auditif defcend au-deffous de l'angle de la mâchoire inférieure. Elle donne pour l'ordinaire quatre rameaux, deux qui montent fur la mâchoire & vont fe diftribuer à la partie inférieure de la face, & qui s'anaftomofent derriere le mufcle triangulaire avec l'extrémité du nerf maxillaire inférieur ; un troifieme qui marche parallélement au bord inférieur de la mâchoire, & un quatrieme qui fe perd fur les parties fupérieures & latérales du col.

Les fréquentes anaftomofes de la portion dure du nerf auditif avec les trois branches des nerfs tri-jumeaux, & avec la premiere

& la feconde paire cervicale , lui ont fait donner par Winflow le nom de petit nerf fympathique.

Des Nerfs de la Paire vague.

La paire vague emprunte fon nom du grand nombre de parties auxquelles fes rameaux fe diftribuent. Winflow la nomme nerf moyen fympathique, à raifon de fes diverfes communications avec d'autres nerfs, & la diftingue ainfi de la portion dure du nerf auditif dont il vient d'être parlé, & du nerf intercoftal dont il fera fait mention dans la fuite, & qu'il appelle le grand nerf fympathique.

Les nerfs de la paire vague naiffent des parties fupérieures & latérales de la moëlle alongée près le pont de Varole, par un grand nombre de filets qui , rapprochés l'un de l'autre, forment deux troncs, un antérieur plus petit, & un poftérieur plus gros. Ces deux troncs montent obliquement & vont percer la dure-mere vis-à-vis la partie antérieure du trou déchiré poftérieur, par lequel ils fortent du crâne avec la veine jugulaire interne. Mais leur paffage eft féparé de celui de la veine, par une avance offeufe qui eft quelquefois double , & par des portions membraneuſes aſſez fortes. Chacun d'eux a une ouverture diſtincte de celle de l'autre, par une cloiſon purement membraneuſe.

Les deux troncs de la paire vague ſont accompagnés à ce paſſage par un autre nerf qui remonte du canal de l'épine où il a pris naiſſance, & qui, perçant la dure-mere au même endroit, ſort avec eux du crâne en leur donnant quelques filets de communication, & néanmoins par une ouverture qui lui eſt particuliere. C'eſt le nerf acceſſoire de la huitieme paire, ou l'acceſſoire de Willis. Il naît de la partie latérale & poſtérieure de la portion de la moëlle de l'épine qui répond au col, entre les faiſceaux poſtérieurs des nerfs cervicaux & la face poſtérieure du ligament dentelé, par un aſſez grand nombre de filets fort minces. On commence quelquefois à l'appercevoir vis-à-vis la ſeptieme vertèbre du col, & quelquefois ſeulement vis-à-vis la troiſieme ou la ſeconde. Il groſſit en montant & ſe colle au nerf ſous-occipital. Arrivé à la partie ſupérieure du col, il entre dans le crâne par le grand trou occipital, reçoit encore quelques filets de la moëlle alongée, & remontant de bas en haut

& de dedans en dehors, il va joindre le nerf de la huitieme paire.

Lorſque les nerfs de la paire vague ſont ſortis du crâne, les troncs dont ils ſont compoſés ſe ſéparent pour aller à leur deſtination. L'antérieur plus petit va à langue. On le nomme gloſſo-pharyngien; le moyen qui eſt le tronc même du nerf va au larynx, aux principaux viſcères de la poitrine, & à quelques-uns de ceux du bas-ventre; & le poſtérieur qui eſt l'acceſſoire de Willis, ſe jette en arriere, deſcend le long de la partie poſtérieure du col, & va ſe terminer ſous les muſcles de l'épaule.

Le nerf gloſſo-pharyngien deſcend obliquement en devant dans la direction du muſcle ſtylo-gloſſe. Il rencontre ſupérieurement les deux filets que lui envoie la portion dure du nerf auditif, à ſa ſortie du trou ſtylo-maſtoïdien. Il en reçoit un autre qui vient du tronc même du nerf de la paire vague, après quoi il ſe partage en un grand nombre de rameaux qui vont aux muſcles de la langue & du pharynx & dont quelques-uns deſcendent le long des deux artères carotides, & ſurtout de l'externe, dont ils ſuivent les diſtributions avec des nerfs qui vien-

nent de la partie inférieure du ganglion
supérieur de l'intercostal. Le plus considérable des rameaux que produit le
glosso-pharyngien, accompagne les muscles
stylo-glosse & stylo-pharyngien, leur donne des filets, se porte avec le premier de
ces muscles à la partie postérieure de la
langue, & se perd dans les muscles lingual & génio-glosse.

Le tronc moyen & principal de la paire
vague est collé, à sa sortie du crâne, au
nerf sublingual, au ganglion cervical supérieur de l'intercostal , & à une anse
nerveuse formée au-devant de l'apophyse
transverse de la premiere vertèbre du col,
par la branche antérieure du nerf sous-
occipital, qui va se joindre à la premiere
paire cervicale. Il donne d'abord un filet
qui va au glosso pharyngien, après quoi
il descend le long du col au-devant des
muscles grand droit antérieur de la tête
& long du col , & derriere l'artère carotide à laquelle il est lié, ainsi que l'intercostal & la jugulaire interne, par un
tissu cellulaire & filamenteux.

Le premier rameau qu'il fournit se
porte au larynx. Ce rameau , dont la
grosseur est plus considérable que celle
du glosso-pharyngien , descend obliquement en devant. Arrivé au larynx, il

ſe porte derriere le muſcle hyo-thyroïdien, & ſe gliſſe entre l'os hyoïde & le
cartilage thyroïde. Il ſe partage enſuite
en trois branches principales qui vont à
la membrane intérieure du larynx & aux
petits muſcles de cette partie. L'inférieure, qui eſt la plus groſſe, s'unit
avec l'extrémité du nerf récurrent dont il
va être parlé. Toutes trois groſſiſſent
beaucoup, & deviennent molaſſes après
leur ſéparation.

Lorſque le tronc de la paire vague a
donné ce rameau, il communique quelquefois vers le milieu du col avec le
grand hypo-gloſſe, & donne toujours, tantôt plus haut & tantôt plus bas, un ou
deux filets minces qui deſcendent dans
la poitrine pour la formation des plexus
cardiaques. Ces filets s'uniſſent avec ceux
que donne l'intercoſtal le long du col,
puis avec d'autres filets que fourniſſent
le tronc même de la paire vague du côté
gauche, celui du récurrent du côté droit,
& les ganglions cervical inférieur & thorachique ſupérieur de l'intercoſtal, de chaque côté.

Il réſulte de l'entrelacement de tous
ces nerfs des cordons nerveux dont les
uns ſont plus minces & les autres plus
forts. Les premiers ſe répandent ſur la

face antérieure du péricarde & forment un plexus que l'on peut appeller cardiaque supérieur. Ils appartiennent principalement à la paire vague. Les seconds pénetrent au dedans du péricarde & s'y perdent en deux faisceaux dont un descend entre l'artère pulmonaire & l'aorte, & l'autre entre l'aorte & la trachée-artère. Les plexus qui résultent de l'écartement de leurs fibres se répandent sur les ventricules, sur les oreillettes & sur les gros vaisseaux du cœur. On les nomme plexus cardiaques inférieurs.

Le tronc de la paire vague parvenu à la partie inférieure du col, donne du côté gauche des filets qui vont aux plexus cardiaques inférieurs. Du côté droit, ces mêmes filets viennent du nerf récurrent. Après cela il se porte en devant & s'enfonce dans la poitrine au devant de l'artère souclaviere à droite, & de l'artère aorte à gauche, & derriere les veines souclavieres, puis il se partage à la partie inférieure de ces artères en deux grosses branches, l'une interne & l'autre externe.

La premiere est le nerf récurrent, & la seconde est la continuation de la paire vague. Le nerf récurrent naît souvent par deux ou trois rameaux qui s'unissent ensemble. Celui du côté droit naît plus haut que le gauche. Ils se courbent tous deux pour embrasser de devant en arrie-re & de bas en haut les artères soucla-vieres droite & aorte qu'ils embrassent en maniere d'anse, après quoi ils remontent le long des parois latérales de la tra-chée-artère jusqu'au bas du larynx, où ils se perdent en s'anastomosant avec le rameau que la partie supérieure du tronc de la paire vague fournit au larynx.

Après la naissance du nerf récurrent, le tronc de la paire vague se détourne en arriere & va passer derriere la racine des poumons. Il y grossit beaucoup, & donne un grand nombre de rameaux qui se jettent sur la partie membraneuse de chacune des bronches, & qui s'enfoncent & se perdent avec elles dans les poumons, où ils forment un entrelacement connu sous le nom de plexus pulmonaire. Ce plexus est fortifié par quelques filets que le ganglion thorachique supérieur de l'intercostal y envoie ; mais, comme on le voit, il est principalement formé par le tronc de la paire vague.

Au-dessous du plexus dont il s'agit, le tronc de la paire vague s'approche de l'œsophage auquel il donne beaucoup de ramifications qui communiquent ensemble. Celui du côté droit se porte en de-

vant , & celui du côté gauche en arriere.
On les nomme cordons ſtomachiques ,
& ils deſcendent avec l'œſophage juſques
dans la cavité du bas-ventre.

Le cordon ſtomachique droit ſe répand
principalement ſur la face antérieure de
l'eſtomac, en ſuivant la petite courbure
de ce viſcère. Le petit épiploon & la
partie concave du foie en reçoivent des
ramifications. Le cordon ſtomachique
gauche donne des rameaux à la face poſtérieure de l'eſtomac. Il en fournit auſſi
à ſon orifice ſupérieur qu'il entrelace en
maniere de plexus , ainſi qu'à l'artère
coronaire ſtomachique qu'il accompagne ,
& qu'il ſuit juſqu'au tronc cœliaque , duquel cette artère prend naiſſance. Les
deux autres branches que ce tronc fournit ſous le nom d'artère hépatique &
d'artère ſplénique en reçoivent également ; enfin les deux cordons ſtomachiques envoient chacun un gros filet de
communication au plexus ſoléaire.

Le tronc poſtérieur de la paire vague
ou l'acceſſoire de Willis , quitte le tronc
moyen ou principal de ce nerf, à ſa ſortie
du crâne. Il en eſt ſéparé par le grand
nerf hypo-gloſſe , auquel il eſt pour l'ordinaire fort adhérent. Ce nerf deſcend

obliquement en arriere , & traverfe le mufcle fterno-maftoïdien auquel il donne quelques ramifications qui s'entrelacent avec celles que le même mufcle reçoit de la troifieme paire cervicale. Enfuite, il fe gliffe entre le fplénius & le trapèze, au-devant duquel il fe termine à la partie inférieure du col.

Des Nerfs guftatifs ou linguaux.

Les nerfs guftatifs ou linguaux prennent auffi le nom de grands nerfs hypogloffes , pour les diftinguer des nerfs que la langue reçoit de la branche maxillaire inférieure des nerfs tri-jumeaux, & de la paire vague. Ils naiffent du fillon qui fépare les éminences pyramidales & olivaires par dix ou douze filets qui fe réuniffent , & percent la dure-mere vis-à-vis les trous condyloïdiens antérieurs qui les tranfmettent hors du crâne. Lorfqu'ils font fortis de cette cavité , ils s'uniffent au tronc principal de la paire vague , & à l'acceffoire de Willis , au milieu defquels ils fe trouvent placés , ils reçoivent auffi un filet du nerf gloffo-pharyngien , & communiquent avec le premier ganglion du nerf intercoftal , & aveo

l'anſe nerveuſe formée par la branche antérieure du nerf ſous-occipital, & par la
premiere paire cervicale.

Ces nerfs ſitués d'abord fort profondément deſcendent de derriere en devant,
& deviennent un peu plus ſuperficiels.
Ils donnent à peu de diſtance de leur
ſortie du crâne, une groſſe branche qui
deſcend le long du bord antérieur de la
veine jugulaire. Cette branche arrivée au
milieu du col, ſe courbe de devant en
arriere & de bas en haut, & après avoir
donné de ſa convexité quelques rameaux
qui vont aux muſcles ſterno-hyoïdien
& ſterno-thyroïdien, elle ſe partage en
deux filets qui remontent ſe perdre dans la
branche antérieure de la premiere & de la
ſeconde paire cervicale.

Peu après la branche dont il vient
d'être parlé, les nerfs guſtatifs ou linguaux
en fourniſſent une ſeconde pour la partie
antérieure du muſcle hyo-thyroïdien,
après quoi ils remontent, donnent des
filets à pluſieurs des muſcles de la langue, & vont ſe plonger dans la ſub-
tance de cet organe, entre le génio-gloſſe
& le muſcle lingual. Les rameaux qui
partent de leur extrémité ſe perdent dans
ces deux muſcles ſans aller à la ſurface
ſupérieure de la langue ni à ſa pointe; de
ſorte qu'il eſt vraiſemblable que les nerfs

dont il s'agit font deftinés à fes mouvemens, & que fa fenfibilité & fa faculté
de difcerner les faveurs, appartiennent au
rameau lingual de la branche maxillaire
inférieure.

Des Nerfs fous-occipitaux.

Les nerfs fous-occipitaux ont été ainfi
appellés parce qu'ils fe diftribuent & fe perdent à la partie poftérieure de l'occipital.
Comme ils naiffent de la moëlle de l'épine,
entre l'occipital & la premiere vertèbre
du col, & qu'ils fon t pour le plus fouvent
formés de deux faifceaux de filets, l'un
antérieur & l'autre poftérieur, de même
que les nerfs vertébraux, plufieurs Anatomiftes ont cru devoir les mettre au nombre
de ces nerfs, & les prendre pour la premiere
paire cervicale. Mais ils n'ont quelquesfois
à leur origine qu'un feul plan de filets,
ainfi que les neuf paires précédentes, &
fortent du crâne comme elles, par un des
trous de cette boëte offeufe, c'eft-à-dire,
par le grand trou occipital.

A peine font-ils au-dehors du canal de
l'épine qu'ils fe gliffent au-deffous de l'artère vertébrale, entre cette artère & l'é-
chancrure fupérieure de la premiere vertèbre du col. Ils groffiffent en cet endroit

& forment une espèce de ganglion, duquel partent deux branches d'inégale grosseur, une antérieure assez longue, & l'autre postérieure, beaucoup plus courte.

La branche antérieure se porte de derriere en devant, entre l'apophyse mastoïde du temporal & l'apophyse transverse de la premiere vertèbre du col, après quoi se courbant de haut en bas, elle embrasse cette apophyse en devant, & forme en cet endroit une anse nerveuse qui va se terminer à la branche antérieure de la premiere paire cervicale. Cette anse tient par quelques rameaux au tronc de la paire-vague, à celui du grand nerf hypo-glosse & au premier ganglion de l'intercostal. Elle en fournit aussi d'autres qui remontent pour le muscle droit latéral, & les muscles grand & petit droits antérieurs de la tête, ainsi que pour le droit antérieur du col. Il y en a un qui descend dans le canal pratiqué à travers l'apophyse transverse de la premiere vertèbre, & qui va embrasser l'artère vertébrale & se perdre dans le tronc de la premiere paire cervicale, à son passage entre la premiere & la seconde vertèbre du col.

La branche postérieure se porte obilquement en arriere & en haut, elle se partage après environ quatre lignes de che-

min , en sept ou huit rameaux qui s'écartent les uns des autres en maniere de
rayons , & vont se perdre dans les petits
muscles de la partie postérieure de la tête ,
tels que le petit & le grand oblique , le
grand & le petit droit. Le complexus en
reçoit aussi , & il y en a un ou deux , de
grosseur fort inégale , qui descendent pour
se terminer dans la branche postérieure de
la premiere paire cervicale qui monte sur
l'occiput.

DES NERFS DE LA MOELLE DE L'ÉPINE.

Des vingt-neuf à trente paires que la
moëlle de l'épine fournit , vingt-quatre
sortent du canal des vertèbres par les trous
pratiqué à ses parties latérales , & les autres
passent par les trous de la partie antérieure de l'os sacrum. Ceux qui sortent par les
trous de la partie postérieure de cet os ,
ne font que les branches postérieures des
dernieres paires dont il vient d'être parlé.

Tous ces nerfs ont cela de commun ,
qu'ils sont formés à leur origine de deux
faisceaux de nerfs , l'un antérieur &
l'autre postérieur , séparés par le ligament
dentelé , & composés chacun d'un grand
nombre de filets. Ces faisceaux s'unissent à
leur passage à travers la dure-mere qui four-

nit l'enveloppe extérieure de la moëlle de l'épine, & ne font plus qu'un feul tronc nerveux qui fe renfle auffi-tôt, & dégénere en un ganglion. Il part de l'extrémité de ce ganglion deux branches, l'une antérieure & l'autre poftérieure; les premieres communiquent enfemble à leur fortie du canal de l'épine, par des rameaux qu'elles s'envoyent réciproquement. Elles ont auffi des connexions avec le grand nerf intercoftal par un, deux, & quelques fois trois autres rameaux.

Les nerfs de la moëlle de l'épine fe divifent en nerfs cervicaux, en nerfs dorfaux, en nerfs lombaires, & nerfs facrés. Les premiers font au nombre de fept paires, les feconds au nombre de douze, les troifiemes au nombre de cinq, & les derniers au nombre de cinq à fix.

Des Nerfs cervicaux.

La premiere paire des nerfs cervicaux paffe entre la premiere & la feconde vertèbre du col; & la derniere entre la feptieme de ces vertèbres, & la premiere de celles du dos. Les faifceaux dont ils font compofés font fort larges, & ils marchent prefque tous dans une direction horifontale au-dedans du canal de l'épine : les derniers feuls defcendent un peu.

De la premiere Paire cervicale.

La premiere paire cervicale eft fituée fort en arriere. Le ganglion qu'elle forme eft plus confidérable qu'aux autres : il en part deux branches, dont une fe contourne de derriere en devant pour fe porter entre les apophyfes tranfverfes de la premiere & de la feconde vertèbre du col, & l'autre refte en arriere.

La premiere donne un gros rameau qui remonte au-devant de l'apophyfe tranf-verfe de la premiere vertèbre du col, pour aller s'unir à la branche antérieure du nerf fous-occipital, & former avec lui l'anfe nerveufe dont il a été parlé précé-demment. Enfuite elle communique avec le premier ganglion de l'intercoftal , avec la branche antérieure de la feconde paire & avec le grand nerf hypo-gloffe, puis elle donne des rameaux qui vont aux mufcles grands droits antérieurs de la tête & du col , & fe détourne en ar-riere fous le fterno-maftoïdien , pour fe perdre dans le nerf acceffoire de Willis.

La feconde, ou la branche poftérieure,

donne des filets au mufcle grand oblique de la tête, après quoi elle remonte entre ce mufcle & la face antérieure du complexus qui en reçoit des ramifications, ainfi que le fplénius. Enfin après s'être unie avec le rameau que le nerf fous-occipital lui envoye, elle traverfe la partie fupérieure & externe du complexus, & devenue externe, elle remonte fur la partie poftérieure de l'occipital, non loin de fa partie moyenne, & répand beaucoup de filets fur la face interne des tégumens de la partie poftérieure de la tête jufqu'à fon fommet, & fur la partie poftérieure de l'occipito-frontal. Ces filets communiquent avec ceux qui appartienent à la feconde paire cervicale.

De la feconde Paire cervicale.

La feconde paire eft beaucoup moins en arriere que la premiere ; elle fe partage comme elle & comme toute les autres, en deux branches, dont l'intérieure eft plus confidérable que la poftérieure.

La premiere communique d'abord avec la branche antérieure de la premiere paire, avec celle de la troifieme, avec le nerf intercoftal, & avec le rameau fourni de bas en haut & de devant en arriere par le grand hypo-gloffe. Elle donne auffi un rameau qui s'unit avec ceux de la troifieme & de la quatrieme paire, pour la production du nerf dia-phragmatique; après quoi elle fe partage elle même en cinq rameaux.

Le premier fe porte au-devant du fterno-cleïdo-maftoïdien, & remonte derriere le fplénius en formant une efpèce d'arcade. Arrivé auprès de la partie fupérieure du trapèze, il perce le grand complexus & fé jette fur l'occiput entre le milieu de cette partie & l'oreille, & s'y diftribue aux tégumens & aux mufcles, par beaucoup de filamens.

Le fecond, beaucoup plus petit, fe porte au dedans du fterno-maftoïdien, & s'unit avec ce mufcle jufqu'à fon infertion à l'apophyfe maftoïde. Là il fe partage en plufieurs filamens qui fe perdent derriere l'oreille.

Le troifieme rameau eft le plus gros de tous. Il fe porte auffi au-devant du fterno-maftoïdien, avec lequel il monte de bas en haut. Quand il eft pervenu à la hauteur de l'angle de la mâchoire, il fe partage en trois branches, une qui va à la parotide, une feconde qui fe porte au bas de l'oreille, & une troifieme qui va à la partie poftérieure de cet organe.

Le quatrieme caché d'abord comme les autres fous le fterno-maftoïdien, fort de deffous le bord poftérieur de ce muf-cle. Il communique avec la portion dure du nerf auditif, & fe perd principalement dans le premier.

Le cinquieme enfin fe jette en arriere & en bas, & après avoir communiqué avec l'acceffoire de Willis, il fe diftribue au trapèze & à la jugulaire.

La branche poftérieure de la feconde paire cervicale, après avoir communiqué avec celle de la premiere, donne des filets à tous les mufcles voifins, au petit complexus, au fplénius, au grand oblique de la tête, &c. jufqu'auprès du ligament cervical poftérieur.

De la troifieme Paire cervicale.

La branche antérieure de cette troifie-me paire fe divife en deux gros rameaux. L'un fupérieur communique avec la fecon-de paire, & fe diftribue par de longues ramifications à l'angulaire de l'omoplate & au trapéze : il en envoie auffi en bas juf-qu'au devant de la poitrine. L'autre infé-rieur, s'unit à la quatrieme paire, donne un filet pour la produ&ion du nerf dia-phragmatique, s'anaftomofe avec quelques-uns de ceux de la portion dure du nerf auditif, & se perd enfin dans les mêmes muscles que le précédent.

La branche postérieure de la quatrieme paire donne aux muscles de la partie postérieure du col ; après quoi elle traverse l'épaisseur du splénius auprès des apophyses épineuses, & se perd sous les tégumens.

De la quatrieme Paire cervicale.

La branche antérieure de la quatrieme paire cervicale se divise en deux rameaux, dont un supérieur assez mince, & l'autre inférieur très gros.

Le premier communique avec le rameau inférieur de la troisieme paire, après quoi il fournit un nerf assez considérable, qui descend le long de l'angulaire de l'omoplate, où il se termine. Le même rameau supérieur de la quatrieme paire donne aussi un nerf qui s'unit à une des ramifications de la cinquieme paire. Le tronc qui en résulte descend le long de la partie postérieure de la poitrine jusques vers la sixieme côte.

Le second rameau ou le rameau inférieur de la branche antérieure de la quatrieme paire cervicale, donne un filet pour la production du nerf diaphragmatique ; après quoi il fe partage en trois groffes branches , dont deux vont au plexus brachial , une autre fe porte à la face externe de l'omoplate , en paffant par l'échancrure de fon bord fupérieur.

La branche poftérieure de la quatrieme paire eft très-petite ; elle fe perd dans les mufcles & dans les tégumens de la partie poftérieure du col. On ne parlera plus des branches poftérieures des autres paires cervicales , parce qu'elles ont la mê-me marche & la même diftribution.

De la cinquieme Paire cervicale.

Elle communique fupérieurement & inférieurement avec la quatrieme & la fixieme , concourt avec la premiere à la formation du gros tronc nerveux qu'on a dit fe porter en arriere fur la poitrine jufqu'à la fixieme côte , donne un rameau confidérable qui defcend fur le devant de la poitrine , & fouvent en envoie un autre qui fe rend au nerf diaphragmatique. Enfin fon tronc principal aide à la produ&ion du plexus brachial.

De la fixieme Paire cervicale.

Il fe détache de la fixieme paire cervicale

deux rameaux, dont un se répand sur le petit
& le grand pectoral, & l'autre va en arriere
au grand dorsal. Elle communique d'aill-
leurs avec la cinquieme & la septieme,
contribue quelquefois à la formation du
nerf diaphragmatique, & envoie deux
cordons assez forts au plexus brachial.

De la septieme Paire cervicale.

La septieme paire ne s'unit pas seulement avec ses voisines ; elle donne encore
un gros rameau qui va aux muscles sou-
clavier & petit pectoral, & deux autres
au plexus brachial.

Toutes les paires cervicales ont avec le
nerf grand sympathique ou intercostal,
des communications au moyen des filets
minces que ce nerf envoie au dedans du
canal formé par les apophyses transverses
des vertèbres du col, pour se joindre
avec elles à leur sortie du canal de l'épine.
On a vu aussi par la description de ces
nerfs qu'ils donnent naissance au nerf diaphragmatique & au plexus brachial.

Du Nerf diaphragmatique.

Ce nerf est principalement produit par
la troisieme paire cervicale, à laquelle se
joignent

joignent des filets de la seconde & de la quatrieme. Mais souvent la cinquieme & la sixieme paire lui en envoient aussi. Le grand nerf hypo-glosse & le ganglion cervical inférieur de l'intercostal lui donnent également des racines.

Le nerf diaphragmatique ainsi formé, pénétre dans la poitrine entre l'artère & la veine souclaviere : il se colle au médiastin, puis au péricarde le long duquel il descend jusqu'au diaphragme, celui du côté droit plus en devant, & celui du côté gauche plus en arriere : parvenus à la face supérieure de ce muscle, les deux nerfs diaphragmatiques s'y répandent par un grand nombre de ramifications dont quelques-unes le percent, & communiquent avec celles que le plexus solaire envoie à sa face inférieure.

Du Plexus brachial.

Le plexus brachial est ainsi nommé parce qu'il présente un entrelacement singulier & très difficile à bien décrire ; il en part six gros cordons nerveux qui se distribuent à l'extrémité supérieure, dont quatre naissent de sa partie antérieure, & deux de sa partie postérieure.

Les premiers sont le musculo-cutané,

le médian, le cubital, & le cutané interne. Les seconds sont l'axillaire & le radial.

Du Musculo-cutané.

Ce nerf formé par un gros cordon qui
se détache de la quatrieme paire cervicale, & par un autre qui vient de la
cinquieme, descend obliquement de dedans en dehors jusqu'au muscle coraco-
brachial qu'il traverse dans cette direction
après lui avoir donné un gros rameau, &
en avoir fourni un autre au nerf médian.
Il se jette ensuite derriere le biceps, le long
duquel il descend jusqu'au coude. Dans ce
trajet il donne un second rameau au nerf
médian, & plusieurs autres aux deux
portions du biceps & au brachial interne.

Arrivé à la partie inférieure, antérieure
& externe du bras, il sort de dessous le
biceps, & se répand à la face interne
des tégumens qui couvrent le bord radial
de l'avant-bras & la partie voisine du poignet, & se termine enfin à ceux du pouce
& du doigt indicateur.

Du Nerf médian.

Le nerf médian est plus considérable
que le précédent : il est principalement

formé par la cinquieme & la fixieme paire cervicale. Ce nerf groffi par les deux rameaux que le mufculo-cutané lui envoie, defcend le long du bord interne & de la face poftérieure du biceps jufqu'auprès du coude, fans donner aucune ramification. Arrivé en cet endroit, il en fournit plufieurs pour les mufcles fitués à la partie antérieure & interne de l'avant-bras, parmi lefquelles il y en a une plus longue que les autres, qui defcend collée à la face antérieure du ligament inter-offeux jufqu'au carré pronateur où elle fe perd.

Après ces ramifications le nerf médian s'enfonce au-deffous du rond pronateur & fe porte au poignet, entre le fublime & le profond. Là il donne un nerf qui fort de derriere les mufcles qui le cachoient & qui va aux tégumens de la partie interne du poignet, & aux mufcles de la main qui répondent au pouce. Il s'engage enfuite derriere le ligament annulaire interne du carpe avec les tendons du fublime & du profond. Enfuite il fe divife vers la bafe des os du métacarpe en cinq branches principales.

La premiere va aux petits mufcles du pouce. La feconde defcend le long de l'os du métacarpe qui répond au pouce;

& après avoir donné quelques filets aux muscles voisins, elle se partage en deux rameaux pour la face interne & les bords radial & cubital de ce doigt. La troisieme marche dans l'intervalle du premier & du second os du métacarpe, & se continue le long de la face interne & du bord radial du doigt indicateur. La quatrieme se porte entre le second & le troisieme os du métacarpe. Elle se partage à la racine des doigts en deux gros rameaux qui vont au bord cubital de l'indicateur, & au bord radial du grand doigt. Enfin la cinquieme située dans l'intervalle du troisieme & du quatrieme os du métacarpe va de même au côté cubital du grand doigt, & au côté radial de l'annulaire ; toutes ces branches donnent aux muscles lombricaux, aux gaînes tendineuses & aux tégumens des doigts auxquels elles répondent.

Du Nerf cubital.

Le nerf cubital est formé par un gros cordon qui appartient à la septieme paire cervicale & à la premiere dorsale, auxquelles se joint, vers la tête de l'humérus, un gros rameau qui vient de la sixieme, avant qu'elle se rende dans le médian. Il descend le long de la partie interne du bras sans donner de ramifications. Parvenu au voisinage du coude il en fournit de fort minces qui vont au muscle triceps brachial & aux tégumens, après quoi il s'engage entre le condyle interne de l'humérus & l'olécrâne, perce la partie supérieure du cubital interne, & va gagner l'avant-bras.

Il s'en détache à la partie supérieure de ce membre divers rameaux pour la capsule articulaire du coude, & pour les têtes des muscles voisins. Quand il est parvenu à deux grands pouces du poignet, il se partage en deux branches, l'une externe & l'autre interne.

La premiere se détourne en dehors entre le tendon du cubital interne & le cubitus, & va gagner la face externe du poignet & de la main, où elle se termine par deux rameaux principaux qui se répandent sur la face externe ou convexe du doigt annulaire & du petit doigt, & se perdent dans leurs tégumens.

La seconde qui paroît être la continuation du tronc du nerf cubital sort de derriere le tendon du cubital interne, & va passer entre les tégumens & le ligament annulaire interne du carpe. Elle se divise ensuite en trois gros rameaux

dont un profond, & les deux autres fuperficiels.

Le rameau profond s'enfonce fous les
tendons du fublime & du profond, fous
les mufcles lombricaux & fous la partie
fupérieure de l'adducteur du pouce, auxquels il donne un grand nombre de ramifications, ainfi qu'aux mufcles inter-
offeux internes & externes.

Des deux rameaux fuperficiels, celui
qui avoifine le profond s'enfonce fous
l'aponévrofe palmaire, où après s'être
uni à la cinquieme des branches qui terminent le nerf médian, il fe partage en
deux nerfs, un qui defcend entre le quatrieme & le cinquieme os du métacarpe
pour le côté cubital du doigt annulaire
& le côté radial du petit doigt, l'autre
qui fe porte le long du cinquieme os du
métacarpe pour le côté cubital du petit
doigt.

L'autre ne s'engage pas fous l'aponévrofe palmaire. Il marche le long du
cinquieme os du métacarpe & va aux
mufcles qui répondent à cet os, & aux
tégumens dont le petit doigt & lui font
couverts.

Du Nerf cutané interne.

Le cutané interne doit prefqu'entiere-

ment fa naiffance à la premiere paire dorfale, cependant la feptieme paire cervicale concourt auffi à le produire. Il defcend le long de la partie interne & un
peu poftérieure du bras, & du bord
cubital de l'avant-bras jufqu'au poignet,
en donnant aux tégumens de ces parties
un grand nombre de ramifications qui
s'y portent.

Du Nerf articulaire ou axillaire.

Celui-ci eft fait de deux gros cordons
qui viennent de la quatrieme & de la cinquieme paire cervicale. Il fort de la partie poftérieure du plexus brachial avec
deux autres nerfs qui vont aux mufcles
fous-fcapulaire, au grand rond & au
grand dorfal, & fe jette bientôt derriere
le col de l'humérus. Il s'y partage en
deux branches dont une va en arriere au
petit rond, l'autre revient au-devant du
col de l'humérus, & fe diftribue à la capfule articulaire de cet os, & à la face interne du deltoïde.

Du Nerf radial.

Le nerf radial vient de la fixieme paire
cervicale à laquelle fe joint fupérieure-
G 4

ment un gros cordon détaché du nerf axillaire, & inférieurement un autre cordon qui appartient à la septieme paire cervicale. Il descend obliquement en arriere, en contournant l'humérus dont il s'approche après avoir donné trois gros cordons qui se perdent dans le muscle triceps brachial. Sorti de derriere l'humérus, le nerf radial reparoît à la partie moyenne inférieure & externe de cet os. Le long supinateur & les tégumens de la partie externe & radiale de l'avant-bras en reçoivent des rameaux, après quoi il se cache entre le long supinateur & les radiaux externes, le long desquels il va gagner le poignet.

Dans ce trajet le nerf radial donne au long & au court supinateurs & aux radiaux externes. Il produit aussi des filets nerveux qui vont gagner la face externe de l'avant-bras, & se distribuer aux muscles de cette partie. L'un d'eux descend le long de la face externe du ligament inter-osseux, passe sous le ligament annulaire externe du carpe, & va se répandre sur la convexité du carpe & sur celle du métacarpe.

Quand le nerf radial est arrivé au-dessous de la partie moyenne de l'avant-bras, il se détourne un peu en dehors. Enfin, il se divise en deux gros cordons , l'un interne & l'autre externe.

Le cordon interne marche le long de la convexité & du bord radial de l'os du métacarpe qui soutient le pouce , & des deux phalanges de ce doigt , & se termine par des filamens qui se perdent dans leurs tégumens.

Le cordon externe donne deux rameaux qui vont , l'un à la face externe & au côté cubital du pouce & radial du doigt indicateur , l'autre au côté cubital de ce doigt , aux deux côtés du doigt du milieu , & au côté radial ou interne de l'annulaire.

Des Nerfs dorsaux.

La premiere paire des nerfs dorsaux sort du canal de l'épine , entre la premiere & la seconde vertèbre du dos , & la derniere entre la douzieme des vertèbres de cette classe , & la premiere de celles des lombes. Elles sont fort larges à leur origine , & les premieres descendent peu jusqu'au lieu où elles percent la dure-mere, au lieu que celles qui suivent, descendent de plus en plus.

Les nerfs dorsaux se divisent après leur sortie en deux branches, l'une postérieure, l'autre antérieure. La premiere, plus petite, se détourne sur le champ en arriere, & fournit aux muscles & aux tégumens voisins. La seconde, plus grosse, marche entre les côtes, après avoir communiqué supérieurement & inférieurement avec celle des nerfs entre lesquels elle est placée, & antérieurement avec le grand nerf intercostal. Cette branche donne aux muscles intercostaux, à ceux qui sont couchés sur la partie antérieure de la poitrine, à la partie supérieure & interne du bras, conjointement avec le cutané interne, & enfin aux muscles du bas-ventre.

Des Nerfs lombaires.

La premiere paire de ces nerfs se trouve entre la premiere & la seconde vertèbre des lombes, & la derniere entre la cinquieme vertèbre de cette classe & la premiere partie de l'os sacrum. Elles sont toutes fort larges à leur origine, & fort obliques depuis leur naissance jusqu'au lieu où elles percent la dure-mere.. Toutes communiquent ensemble, & avec le grand intercostal.

De la premiere Paire lombaire.

Après avoir fourni les communications

dont il vient d'être parlé , la premiere paire lombaire fe partage en quatre rameaux dont trois antérieurs & un poftérieur. Les premiers defcendent obliquement jufqu'à l'anneau des mufcles du bas-ventre & à l'arcade crurale , par où ils fortent du bas-ventre pour aller gagner les vaiffeaux fpermatiques & aller aux tégumens du pubis & de la partie antérieure de la cuiffe. Ils donnent en chemin aux mufcles larges du bas-ventre. Le rameau poftérieur fe porte en arriere ; il fournit aux mufcles placés fur les lombes, & après avoir percé les aponévrofes du petit dentelé poftérieur & inférieur & du grand dorfal , près la crête des os des îles , il va fe perdre dans les tégumens de la feffe.

De la feconde Pairè lombaire.

Cette feconde paire donne d'abord un filet long qui defcend prefque directement pour s'unir avec une des branches de la troifieme & de la quatrieme paire,& former avec elle le nerf obturateur , après quoi elle en fournit quelques autres plus petits qui fe perdent dans l'épaiffeur du pfoas. Du refte fa diftribution eft affez femblable àcelle de la pre miere paire , fe terminant comme elle par quatre gros rameaux, trois antérieurs & un postérieur, qui vont aux mêmes endroits.

De la troisieme Paire lombaire.

La troisieme paire lombaire n'est formée que de trois grosses branches, deux antérieures & une postérieure. La supérieure des branches antérieures donne un filet très-long qui concourt à la formation du nerf obturateur. Elle en a aussi deux autres, un qui se porte dans le nerf crural & qui s'y termine au-dessous de l'arcade tendineuse des muscles du bas-ventre, & un autre plus long qui descend plus bas au-dessous de la même arcade, & va au muscle crural & aux tégumens de la partie antérieure de la cuisse. Cette même branche se joint à celle qui est inférieure & à la quatrieme paire lombaire, pour donner naissance au nerf crural.

La branche inférieure & antérieure donne un filet au nerf obturateur, & se termine par deux rameaux, un qui s'unit avec la branche supérieure & un autre qui se joint à la quatrieme paire lombaire. La branche postérieure se distribue aux muscles des lombes, & après avoir percé les aponévroses en arriere, elle descend jusqu'aux téguments de la partie postérieure de la cuisse.

De la quatrieme Paire lombaire.

La quatrieme paire lombaire a fouvent quatre groffes branches, trois antérieures & une poftérieure. La premiere des antérieures eft la plus groffe. Elle donne des rameaux au pfoas & à l'iliaque interne, après quoi elle fe joint au tronc formé par l'union de la feconde paire lombaire avec la branche fupérieure & antérieure de la troifieme, pour la production du nerf crural.

La feconde branche donne un gros rameau court qui fe joint à la troifieme, & fe jette vers le principe du nerf obturateur.

La troifieme va fe porter au bord fupérieur de la cinquieme paire, & concourt ainfi à former le gros nerf fciatique.

Enfin la branche poftérieure fe diftribue en entier aux mufcles fitués dans la région des lombes.

De la cinquieme Paire lombaire.

La cinquieme paire lombaire eft la plus groffe de toutes. Elle donne en arriere deux groffes branches qui paffent par l'échancrure fciatique au-deffus du mufcle pyramidal. La premiere remonte en haut & en dehors dans l'intervalle du grand & du moyen feſſier, auxquels elle ſe diſtribue; elle donne auſſi un rameau qui ſe porte en devant & en dehors pour le *faſcia lata.* La ſeconde va au muſcle grand feſſier.

La cinquieme paire après avoir fourni ces deux branches, reçoit la troiſieme des antérieures de la quatrieme paire. Elle deſcend dans le baſſin au devant de la ſymphiſe ſacro-iliaque, pour ſe joindre à la premiere paire ſacrée, & contribuer à la production du gros nerf ſciatique. Elle a auſſi une autre branche poſtérieure pour les muſcles ſitués à la région des lombes.

On a pu remarquer que les nerfs lombaires donnent naiſſance au nerf obturateur, au nerf crural & au nerf ſciatique : il ne peut être queſtion pour le préſent que des deux premiers, le troiſieme étant auſſi produit par les paires ſacrées.

Du Nerf obturateur.

Le nerf obturateur tire ſon origine des nerfs lombaires, comme le diaphragmatique tire la ſienne des nerfs cervicaux. Il eſt pour le plus ſouvent produit par la ſeconde branche antérieure de la quatrieme & de la troisieme paire , & par un filet très-gros que fa feconde paire lui envoie après la réunion des trones dont il vient d'être parlé. Mais fouvent ces trois paires concourent à fa formation par un plus grand nombre de racines. Ce nerf croife la partie poftérieure & moyenne du pfoas , de deffous lequel il fort intérieurement vis-à-vis le corps de la cinquieme vertèbre des lombes , & il defcend le long du bord interne du tendon de ce mufcle , jufqu'au trou ovalaire.

Arrivé en cet endroit , il donne un rameau qui va au mufcle obturateur interne , après quoi il fort du baffin & fe porte au devant & au dedans de la cuiffe caché derriere le mufcle pectiné. Là il fe divife en deux groffes branches dont une eft antérieure & l'autre poftérieure.

La premiere defcend entre les deux premiers mufcles adducteurs de la cuiffe , & fe partage bientôt en trois gros rameaux pour chacun de ces mufcles. Celui qui fe porte au premier fe continue de haut en bas jufqu'au tiers moyen de la cuiffe , où il s'unit derriere le couturier , à un des rameaux du nerf crural qui forme celui que l'on nomme le nerf faphène.

La feconde branche ou la poftérieure defcend entre le fecond & le troifieme

adducteur ; elle s'y divise en plusieurs
rameaux pour les muscles obturateurs externe & troisieme adducteur.; après quoi
elle se continue profondément le long des
vaisseaux cruraux jusqu'aux graisses qui
avoisinent le genou.

Du Nerf crural.

Ce nerf est formé par le tronc de la
premiere paire lombaire, par l'une des
branches antérieures de la seconde, & par
la premiere de celles de la quatrieme. Il
est caché à sa naissance par le muscle psoas,
de dessous lequel il ne sort que vis-à-vis la
partie supérieure de l'os sacrum , endroit
où il le perce de dedans en dehors; après
quoi il descend le long du bord externe
de ce muscle & au devant de l'iliaque interne, jusqu'à l'arcade crurale par laquelle
il sort du bas-ventre. Arrivé à la partie
supérieure & antérieure de la cuisse, les
divers rameaux dont il est composé s'écartent les uns des autres pour aller à leur
destination. On peut les distinguer en
internes, en moyens, & en externes.

Les rameaux internes du nerf crural
vont au muscle pectinéus & aux vaisseaux cruraux qu'ils accompagnent fort
loin, en formant à l'entour une espèce

de pléxus fort difficile à démêler. Ils donnent auſſi naiſſance au nerf ſaphène par la
réunion de pluſieurs d'entre-eux.

Le nerf ſaphène ainſi formé , & fortifié
par un des rameaux de la branche antérieure du nerf obturateur , deſcend au-
deſſous des tégumens de la partie interne
de la cuiſſe & de la jambe , & va ſe continuer le long du bord interne & ſupérieur
du pied , en ſuivant la veine du même nom.
Il en part un grand nombre de filamens
qui ſe perdent dans le tiſſu cellulaire &
dans la peau.

Les rameaux moyens du nerf crural ſe
répandent ſur les tégumens de la partie
antérieure & interne de la cuiſſe , le long
de laquelle ils deſcendent juſqu'au genou ,
en ſe partageant en un très-grand nombre
de filets.

Enfin les rameaux externes de ce nerf
ſe perdent dans les muſcles de la partie
antérieure de la cuiſſe , tels que l'extrémité inférieure de l'iliaque interne , le
couturier , le grand droit antérieur , dans
le crural & dans les deux vaſtes. Quelques-
uns percent l'aponévroſe du *faſcia lata*
pour aller aux tégumens de la partie inférieure de la cuiſſe.

Des Nerfs sacrés.

La premiere paire sacrée sort entre la seconde piéce du sacrum , & la derniere entre la derniere piéce de cet os , & la premiere de celles du coccix. Comme ces nerfs sont le produit de la queue de cheval, leur division est perpendiculaire dans le canal de l'os sacrum.

Chacun d'eux a deux branches, une antérieure, plus grosse, qui sort par les trous antérieurs de l'os sacrum ; une postérieure, beaucoup plus petite, qui sort par les trous que l'on voit à la partie postérieure de cet os. Celles-ci se répandent sur les tégumens des fesses & du voisinage de l'anus. Les premieres seules méritent une attention particuliere. Elles communiquent toutes avec le grand nerf intercostal , ainsi que tous les autres nerfs que la moëlle de l'épine produit.

De la premiere Paire sacrée.

La premiere paire sacrée descend obliquement en dehors , puis en arriere vers la grande échancrure sciatique. Sa grosseur est considérable; elle s'unit supérieurement avec le tronc formé par la quatrieme paire lombaire & par le troisieme rameau de la quatrieme , & inférieurement avec le rameau supérieur de la seconde paire sacrée. Il en sort en arriere une branche qui passe entre l'échancrure sciatique & le muscle pyramidal , pour le grand fessier.

De la seconde Paire sacrée.

La seconde paire sacrée ne le cède point en grosseur à la premiere , à laquelle elle se joint supérieurement par un gros tronc. Elle en a un second qui descend pour s'unir à la troisieme. Il sort de sa partie postérieure deux gros rameaux qui passent au-dessous du muscle pyramidal & qui vont l'un au grand fessier , & l'autre aux tégumens de la partie postérieure & interne de la cuisse , après s'être joint à un rameau de la troisieme paire sacrée , & même aux tégumens du périné , des bourses & de la verge.

De la troisieme Paire sacrée.

La troisieme paire sacrée est plus petite que les précédentes. Elle se joint, comme il a été dit, au tronc inférieur de la seconde , & envoie comme elle un gros rameau à la partie postérieure &·interne de la cuisse. Il en part en outre des branches assez considérables qui vont au dedans du bassin pour la partie latérale de la vessie, & pour les parties génitales de l'un & de l'autre sexe. Celles-ci se joignent à des branches qui appartiennent à la quatrieme paire sacrée & aux cordons arriere-mésentériques de l'intercostal.

De la quatrieme Paire sacrée.

La quatrieme paire sacrée, après avoir fourni pour le dedans du bassin la branche dont il vient d'être parlé, en donne d'autres en arriere qui contribuent avec des rejettons du gros nerf sciatique à former un tronc nerveux qui sort du bassin au-dessus du muscle pyramidal.

Ce tronc se courbe de bas en haut, & de derriere en devant pour passer entre les deux ligamens sacro-sciatiques. Là il se partage en deux branches principales, l'une externe & l'autre interne. La premiere donne à la face interne du releveur de l'anus, à l'ischio-coccigien & à l'obturateur interne.

La seconde va au muscle ischio-caverneux & au corps caverneux lui-même. Elle passe entre la racine de ce corps & la branche du pubis, & remontant sur sa partie supérieure & latérale, elle s'avance jusqu'à l'extrémité de la verge, aux tégumens & aux parties intérieures de laquelle elle se distribue. Dans la femme, cette seconde branche va aux parties génitales externes & au périné.

De la cinquieme Paire sacrée.

Cette cinquieme paire est très-petite. Elle donne des filets aux mêmes parties que la quatrieme, & en envoie un en arriere qui se perd dans les environs de l'anus.

Du Nerf sciatique.

Le nerf sciatique est le plus gros & le plus long de tous les nerfs. Il est formé de trois cordons, le premier qui appartient à la branche antérieure de la quatrieme paire lombaire & au tronc de la cinquieme; le second qui est fait par la premiere paire sacrée & par le tronc supérieur de la seconde; & le troisieme moins considérable qui vient du tronc inférieur de la seconde paire sacrée & de celui de la troisieme. Ce nerf passe au-devant du muscle pyramidal, auquel il fournit quelques filets, & sort du bassin au-dessous de ce muscle.

Arrivé à la partie supérieure & postérieure de la cuiſſe, il donne deux rameaux, un pour le muſcle obturateur interne & les jumeaux, l'autre pour le quarré. Enſuite il s'engage entre la tubéroſité de l'iſchion & la partie poſtérieure de la cavité cotyloïde, & deſcend juſqu'au jarret au-devant du grand feſſier, de la longue portion du biceps, & du bord voiſin du demi-nerveux. Dans ce trajet, il donne à tous les muſcles de la partie poſtérieure de la cuiſſe, & ſe diviſe enfin en deux troncs d'inégale groſſeur, qui marchent le long du jarret, derriere les vaiſſeaux qui s'y rencontrent. Cette diviſion ſe fait plus haut ou plus bas. Les nerfs qui en réſultent ſont les nerfs ſciatiques poplités internes & externes, le premier plus gros & le ſecond plus mince.

Du Nerf ſciatique poplité interne.

Le premier rameau que produit le nerf ſciatique poplité interne, ſe porte en arriere entre les muſcles gaſtro-cnémiens, & plus bas, au devant des tégumens de la partie poſtérieure de la jambe, le long de laquelle il deſcend juſqu'au deſſous de la malléole externe. Enſuite il ſe releve & ſe porte au bord interne & à la face ſupérieure du pied, juſqu'aux derniers

orteils , se distribuant partout aux tégumens.

Après ce premier rameau , le nerf
sciatique poplité interne , en donne d'autres qui vont à la capsule du genou , au
muscle poplité , aux gastro-cnémiens , au
plantaire & au soléaire : puis il s'enfonce
au devant de ces muscles derriere le condyle interne du tibia , & s'engage entre
le soléaire & les muscles fléchisseurs communs des orteils & jambier postérieur ,
derriere lesquels il se porte jusqu'à la malléole interne. Les rameaux qu'il fournit
alors sont assez nombreux , & vont à tous
les muscles qu'on vient de nommer. Il y
en a un plus considérable que les autres
qui perce la partie supérieure du ligament
interosseux & qui descend collé à sa face
antérieure. Quelques uns suivent l'artère
tibiale postérieure le long de laquelle ils
font un plexus. Enfin il se jette sous le
calcanéum , & se sépare en deux nerfs ,
qui font le plantaire interne , & le plantaire externe.

Du Nerf plantaire interne.

Le nerf plantaire interne s'avance jus-
que sous la base du premier os du métatarse au-dessus de l'abducteur du pouce &

au côté interne du long fléchiffeur de ce doigt. Ces mufcles en reçoivent plufieurs filets, après quoi il fe partage en trois branches.

La premiere, plus petite que les autres, va au côté interne & inférieur du pouce. La feconde fe porte de derriere en devant entre les deux premiers os du métatarfe, & donne deux rameaux principaux, l'un pour le côté externe & inférieur du pouce, l'autre pour le côté interne du fecond doigt. La troifieme, de groffeur égale à la feconde, fe fépare en deux autres branches qui marchent de même entre le fecond & le troifieme, le troifieme & le quatrieme os du métatarfe, & qui fe diftribuent au côté externe du fecond orteil & au côté interne du troifieme, puis au côté externe du troifieme & au côté interne du quatrieme. Toutes trois fe perdent dans les tégumens des doigts & dans les capfules de leurs tendons fléchiffeurs, & donnent avant des nerfs aux mufcles fitués à la partie interne de la plante du pied.

Du Nerf plantaire externe.

Le nerf plantaire externe, moins gros, traverfe obliquement la plante du pied de dedans en dehors, entre le court
fléchiffeur

fléchisseur commun des orteils, & l'ac-
cessoire de leur long fléchisseur commun.
Il s'avance sous la base du cinquieme os
du métatarse en distribuant quelques rameaux aux muscles voisins, après quoi
il se divise en deux branches, l'une superficielle, & l'autre profonde.

La branche superficielle a deux rameaux principaux ; un qui marche dans
l'intervalle du quatrieme & du cinquieme
os du métatarse, pour le côté externe du
quatrieme & le côté interne du cinquieme
orteil, l'autre qui se porte le long du
côté externe de ce même orteil, & dont la
distribution est la même que celle des
trois branches du nerf plantaire interne.

La branche profonde après avoir donné un gros rameau pour le muscle fléchisseur du petit doigt, se détourne de dehors
en dedans, & s'engage entre la base des
os du métatarse & le muscle abducteur
du pouce. Cette branche s'y termine par
un grand nombre de filets qui se perdent
dans ce muscle, ainsi que dans les muscles interosseux & dans le transversal des
orteils.

Du Nerf sciatique poplité externe.

Le nerf sciatique poplité externe
donne dès sa naissance des rameaux qui

vont à la partie poſtérieure de l'articulation du genou, à ſa partie antérieure, & au côté externe de la jambe aux tégumens de laquelle ils ſe diſtribuent juſqu'à la malléole externe. Enſuite il ſe porte vers la tête du péroné, ſur laquelle il ſe contourne en paſſant entre cet os & l'extrêmité ſupérieure du muſcle long péronier, & ſe diviſe à l'endroit de ce contour en trois groſſes branches, une interne & profonde, & deux externes & ſuperficielles.

La branche profonde donne beaucoup de rameaux aux muſcles ſitués à la partie ſupérieure & antérieure de la jambe. L'un d'eux plus gros que les autres, ſuit l'artère tibiale antérieure, qu'il accompagne au-devant du ligament interoſſeux, & qu'il ſuit juſques ſur le pied. Lorſqu'il y eſt parvenu, il ſe partage en deux autres, l'un qui continue de ſe porter de derriere en devant dans l'intervalle des deux premiers os du métatarſe juſqu'à leur tête, l'autre qui ſe détourne en dehors, s'enfonce ſous le pédieux, & ſe perd dans l'épaiſſeur de ce muſcle, & dans les interoſſeux.

La premiere branche ſuperficielle deſcend au-devant des muſcles antérieurs de la jambe, derriere l'aponévroſe qui les couvre, juſqu'à ſa partie moyenne qu'elle perce pour se porter derriere les tégumens. Elle va gagner la convexité du pied dans une direction oblique de dehors en dedans, & s'avance jusqu'au métatarse où elle se divise en deux autres, une pour la face supérieure & le côté interne du pouce, une autre pour le côté externe de ce doigt, & pour le côté interne du premier orteil. La seconde branche superficielle rampe comme la premiere entre les muscles de la jambe & l'aponévrose qui les couvre, & traverse de même cette aponévrose après avoir donné quelques filets aux muscles. Souvent elle se porte en dehors sur la convexité du pied, & se partage en trois rameaux qui marchent dans l'intervalle du second & du troisieme os du métatarse, du troisieme & du quatrieme, du quatrieme & du cinquieme, & qui par une autre division se répandent sur les côtés externes des second, troisieme & quatrieme orteils & sur les côtés internes du troisieme, quatrieme & cinquieme. Tous les nerfs fournis par les deux branches superficielles du nerf plantaire externe, se distribuent principalement aux graisses & aux tégumens.

Du Nerf intercostal.

Nous avons remis jusqu'à présent à

parler du grand nerf intercoſtal, parce qu'il a des connexions avec pluſieurs de ceux de la moëlle alongée, & avec tous ceux que la moëlle de l'épine produit. Il regne ſur la partie antérieure & latérale du col, du dos, des lombes·& de l'os ſacrum, ſous la forme d'un cordon de médiocre groſſeur, interrompu dans ſa longueur par un nombre de ganglions preſqu'égal à celui des nerfs vertébraux auxquels il envoie des filets.

Son origine eſt incertaine ; on a cru long-temps qu'il venoit de la branche ophtalmique de Willis & du nerf moteur externe des yeux. Mais un examen plus attentif a fait voir qu'il n'a aucune communication avec le premier de ces nerfs qui ne pénetre pas dans le ſinus caverneux. Ses connexions avec l'autre ſont très - réelles, & ont été expoſées plus haut, ainſi que celles qu'il a avec la branche maxillaire ſupérieure, au moyen du nerf que le ganglion ſphéno-palatin envoie dans le canal pratiqué à la baſe de l'apophyſe ptérigoïde, & qui ſort de ce canal pour ſe joindre aux filets qui ſe détachent du nerf de la ſixieme paire, & qui deſcendent le long du canal de la carotide.

La portion du nerf intercoſtal qui s'étend le long du col, commence ſu-

périeurement par un ganglion plus grand
& plus gros qu'aucun de ceux qui fe
remarquent dans le refte de fon étendue,
& que l'on nomme le ganglion cervical
fupérieur, pour le diftinguer d'un autre
moins gros & fitué au bas du col, qui
eft connu fous le nom de ganglion cervical inférieur.

Le premier de ces ganglions a une
forme alongée & femblable à celle d'un
fufeau. Sa couleur eft rougeâtre & fa
confiftance mollaffe. Il regne depuis la
partie inférieure du canal de la carotide
jufqu'au bas de la troifieme vertèbre du
col. Il eft fortement uni au tronc de la
fixieme paire, à la neuvieme & à l'anfe
nerveufe formée par la branche antérieure
du nerf fous-occipital.

Le ganglion cervical inférieur a une
forme très irréguliere; il eft couché au-
devant de l'apophyfe tranfverfe de la
fixieme vertèbre du col, & quelquefois
au-devant de la premiere de celles du
dos. Il eft affez fouvent double, de forte
qu'il y a trois ganglions cervicaux.

Le nerf intercoftal eft fort mince
dans l'intervalle qui les fépare. Il tient
en arriere aux nerfs cervicaux par des
filets très minces qui pénétrent dans le
canal formé à travers les apophyfes tranfverfes, comme il a été dit plus haut,

H 3

& donne en devant plusieurs filets déliés qui vont aux graisses, aux muscles & aux artères voisines sur lesquels ils font des pléxus fort remarquables. Deux ou trois de ces filets plus longs que les autres descendent le long du col jusques dans la poitrine, où ils s'unissent avec ceux que donnent le ganglion cervical inférieur, le tronc de la paire vague, & le nerf récurrent, pour la formation des plexus cardiaques.

La portion dorsale du grand nerf intercostal est un peu plus en dehors que la portion cervicale, & se trouve couchée au-devant des têtes des côtes. Elle est interrompue par autant de ganglions que ce nerf a de communications avec les nerfs dorsaux. Le premier est le plus considérable : il tient au ganglion cervical inférieur par plusieurs filets antérieurs & postérieurs qui forment une espece d'anneau, à travers lequel passe l'artère sou-claviere.

Les rameaux que la portion dont il s'agit fournit de sa partie antérieure, sont assez nombreux. Les premiers se jettent au-devant de l'aorte, sur laquelle ils forment un plexus très-remarquable qui descend & se plonge avec elle dans le péricarde. Ceux qui suivent sont plus gros & d'une plus grande importance.

Leur nombre varie depuis quatre jufqu'à fept. Ils commencent à naître vis-à-vis la cinquieme vertèbre du dos, & finiffent vis-à-vis la onzieme. Les fupérieurs font très-longs, & les inférieurs fort courts; ils fe détournent de dehors en dedans, & fe réuniffent vers le bas de la poitrine en un feul cordon nerveux, excepté l'inférieur qui refte ifolé; de forte que le nerf intercoftal traverfe le diaphragme par trois cordons, un antérieur formé de deux, trois, quatre ou cinq racines; un moyen plus petit qui n'en a qu'une, & un poftérieur qui eft la continuation du tronc même de ce nerf. Les deux premiers portent les noms de grand & de petit nerfs fplanchniques.

Le grand nerf fplanchnique, après avoir percé le diaphragme, produit un ganglion affez gros, dont la forme approche de celle d'un croiffant, & que l'on appelle le ganglion fémi-lunaire. Ce ganglion eft fitué obliquement, de forte que fon extrêmité fupérieure eft en dehors & fon extrêmité inférieure en dedans. Il eft couché en partie fur l'aorte & en partie fur le diaphragme, & fe rencontre par en bas avec celui du côté oppofé. Quelquefois il eft double & même triple. Il en part un grand nombre de filets qui naissent de sa partie supérieure & concave, & de sa partie inférieure & convexe.

Les premiers remontent vers la face inférieure du diaphragme, où ils se rencontrent avec ceux qui naissent des premieres paires dorsales & du nerf diaphragmatique. Les seconds se jettent au-devant de l'aorte au-dessus & au dessous du tronc cœliaque, & de la mésentérique supérieure, & au devant des artères rénales, & font sur ces vaisseaux des entrelacemens que l'on appelle plexus solaire, coronaire stomachique, hépatique, splénique, mésentérique supérieur & rénal.

Le plexus solaire est celui qui répond au tronc de la cœliaque. Il est produit ainsi que ceux qui le suivent, à l'exception du plexus rénal, par les deux ganglions semi-lunaires, & reçoit des rameaux considérables des cordons stomachiques de la paire vague. Ce plexus entoure l'artère cœliaque & les troncs qui en partent, de sorte que se prolongeant sur l'artère coronaire stomachique, sur l'hépatique, & sur la splénique, il y forme les plexus de même nom.

Le plexus mésentérique supérieur suit l'artère à laquelle il appartient. Il se répand avec elle entre les deux lames du méfentère, & non-feulement il donne des nerfs aux inteftins grêles & aux gros, mais il fournit auffi au pancréas & aux glandes du méfentère.

Le plexus rénal tire fon nom de l'artère qu'il accompagne , & du corps glanduleux dans lequel il va fe perdre. Il eft formé par des filets qui viennent du ganglion femi-lunaire, & par le petit nerf fplanchnique , lequel après avoir percé le diaphragme en un lieu différent du grand , & du tronc de l'intercoftal, va s'y perdre ainfi que dans les deux plexus méfentériques. Le plexus rénal donne fupérieurement aux capfules rénales, & inférieurement aux vaiffeaux fpermatiques.

Les trouffeaux arriere méfentériques, & le plexus méfentérique inférieur, font fitués les uns au-devant de l'aorte, entre les deux artères méfentériques, & l'autre fur l'inférieure dont il accompagne les ramifications. Ils ne font pas feulement formés par les nerfs qui viennent du plexus méfentérique fupérieur : ils le font auffi par ceux que donne le tronc même de l'intercoftal, pendant qu'il eft dans le ventre.

Ce tronc qui étoit fort en dehors au dedans de la poitrine, fe rapproche dans le ventre de celui du côté oppofé, &

deſcend le long de la face antérieure & de la racine des apophyſes tranſverſes. Il donne dans ce trajet quelques rameaux qui communiquent en arriere avec les nerfs lombaires, & d'autres qui ſe portent en devant, & dont quelques-uns ſe réuniſſent pour former un tronc aſſez ſemblable au grand nerf ſplanchnique. Ce tronc & les rameaux iſolés vont ſe jetter ſur les trouſſeaux arrieres méſentériques & ſur le plexus méſentérique inférieur qu'ils fortifient ; après quoi ils ſe portent dans le baſſin au-devant des artéres iliaques, & vont ſe jetter ſur la veſſie urinaire & ſur les parties génitales de l'un & de l'autre ſexe, en y formant un plexus avec pluſieurs filets détachés des nerfs ſacrés.

Le tronc de l'intercoſtal arrivé au bas de la région des lombes, paſſe de la cavité du bas-ventre dans celle du baſſin. Il y eſt ſitué à la partie latérale & antérieure de l'os ſacrum, derriere les vaiſſeaux iliaques. Ce nerf communique avec les paires ſacrés, & ſe termine abſolument dans l'une des dernieres. Il donne en dedans quelques filets très-fins à la partie antérieure de l'os ſacrum, au tiſſu cellulaire, & peut-être au péritoine.

Fin de la Névrologie.

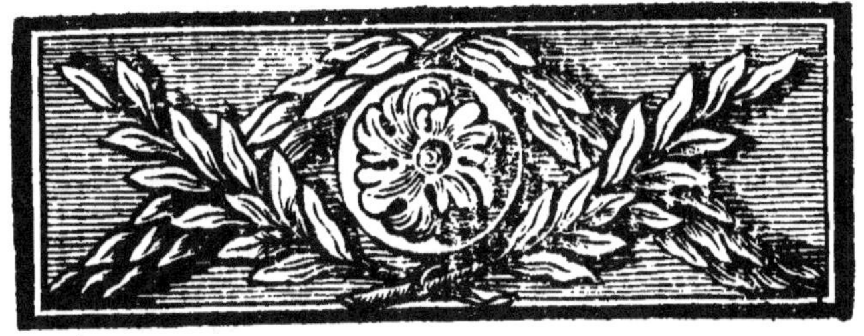

ABRÉGÉ
D'ANATOMIE.

SPLANCHNOLOGIE.

La Splanchnologie traite des viſcères, c'eſt-à dire, des organes qui font partie de la tête, ou qui font contenus dans la poitrine & dans le bas-ventre, & qui font deſtinés à des fonctions importantes de l'œconomie animale.

D E   L A   T Ê T E.

Outre le cerveau, la tête renferme les organes de la vue, de l'odorat, de l'ouie, du goût & de la déglutition.

H 6

Du Cerveau.

Le cerveau est la masse moëlleuse qui est renfermée au dedans du crâne. On le divise en trois parties, une supérieure & antérieure dont le volume est fort considérable ; une postérieure & inférieure qui tient le milieu pour la grosseur ; & une moyenne & inférieure qui est la plus petite. La premiere est le cerveau proprement dit, la seconde est le cervelet, & la troisieme, la moëlle alongée.

Ces trois parties sont recouvertes d'un pariel nombre de membranes. La plus extérieure est la dure-mere, celle qui suit se nomme l'arachnoïde, & celle qui est intérieure s'appelle la pie-mere.

De la Dure-mere.

La dure-mere est d'une épaisseur assez considérable, & uniforme dans toute son étendue. Elle tapisse le crâne & lui est fort adhérente par des vaisseaux sanguins & des fibres qui passent de l'une à l'autre. Cette adhérence est sur-tout remarquable à la base du crâne & à l'endroit des sutures, & ne permet point à la dure-mere les mouvemens qui lui ont été attribués mal-à-propos, & qu'elle paroît avoir lorsqu'elle est mise à découvert dans l'homme & dans les animaux vivans.

La dure-mere est faite de deux lames unies par un tissu cellulaire assez serré. L'extérieure tient au crâne, comme il a été dit. L'intérieure est lisse du côté qui regarde l'arachnoïde, & continuellement arrosée d'une sérosité qui prévient leur adhésion.

La lame externe n'a d'étendue qu'autant qu'il lui en faut pour couvrir le cerveau. L'interne, qui en a davantage, se replie sur elle-même, & forme intérieurement des cloisons ou replis qui sont au nombre de sept, trois grands & quatre petits.

Des grands replis de la Dure-mere.

Les grands replis de la dure-mere sont la faux du cerveau, la tente, & la petite faux du cervelet. Les petits sont les replis sphénoïdaux.

De la Faux.

La faux du cerveau représente l'instrument dont elle porte le nom. Sa pointe est en devant à l'apophyse *crista galli.*

Sa partie la plus large tient à la partie moyenne & supérieure de la tente du cervelet ; son bord convexe est en haut. Il est fixé à l'épine coronale, au bord interne des pariétaux, & à la branche supérieure de l'épine occipitale interne. Son bord concave est en bas & ne tient à rien. Il répond à l'intervalle des deux hémisphères du cerveau. La faux empêche ces hémispheres de peser l'un sur l'autre quand on est couché à droite ou à gauche, & prévient les concussions de la partie supérieure du cerveau.

De la Tente du cervelet.

La tente du cervelet est située à la partie postérieure & inférieure du crâne. Elle sépare la cavité qu'occupe le cerveau d'avec celle qui contient le cervelet, & l'empêche de peser sur lui. Ses attaches sont aux branches latérales de l'épine occipitale interne, à l'angle postérieur des pariétaux & au bord supérieur du rocher des deux os des tempes, jusqu'à sa pointe. Elle est percée au milieu d'une ouverture plus large en devant qu'en arriere, pour le passage d'une partie de la moëlle de l'épine. La partie la plus large de la faux du cerveau tient à

fa partie moyenne, & la fouleve de maniere à lui faire préfenter à droite & à
gauche un plan incliné qui aboutit à la
face fupérieure du rocher. Outre cela le
bord antérieur de la tente du cervelet eft
plus élevé que le poftérieur.

De la Faux du cervelet.

La faux du cervelet eft affez femblable à celle du cerveau, mais beaucoup
plus petite & placée à contre-fens, c'eft-
à-dire que fa partie la plus large qui tient
au milieu de la face inférieure de la tente
du cervelet eft en haut, & fa pointe en
bas vers le grand trou occipital. Son bord
convexe & poftérieur eft fixé à la branche inférieure de l'épine occipitale, &
l'antérieur eft en l'air & fépare en quelque forte les hémifphères du cervelet.

Des petits replis de la Dure-mere.

Les replis fphénoïdaux méritent à peine
qu'on y faffe attention. Deux font antérieurs & deux poftérieurs. Les premiers
font fitués au bord tranchant des petites
aîles du fphénoïde, & les feconds fur les
parties latérales de fon corps, entre les
apophyfes clynoïdes antérieures & la
pointe du rocher.

Outre les replis dont il vient d'être parlé, & qui font faits par la lame interne de la dure mere, cette membrane a des prolongemens qui le font par fes deux lames, & qui fortent par toutes les ouvertures du crâne.

Des Prolongemens de la Dure-mere.

Les plus confidérables font celui qui paffe à travers le grand trou occipital pour tapiffer le canal de l'épine, & ceux que tranfmettent au dehors les trous optiques & les fentes fphénoïdales pour tapiffer les orbites. Le premier defcend jufqu'au bas de l'os facrum fans être attaché aux vertèbres autrement que par un tiffu graiffeux & filamenteux, excepté à la premiere à laquelle il eft étroitement fixé, & à l'endroit du paffage des nerfs par les trous latéraux du canal de l'épine, où il tient au moyen de l'efpece d'entonnoir que ce prolongement leur fournit.

La dure-mere a des artères & des veines ; mais il eft fort douteux qu'elle ait des nerfs. Ses artères principales lui viennent des maxillaires internes. Elles entrent dans le crâne par les trous petits ronds ou épineux du fphénoïde, & fe

épandent fur les côtés de cette membra-
e ; on les nomme fphéno-épineufes ,
rtères méningées ou artères moyennes
le la dure-mere, pour les diftinguer de
:elles qu'elle reçoit en devant des artè-
·es lacrymales par l'extrémité de la fente
)rbitaire fupérieure , & de celles qui naif-
ent de chaque artère vertébrale à leur
:ntrée dans le crâne. Les veines accom-
)agnent !es artères ; elles vont s'ouvrir
lans des réfervoirs véneux , que l'on
nomme les finus de la dure-mere.

Des Sinus de la Dure-mere.

Ces réfervoirs , dont la forme eft affez
généralement triangulaire , reçoivent en
outre le fang qui vient de toutes les parties du cerveau & de fes membranes , &
le verfent dans le golfe des veines jugulaires internes. Le nombre en eft affez
grand. Les plus remarquables font le longitudinal fupérieur , l'inférieur , le finus
droit, les finus latéraux fupérieurs , & les
finus caverneux. Les autres font les finus
latéraux inférieurs , les finus pierreux ,
le circulaire de la felle turcique , & les
tranfverfes de l'occipital.

Le finus longitudinal fupérieur régne
le long du bord fupérieur ou convexe

de la faux. Il repréſente une pyramide triangulaire courbée ſur ſa longueur, dont le ſommet eſt en devant & la baſe en arriere. Sa cavité eſt tapiſſée d'une membrane particuliere & traverſée par des brides en quelque ſorte ligamenteuſes qui vont d'un côté à l'autre, & qui préviennent ſa trop grande dilatation. On y voit quelques corps ronds, fort petits, de couleur blanche-jaunâtre, pour l'ordinaire ammoncelés, & que l'on nomme les glandes de Pacchioni, mais dont on ignore l'uſage, & que l'on retrouve en divers autres endroits de la dure-mere & hors de ſes ſinus. On y voit auſſi les orifices des veines qui viennent s'y rendre après avoir rampé quelque tems dans l'épaiſſeur de ſes parois. Ces orifices ſont tous dirigés de derriere en devant, dans un ſens contraire au ſang qui coule dans les ſinus, & ſans doute pour en retarder la marche.

Le ſinus longitudinal inférieur eſt fort petit & de la forme des veines. Il ſe voit le long du bord inférieur & concave de la faux, & ſe porte de devant en arriere, vers la baſe de ce repli.

L'un & l'autre ſinus longitudinal viennent s'ouvrir dans le ſinus droit. Celui-ci, nommé *torcular herophili*, ſe trouve à la bafe de la faux du cerveau, à la partie moyenne & fupérieure de la tente du cervelet. Sa direction eft de devant en arriere & de haut en bas. Il communique par fa partie poftérieure avec les finus latéraux poftérieurs.

Ceux-ci répondent d'abord à la partie poftérieure de la tente du cervelet, le long de fes attaches aux branches latérales de l'épine occipitale interne, & à l'angle inférieur & poftérieur des pariétaux, jufqu'à la bafe du rocher. Là ils defcendent autour de ce corps, s'engagent dans la gouttiere pratiquée au dedans de l'occipital, près fon grand trou, & remontent vers la partie poftérieure du trou déchiré poftérieur, formé par le temporal & l'occipital. Leur largeur augmente à mefure qu'ils approchent de ce trou par lequel ils s'ouvrent dans le golfe des veines jugulaires internes ; elle eft ordinairement plus grande du côté droit que du côté gauche.

Les finus caverneux font ainfi nommés, parce qu'ils font remplis d'un tiffu cellulaire, & en quelque forte caverneux. Ils font placés fur les côtés de la felle turcique, & s'étendent depuis le deffous des apophyfes clynoïdes antérieures, jufqu'à la pointe du rocher. Leur forme eft

irréguliere & leurs dimenfions fort grandes. L'artère carotide interne , & le nerf
moteur externe de chaque côté y font
contenus , & baignent dans le fang qui
les traverfe. Ce fang y coule de devant
en arriere & de haut en bas.

Les finus latéraux inférieurs fe trouvent le long des côtés de la petite faux
du cervelet. Ils s'écartent vers le trou
occipital , & fe portent vers la fin des fupérieurs où ils s'ouvrent , ainfi que les
finus pétreux & les finus tranfverfes de
l'occipital

Les finus pétreux régnent le long du
bord fupérieur & du bord inférieur du
rocher , ce qui les fait diftinguer en fupérieurs & en inférieurs. C'eft au moyen
de ces derniers que les finus caverneux
fe rendent dans les finus latéraux.

Les finus tranfverfes de l'occipital font
placés en travers fur l'apophyfe bafilaire
de cet os. Enfin le finus circulaire de la
felle turcique embraffe cette portion du
fphénoïde en devant & en arriere. Ce
dernier communique de part & d'autre
avec la partie antérieure des finus caverneux.

Le prolongement de la dure-mere, qui
s'étend le long du canal de l'épine , a auffi
fes finus particuliers Ils font au nombre

de deux & defcendent depuis le voifinage du grand trou occipital , jufqu'au devant de l'os facrum. Des traverfes antérieures & poftérieures , auffi nombreufes que les vertèbres , établiffent leurs communications réciproques. Ils s'ouvrent au col , dans les veines vertébrales , au dos , aux lombes , & dans l'épaiffeur de l'os facrum , dans les veines dorfales , lombai-res & facrées.

Tous ces finus fervent fans doute à rallentir le cours du fang qui revient des diverfes parties du cerveau , puifque les veines qui s'y rendent s'y ouvrent toutes à contre-fens de la marche du fang qui les parcourt ; mais leur principal ufage eft de prévenir le refoulement du fang que les mouvemens du cœur & ceux de la refpiration pourroient occafionner dans les veines de ce vifcère. En effet , comme elles rampent quelques-tems dans l'épaiffeur de leurs parois , il paroît impof-fible que le fang qui en eft forti , y rentre de nouveau. Les brides ligamenteufes des finus ne permettent en aucune circonftance à ces réfervoirs veineux de prendre des dimenfions plus grandes que celles que la nature leur a prefcrites.

De l'Arachnoïde.

Ce qu'on appelle l'arachnoïde, n'eſt que la lame la plus extérieure de la pie-mere dont elle eſt ſéparée ſupérieurement par un tiſſu cellulaire aſſez ſerré, & inférieurement par un tiſſu filamenteux fort lâche, qui permet aiſément de les diſtinguer l'une de l'autre. Cette membrane dont la ténuité & la tranſparence ſont aſſez grandes, couvre toutes les parties du cerveau ſans s'étendre aux cavités qui s'y remarquent, & même ſans entrer dans ſes ſillons ; elle deſcend auſſi le long du canal de l'épine, où elle forme un entonnoir fort lâche autour de la moëlle qui y eſt connue, juſqu'au bas de la queue de cheval.

De la Pie-mere.

La pie-mere ne diffère de l'arachnoïde que par ſa poſition & par ſon étendue. Elle eſt immédiatement appliquée à la face extérieure du cerveau & de ſes parties, & s'enfonce dans tous ſes ſillons & dans ſes cavités qu'elle tapiſſe, & où elle pénètre par divers endroits, & ſur-tout au-deſſous de la partie poſtérieure du corps calleux.

La pie-mere tient à l'arachnoïde par le tiffu cellulaire & le tiffu filamenteux dont il a été parlé. Le premier fe plonge dans les replis que cette membrane envoie entre les circonvolutions du cerveau & du cervelet. C'eft dans ce tiffu que font logés les vaiffeaux du cerveau, artères & veines. Ils s'y divifent à l'infini & ne pénètrent ces vifcères que lorfqu'ils font réduits en tuyaux fort fins & prefque capillaires, au contraire des autres vifcères glanduleux, au milieu de la fubftance defquels fe trouvent les vaiffeaux qui s'y portent. La pie-mere tient aux diverfes parties du cerveau par toutes les extrêmités des vaiffeaux qui s'y enfoncent.

Cette membrane fe plonge dans le canal de l'épine, comme la dure-mere & l'arachnoïde; elle tient affez étroitement à la face antérieure & à la face poftérieure de la moëlle de l'épine. Mais elle s'en détache fur les côtés pour donner naiffance à un repli ligamenteux qui la fixe au dedans de l'arachnoïde & de la dure-mere, dans les intervalles des nerfs vertébraux. Ce ligament eft tranfparent, & fes attaches nombreufes lui donnent une forme dentelée. Il fépare les faifceaux antérieurs des filets qui donnent naiſſance aux nerfs vertébraux, d'avec les poſtérieurs. Le nombre de ſes dentelures varie ; elles ne ſont gueres moins de vingt, ni plus de vingt-deux. Le ligament dentelé commençe vis à-vis le grand trou occipital, un peu au-deſſus de l'entrée des artères vertébrales dans le crâne. Son uſage eſt de ſoutenir la moëlle de l'épine & d'en prévenir les ébranlemens.

Vers l'extrémité de la moëlle de l'épine, le prolongement de la piemere ſe rétrécit & dégénere enfin en une eſpece de corde ligamenteuſe qui deſcend au milieu des nerfs qui forment la queue de cheval, & qui va ſe fixer à la partie moyenne & poſtérieure du coccyx.

Du Cerveau proprement dit.

Le cerveau proprement dit eſt d'un volume fort conſidérable. Il occupe la partie ſupérieure & antérieure du crâne. Sa forme approche de celle d'un corps ovoïde qui ſeroit coupé en deux parties égales de devant en arriere. Il eſt effectivement diviſé de cette maniere par un ſillon long & profond dans lequel s'enfonce la faux du cerveau, ce qui

qui donne lieu d'y reconnoître deux hémispheres, l'un à droite & l'autre à gauche.

Chacun des hémispheres du cerveau a trois faces, une interne plate, par laquelle ils se regardent; une supérieure & extérieure qui est convexe, & qui répond à la concavité intérieure de la calotte du crâne, & une troisieme inférieure qui porte en devant sur la base de cette cavité, & en arriere sur la tente du cervelet. Celle-ci est séparée en deux parties inégales par un sillon profond dans lequel est reçue la petite aîle du sphénoïde, & qui se nomme la grande scissure de Sylvius ; de sorte que l'on dit que chaque hémisphere du cerveau a deux lobes, un antérieur plus petit, & l'autre postérieur plus grand.

La surface du cerveau présente de tous côtés un grand nombre de sillons irréguliers qui lui donnent la même apparence que celle des circonvolutions des intestins. Ces sillons s'enfoncent à une profondeur plus ou moins grande , & qui va quelquefois jusqu'à un pouce & demi. Ils sont unis ensemble par les replis de la pie-mere, dont il a été parlé, & par le tissu cellulaire qui en unit les feuillets, & supérieurement par l'arachnoïde , qui passe de l'un à l'autre.

Ce viscère est fait intérieurement de deux substances, une dont la couleur est grise & la substance molle & friable, qui en occupe l'extérieur, & une autre un peu plus ferme, de couleur blanche, & qui en fait l'intérieur. La premiere se nomme la substance cendrée du cerveau ; son épaisseur est d'un peu plus d'une ligne, & reste la même au fond des circonvolutions les plus profondes, & qui ne paroissent avoir d'autre usage que d'en multiplier l'étendue, en augmentant la surface du cerveau. La seconde porte le nom de substance blanche ou médullaire. On croit que celle-ci est composée de l'assemblage d'une infinité de tuyaux extrêmement fins, destinés à contenir un fluide subtil qu'on appelle fluide ou esprit animal, dont la sécrétion se fait dans l'autre.

Les hémispheres du cerveau tiennent ensemble vers leur partie moyenne, & au fond du sillon qui les sépare, par une continuité de substance qui se présente sous la forme d'un corps blanc, convexe, plus près de leur partie antérieure que de leur partie postérieure, large de huit à dix lignes, mais plus en arriere qu'en devant, & sur lequel ils portent tous deux.

Ce corps, auquel on donne le corps calleux, a plufieurs lignes faillantes; deux qui fuivent fa longueur & qui font paralleles & affez groffes, & d'autres qui en traverfent la largeur, & qui paroiffent fe terminer aux premieres. Celles-ci font fort nombreufes. On a dit qu'elles étoient légérement inclinées, & qu'elles s'entrecroifoient à la partie moyenne du corps calleux, ce qui expliqueroit en quelque forte comment les paralyfies & les autres affections nerveufes fe déclarent toujours du côté oppofé à celui du cerveau qui a été bleffé.

Des Ventricules du cerveau.

Lorfqu'on coupe le cerveau au niveau du corps calleux, il préfente une convexité à laquelle on donne le nom de centre ovale de Vieuffens. Ce centre ovale couvre deux grandes cavités pratiquées au-dedans de ce vifcère, & que l'on appelle les ventricules latéraux ou fupérieurs, pour les diftinguer d'une troifieme cavité qui appartient au cerveau proprement dit, & d'une quatrieme formée par le cervelet & par la moëlle alongée, que l'on connoît fous les noms de troifieme ventricule, ou de ventricule antérieur , & de quatrieme ventricule ou de *calamus scriptorius.*

Des Ventricules supérieurs ou latéraux.

Les ventricules supérieurs ou latéraux ont une forme très-irréguliere. Supérieurement, elle imite assez bien celle d'un C dont la convexité seroit adossée à celle du ventricule de l'autre côté, & dont les extrémités antérieure & postérieure seroient dans un plan horizontal. En arrriere, les ventricules latéraux commencent à se courber de dedans en dehors, puis de dehors en dedans , & à descendre de maniere que leur derniere extrémité revient sous l'extrémité antérieure de la partie courbée en maniere de C. Ils se prolongent aussi de ce côté , vers la partie postérieure du cerveau , en formant une espece de cul-de-sac large en devant, étroit & formé en pointe en arriere , & courbé sur sa longueur. Ces deux culs-de-sacs se regardent par leur concavité. Ils sont tapissés , ainsi que toute l'étendue des ventricules latéraux , par une membrane fort mince & garnie de vaisseaux sanguins.

Les ventricules latéraux sont séparés par une cloison de substance médullaire qui defcend du milieu du corps calleux, & fe termine inférieurement à la partie moyenne d'un corps de forme triangulaire, que l'on appelle la voûte à trois piliers. Cette cloifon eft mince & tranfparente, & porte elle-même le nom de *feptum lucidum.* Elle eft faite de deux lames de fubftance médullaire écartées le long de fon bord fupérieur où elles forment une cavité oblongue, aveugle, & dans laquelle on trouve fouvent une petite quantité de férofité.

La voûte à trois piliers, à laquelle tient le bord inférieur du *feptum lucidum*, eft couverte fur les côtés par des replis membraneux, rougeâtres, & en quelque forte flottants. Ce font les pléxus choroïdes. Ces pléxus fe prolongent en arriere dans la partie coudée des ventricules latéraux, en s'étendant fur les corps qui s'y rencontrent. Ils paroiffent formés par une duplicature de la membrane qui tapiffe les ventricules. Leur rougeur vient du grand nombre de vaiffeaux fanguins logés dans leur épaiffeur, au milieu de laquelle fe trouvent des corpufcules blancs & jaunâtres, affez femblables aux glandes de Pacchioni. Ils tiennent l'un à l'autre au moyen d'une membrane qui paffe au-deffous de la voûte à

trois piliers, & qui lui eſt fort adhérente, ainſi qu'aux couches des nerfs optiques ſur leſquelles elle eſt étendue.

Cette voûte a la forme d'un triangle
équilatéral dont un des angles eſt en devant. Elle eſt fort blanche, convexe en
deſſus, & concave en deſſous, où ſe
voient des lignes ſaillantes dont les plus
remarquables vont de devant en arriere,
& qui ont fait croire que le nom de *corpus pſalloïdes*, ſous lequel on déſigne la
face inférieure de la voûte à trois piliers,
venoit de ſa reſſemblance avec un inſtrument de muſique, quoique ce nom ſoit
celui ſous lequel on déſigne une voûte
en grec.

L'angle ou le pilier antérieur de la
voûte eſt double; il deſcend en devant
juſqu'à la ſurface inférieure du cerveau,
où il aboutit à deux corps ronds, de
couleur blanche, de la groſſeur d'un pois,
ſitués l'un auprès de l'autre derriere l'u-
nion des nerfs optiques, & derriere l'*infundibulum*, connus ſous le nom de corps
où de tubercules mammillaires. Les piliers poſtérieurs de la voûte, plus minces, s'écartent en arriere & en dehors de
chaque côté, & s'enfoncent dans la partie poſtérieure & courbée des ventricules latéraux ſous la forme d'un ruban ap-

plati, qui eſt collé au bord concave de la corne d'Ammon, & que l'on appelle le corps frangé, *corpus fimbriatum.*

Lorſqu'on a enlevé la voûte à trois piliers & la membrane qui joint les pléxus choroïdes l'un à l'autre, on apperçoit aiſément les protubérances que contiennent les ventricules latéraux. Ce ſont les corps cannelés, les couches des nerfs optiques, les cornes d'Ammon, & les éperons ou les tubercules figurés comme des ergots.

Les corps cannelés, *corpora ſtriata* ainſi nommés, parce qu'ils contiennent un mélange de ſubſtance griſe & de ſubſtance blanche qui les fait paroître comme ſtriés, ſont au nombre de deux, un de chaque côté. Ils occupent la partie antérieure des ventricules latéraux. Leur forme eſt celle d'une poire dont la partie la plus étroite eſt en arriere & en dehors ; leur couleur eſt griſe, & leur ſubſtance mollaſſe.

Les couches des nerfs optiques ſont ſituées dans l'intervalle de leurs parties poſtérieures. Elles ſe préſentent ſous la forme de corps ſphériques adoſſés & un peu applatis l'un contre l'autre, & de couleur blanche au-dehors, griſe en-dedans, & ſurmontés à leur milieu d'une eſpèce de tubercule plus élevé que le reste. Elles ne tiennent ensemble que par un gros cordon de substance grise qui se voit à la partie moyenne antérieure de leur adossement, lorsqu'on les écarte l'une de l'autre.

Le sillon qui sépare les couches optiques d'avec les corps cannelés, contient de chaque côté un cordon fibreux, blanchâtre, transparent, plus gros en devant, plus mince en arriere, où il se perd dans la partie courbée de chaque ventricule latéral, & sous lequel passent quelques vaisseaux sanguins qui vont au corps cannelé. On lui donne les noms de *lymbus posterior corporis striati, Willisii,* de *geminum centrum semi-circulare, Vieus senii,* de *frænulum novum, Tarini,* & de *tænia semi-circularis, Halleri.* Il paroît naître du corps mammillaire à côté du cordon qui forme le pilier antérieur de la voûte.

Il y a au-devant & derriere l'adossement des couches des nerfs optiques deux ouvertures connues sous les noms de *vulva* & *anus,* ou d'ouverture antérieure & postérieure du cerveau. La premiere est formée en-devant par un cordon blanc, fibreux, cylindrique, qui semble unir les deux cordons qui forment le pilier antérieur de la voûte, qu'on ne voit sans dissection que dans une étendue

le deux à trois lignes, mais qui s'étend
ort loin de part & d'autre dans la fub-
tance du cerveau, dont la couleur fe
liftingue aifément. C'eft la commiffure
intérieure, ou la corde de Willis.

L'ouverture poftérieure du cerveau
eft formée en arriere par un cordon tout
femblable, mais feulement plus gros,
plus mollaffe & qui fe laiffe voir dans une
plus grande étendue. Celui-ci fe prolonge de même dans l'épaiffeur du cerveau : il fe porte moins loin ; c'eft la commiffure poftérieure.

Du Ventricule antérieur.

Les deux ouvertures du cerveau me-
nent à une longue cavité pratiquée au-
deffous de l'adoffement des couches des
nerfs optiques, & qui conftitue fon
troifieme ventricule ou fon ventricule
antérieur. Elle eft plus large & plus profonde en devant où elle fe prolonge de
haut en bas, en formant une cavité femblable à un entonnoir, & qui, pour cette
raifon, a été appellée l *infundibulum.*
Cette partie du troifieme ventricule eft
faite d'une fubftance molle, rougeâtre &
qui fe déchire aifément. Elle fe continue
de haut en bas derriere l'union des nerfs

optiques, jufque fur le milieu de la felle turcique, où elle paffe à travers une ouverture ronde de la dure-mere, pour fe rendre à un corps couché fur cette partie du fphénoïde, & qui eft connu fous le nom de glande pituitaire.

Il eft fort douteux que l'*infundibulum* foit creux dans toute fon étendue, & qu'il porte à la glande pituitaire la férofité des ventricules du cerveau. L'organifation de cette glande, qui a la forme d'une féve de Haricot couchée à plat & en travers, & dont la couleur eft jaunâtre & la confiftance pulpeufe, eft abfolument inconnue, ainfi que fon véritable ufage.

La partie poftérieure du troifieme ventricule s'étend jufqu'au deffous de la commiffure poftérieure. Elle s'y continue en quelque forte par un canal étroit qui fe prolonge au-delà fous les tubercules quadri-jumeaux, & qui mene au quatrieme ventricule. Ce canal eft l'aqueduc de Sylvius.

Les tubercules quadri-jumeaux, autrement dits *nates & teftes*, font quatre protubérances difpofées par paires, l'une au-deffous de l'autre, & continues à la partie poftérieure de la commiffure poftérieure : deux font plus élevées, & deux plus bas ; leur fituation eft fort oblique. Les deux premieres foutiennent un cinquieme corps, arrondi en arriere, légérement pointu en devant, gros comme un pois médiocre, de couleur grife, de confiftance molle & friable, & dans lequel on trouve affez fréquemment de petits graviers : c'eft ce que l'on appelle la glande pinéale, eu égard à fa reffemblance avec une pomme de pin.

La glande pinéale répond comme on voit à la partie poftérieure & moyenne de la voûte à trois piliers. Elle eft couverte par la membrane qui fait la continuation des pléxus choroïdes à laquelle elle envoye un affez grand nombre de de veines très-déliées, & tient par fon extrêmité antérieure à un cordon blanchâtre, fitué prefqu'en travers au-deffus de la commiffure poftérieure, & dont les extrémités recourbées fe prolongent de part & d'autre fur le bord fupérieur des couches des nerfs optiques, jufqu'à la partie la plus large du *tænia femicircularis*, avec lequel elles paroiffent s'élever des tubercules mammillaires.

Defcartes avoit penfé, on ne fçait trop pourquoi, que la glande pinéale étoit le fiége de l'ame. Le céiebre de la Peyronie l'a depuis tranfporté au corps calleux, & a étayé fon opinion fur des faits très-propres à lui donner de la vraisemblance ; mais la vérité est qu'on ignore le lieu d'où l'ame exerce principalement son empire, & que le *sensorium commune* qui a fait l'objet des recherches des Philosophes, est un être de raison. Il est bien vraisemblable que l'ame s'étend partout, & qu'elle ne réside en aucun lieu du corps à l'exclusion des autres.

Les cornes d'ammon ou les pieds de cheval marin occupent la partie postérieure & recourbée des ventricules latéraux dont ils empruntent la forme. Au lieu de finir en pointe, ces protubérances se terminent par une extrémité fort grosse & partagée en plusieurs tubercules par des sillons peu profonds. Leur bord interne & concave est garni & couvert par le *corpus fimbriatum* dont il a été parlé ci-dessus.

Enfin les éperons ou les tubercules figurés en maniere d'ergots, remplissent l'espece de cul-de-sac pointu que présente la partie postérieure des ventricules latéraux. Ils en occupent la partie inférieure, & sont figurés comme lui, c'est à-dire qu'ils sont larges en-devant, terminés en pointe en arriere, & courbés sur leur longueur, de maniere que

eur convexité eſt en dehors & leur con-
avité en devant. Quelquefois ces épe-
ons ſont doubles, ce que j'ai vu auſſi
arriver aux cornes d'ammon. Ils ne ſont
point couverts comme ces dernieres par
e prolongement des pléxus choroïdes.

Du Cervelet.

Le cervelet a moins de volume que
e cerveau. Il occupe la partie poſtérieure
& inférieure du crâne, & eſt logé dans
les foſſes qui ſont au-deſſous de la tente
du cervelet. Sa forme eſt arrondie & légérement applatie en-deſſus, & il a plus
de largeur de droite à gauche que de
devant en arriere.

Le cervelet eſt diviſé en deux lobes,
dont un eſt à droite & l'autre à gauche.
Ces lobes ſont unis ſupérieurement par
une continuité de ſubſtance, & ſéparés
en arriere par un ſillon qui répond à la
petite faux de la dure-mere, & en bas
par la moëlle alongée. Ils préſentent
des ſillons qui pénétrent profondément
dans leur épaiſſeur, mais dont la diſpoſition différente de celle des ſillons
du cerveau, ferait croire que le cervelet eſt formé de tranches paralleles. On
y voit auſſi en-devant, en arriere & en

haut des tubercules qui ne reſſemblent pas mal à des extrémités de vers de terre, & que l'on a nommés *proceſſus vermiformes.*

La couleur du cervelet eſt griſe, un peu rougeâtre, ce qu'il doit au grand nombre de vaiſſeaux ſanguins répandus ſur ſa ſurface. Ce viſcère eſt fait intérieurement de ſubſtance griſe & blanche; mais la premiere y abonde plus que l'autre, & elles forment par leur mélange des eſpèces de branchages dépouillés de feuilles, quand on coupe le cervelet verticalement. C'eſt ce qu'on nomme l'arbre de vie.

Les lobes du cervelet tiennent ſupérieurement à la partie inférieure des tubercules quadri-jumeaux par deux cordons écartés en bas, rapprochés en haut, & dont l'intervalle eſt rempli par une lame de ſubſtance blanche griſâtre, que Vieuſſens a pris mal à propos pour une valvule placée à l'extrémité de l'aqueduc de Sylvius. Deux autres cordons ſemblables deſcendent de la partie moyenne des lobes du cervelet, à la partie ſupérieure & poſtérieure de la moëlle alongée, en s'approchant l'un de l'autre.

De la Moëlle alongée.

La moëlle alongée occupe la partie inférieure & moyenne du crâne. Elle se présente sous la forme d'une grosse protubérance sphérique un peu applatie & enfoncée à son milieu, de la partie postérieure de laquelle sort une tige qui descend vers le grand trou occipital.

Elle est formée par le cerveau & par le cervelet. Chacun des lobes du premier lui fournit un gros cordon qui sort de sa partie moyenne & inférieure, & qui va se rendre de devant en arriere, de haut en bas & de dehors en dedans à la grosse protubérance. Chacun de ceux du second y en envoye un semblable qui naît de même de sa partie moyenne inférieure, & qui va de derriere en devant, de bas en haut, & de dehors en dedans.

La protubérance & les quatre cordons dont il s'agit ne représentent pas mal une croix de Saint-André. L'une porte le nom de protubérance moyenne ou annulaire, & celui de pont de Varole; & les autres, ceux de bras & de cuisses de la moëlle alongée. La tige qui sort de la partie postérieure du pont de Varole est cylindrique & applatie fur deux faces. Elle defcend obliquement vers le grand trou occipital, au-delà duquel elle fe continue le long du canal de l'épine, pour former la moëlle de l'épine. On la croiroit faite de deux prolongemens médullaires fitués l'un à droite & l'autre à gauche, parce qu'elle préfente en devant & en arriere un fillon fort profond où l'on a dit qu'il y avoit des fibres qui s'entrecroifoient. Sa face inférieure eft partagée par deux autres fillons très-fuperficiels en quatre éminences nommées pyramidales & olivaires. Les premieres font en dedans & les fecondes en dehors.

Du quatrieme Ventricule.

La face fupérieure & poftérieure de la moëlle alongée concourt avec la face inférieure de chacun des lobes du cervelet à la formation d'une cavité que l'on appelle le quatrieme ventricule, ou le *calamu fcriptorius*, par rapport à fa reffemblance avec une plume à écrire. Elle commence au-deffous des tubercules quadri-jumeaux & s'étend de part & d'autre fur les cuiffes de la moëlle alongée, & en bas fur l'extrémité de cette moëlle, où elle fe termine en pointe.

La moëlle alongée parvenue au grand trou occipital, fe plonge dans le canal de l'épine, le long duquel elle defcend fous le nom de moëlle de l'épine. Celle-ci eft donc également faite de deux cordons médullaires adoffés latéralement l'un à l'autre, & entre lefquels fe trouvent en devant & en arriere deux fillons qui femblent être la trace de leur féparation. Elle varie en groffeur dans les différens points de fon étendue. Au bas du col, cette groffeur augmente fenfiblement jufques vis-à-vis la partie fupérieure du dos. Elle devient auffi plus confidérable vers la dixieme vertèbre du dos, après quoi elle diminue & fe termine en pointe vers la partie inférieure du corps de la premiere vertèbre des lombes.

La moëlle alongée & la moëlle de l'épine donnent naiffance aux nerfs dont il a été fait mention dans la Névrologie. Ceux que la derniere produit font faits de deux faifceaux de filets ; l'un antérieur & l'autre poftérieur. Ils s'en écartent dans différentes directions. Au col, elle eft prefque horizontale ; au dos, elle devient de plus en plus oblique, & enfin prefque perpendiculaire aux lombes ; de forte que ces nerfs appliqués l'un à l'autre, & à la derniere extrémité de la moëlle, & réunis enfuite en un gros faifceau par divers prolongemens de l'arachnoïde , ne repréfentent pas mal une queue de cheval, & que ce faifceau en porte le nom.

Les artères qui fe diftribuent aux différentes parties du cerveau viennent des carotides internes , & des vertébrales. Leurs veines font nombreufes, & vont s'ouvrir dans les divers finus de la duremere.

La moëlle de l'épine a auffi des artères qui lui font fournies par les artères vertébrales , fous le nom de fpinales antérieure & poftérieure, par les cervicales , les intercoftales , les lombaires & les facrées. Les veines fe rendent dans les grands finus du prolongement de la duremere , qui lui fert d'enveloppe.

Ce que l'on fait des ufages du cerveau fe réduit à bien peu de chofe. Il donne naiffance aux nerfs , defquels dépendent le fentiment, le mouvement & la nutrition. Se fépare-t il , comme on le dit , dans la fubftance cendrée un fluide extrêmement fubtil qui foit verfé dans les canaux de la fubftance médullaire , & de là dans les nerfs ? Probablement on n'en fera jamais affuré.

DES YEUX.

Les yeux conſtituent l'organe de la vue. Ils ſont placés à la partie antérieure de la tête & ſupérieure de la face près la racine du nez, & repréſentent un globe entouré de muſcles, & couvert en devant par deux voiles mobiles que l'on nomme les paupieres.

Du globe de l'Œil.

Le globe de l'œil n'eſt pas exactement ſphérique ; il eſt un peu applati de devant en arriere, & ſa moitié antérieure l'eſt auſſi ſur quatre faces, en haut, en bas, en dedans & en dehors à l'endroit de l'inſertion de ſes quatre muſcles droits, ce qui la fait paroître comme quadrangulaire. Il tient en arrière à une eſpèce de pédicule qui n'eſt autre choſe que le nerf optique qui vient s'inſérer à ſa partie moyenne, interne & inférieure, & eſt ſurmonté en devant par une calotte tranſparente qui fait partie d'une ſphère plus petite que la ſienne. Ce globe eſt compoſé de trois tuniques qui ſont la cornée, la choroïde & la rétine, & d'un pareil nombre d'humeurs ; ſavoir, le corps vîtré, le cryſtallin, & l'humeur aqueuſe.

De la Cornée.

La cornée, ainsi appellée à cause de sa dureté, forme l'enveloppe la plus extérieure de l'œil. On la divise en cornée opaque ou sclérotique, & en cornée transparente.

De la Cornée opaque.

La cornée opaque s'étend depuis l'insertion du nerf optique jusqu'à la partie antérieure & transparente du globe de l'œil. Sa couleur est blanche, & sa consistance assez forte. Elle est d'une épaisseur médiocre, plus grande en arriere qu'en devant, & entre les insertions des muscles droits, qu'au lieu de ces insertions, où elle devient plus mince que partout ailleurs. On n'y remarque aucune organisation, excepté dans le fœtus & dans les jeunes sujets, où elle est manifestement composée de deux lames, dont l'intérieure lui est fournie par l'arachnoïde. Elle est percée d'un grand nombre de trous pratiqués obliquement dans son épaisseur pour le passage des vaisseaux sanguins & des nerfs.

De la Cornée transparente.

La cornée transparente paroît comme enchâssée dans l'épaisseur de la cornée opaque, & forme en arriere une espece de bourrelet au dedans de cette enveloppe. Son épaisseur est plus grande. Elle est faite de lames séparées par un tissu cellulaire qui contient de la sérosité. L'œil n'y apperçoit pour l'ordinaire aucun vaisseau sanguin dans l'état de santé ; mais la rougeur qu'elle contracte quelquefois, & les épanchemens de sang & de pus qui se font entre ses lames, montrent qu'il y en a d'extrémement fins, & qui se dilatent en quelques circonstances.

On a cru long-tems que la cornée transparente étoit la continuité de la cornée opaque ou de la sclérotique ; mais la premiere est sans organisation & reçoit des vaisseaux sanguins en grand nombre, au lieu que la seconde est faite de lames, & n'a pas de vaisseaux visibles. Ces parties d'ailleurs sont d'une espèce très-différente dans les poissons & les oiseaux, la cornée opaque étant cartilagineuse dans les uns & osseuse dans les autres, pendant que la cornée transparente est toujours la même. Enfin on peut les séparer avec le scalpel sur des yeux long-tems macérés dans de l'eau commune, & exposés ensuite pendant une minute à l'eau bouillante.

De la Choroïde.

La choroïde est la seconde tunique de l'œil ; elle emprunte son nom du grand nombre de vaisseaux qui la parcourent. On lui donne aussi celui d'uvée par rapport à sa ressemblance à un grain de raisin. Elle est située au-dessous de la cornée ou de la sclérotique, à laquelle elle ne tient que par un tissu cellulaire fort lâche.

La face externe de la choroïde est d'une couleur qui tire sur le rouge dans les enfans nouveaux nés, & brune obscure dans les adultes. Sa face interne est enduite d'un vernis noirâtre semblable à une pâte molle étendue sur cette membrane. Ce vernis manque à la partie postérieure de l'œil, près le nerf optique, où l'on voit au contraire un cercle blanchâtre. Il est plus épais en devant qu'en arriere ; cependant il n'enduit que les intervalles des procès ciliaires qui s'y remarquent, & auxquels il laisse leur couleur blanche. Lorsqu'il a été enlevé de de dessus la choroïde tenue quelque-tems en macération dans l'efprit-de-vin, il refte à la place une forte de duvet fin dont les floccons font fort faillans, & qui, fans doute, eft l'organe où il fe filtre.

La choroïde paroît effentiellement formée de fibres noirâtres. On voit à fa face externe les nerfs ciliaires applatis en maniere de rubans, & qui marchent de derriere en devant. On y voit auffi deux artères ciliaires longues, l'une du côté interne & l'autre du côté externe, & les artères ciliaires poftérieures. Sa face interne préfente d'autres vaiffeaux repliés fur eux-mêmes en maniere de tourbillons, & connus fous le nom de *vafa vorticoja*. Ces derniers ont été pris long-tems pour des artères ; mais on fait à préfent que ce font des veines. Les artères ciliaires poftérieures s'introduifent entr'elles pour fe porter fur les procès ciliaires qui fe voient à la partie antérieure & interne de la choroïde, & fur laquelle ils fe répandent en grand nombre.

La marche différente des vaiffeaux de la face interne & de la face externe de la choroïde, fait paroître cette membrane comme formée de deux lames, dont l'intérieure eft la plus mince ; mais il eft impoffible d'en opérer la divifion.

La choroïde change beaucoup d'état à

ſa partie antérieure. Elle ſe couvre extérieurement d'une celluloſité blanche, courte, molle, pleine d'eau, plus lâche en arriere, plus denſe en devant, qui repréſente un anneau blanchâtre, & qui attache fortement cette membrane à la cornée opaque, autour de la cornée tranſparente. Cet anneau porte le nom de ligament, de cercle & de pléxus ciliaire. Il eſt plus large du côté de la tempe, que du côté du nez.

La même partie de la choroïde préſente intérieurement un aſſemblage de replis blanchâtres & flottans qui répondent à la partie antérieure du corps vîtré & du cryſtallin, & qui forment ce que l'on appelle le corps ciliaire. Ce ſont les proceſſus ciliaires. Ces proceſſus étroits & bifurqués en arriere s'élargiſſent en devant vers la grande circonférence du cryſtallin, après quoi ils ſe retréciſſent de nouveau. Le vernis de la choroïde étendu ſur les intervalles qui les ſéparent, les rend plus apparens. Ils tiennent à la face antérieure du corps vîtré par une ſorte de mucoſité, & ſont fort adhérens à l'union de la cornée avec l'iris, au moyen de vaiſſeaux ſanguins & de filets cellulaires.

Pour bien voir le corps ciliaire, il ne
faut

faut que dépouiller la partie poſtérieure
d'un œil frais des enveloppes qui le forment, & laiſſer le corps vîtré en place;
il ſe préſente ſous la forme élégante d'une
fleur radiée. On le voit également bien
lorſqu'après avoir coupé un œil de devant en arriere, & en avoir ôté le corps
vîtré & le cryſtallin, on plonge ſa moitié antérieure dans de l'eau. Les procès
ciliaires y flottent & s'y ſoulevent de la
maniere la plus favorable à l'Obſervateur.

Ces procès ſemblent vaſculeux, & les
vaiſſeaux qui les forment paroiſſent con-
tinus avec ceux de la choroïde, d'où on
peut conclure qu'ils ne ſont eux-mêmes
que des replis de cette membrane. Ils
ne portent pas directement ſur la partie
antérieure du corps vîtré dont ils ſont
ſéparés par une production membraneuſe
qui couvre ſa partie antérieure. Leur extrémité antérieure qui s'avance au devant
du cryſtallin, ne s'y attache pas. Elle y eſt
libre, flottante & ſans adhéſion.

De l'Iris.

On trouve au-delà de la cornée tranſparente, & au-devant du cryſtallin & du
corps vîtré, un cercle membraneux di-
verſement coloré dans les différens ſu-

jets, percé d'une ouverture ronde à ſa partie moyenne, & qui tient au bord antérieur de la choroïde. C'eſt l'iris. Son ouverture porte le nom de pupille. Elle a des mouvemens de dilatation & de reſſerrement qui répondent aux différens degrés de la lumiere, & à l'éloignement ou au voiſinage des objets ſur leſquels on dirige la vue, & qui ont été méconnus juſqu'à Fabrice d'*Aquapendente.*

On voit à la face antérieure de l'iris un nombre prodigieux de fibres entaſſées les unes ſur les autres, & diſpoſées en maniere de rayons. Ces fibres, fléxueuſes quand la pupille eſt dilatée, ſe rendent toutes vers cette ouverture où elles ſe bifurquent. On y voit auſſi un grand nombre de vaiſſeaux ſanguins & de nerfs. Les premiers viennent des artères ciliaires qui, après avoir percé la ſclérotique en différens endroits, ſe rendent au devant de cette partie où elles forment deux cercles vaſculeux, l'un autour de la grande circonférence de l'iris, l'autre autour de la pupille. Sans doute il y a auſſi des veines qui ſe rendent dans celles de la choroïde. Les nerfs tirent leur origine des nerfs ciliaires qui gliſſent entre la ſclérotique, & la choroïde juſqu'au ligament ciliaire où ils ſe perdent, & au-

delà duquel il est difficile de les suivre.
Tout cet appareil est couvert par une
membrane épaisse & transparente dont il
sera parlé plus bas.

La face postérieure de l'iris est couverte d'un vernis noirâtre & tenace semblable à celui de la choroïde, & au-dessous duquel se trouvent des fibres disposées en maniere de rayons, qui vont
de la grande circonférence de cette partie à la pupille. Ce sont les extrémités
antérieures des procès ciliaires. On les a
prises pour des fibres musculeuses, & on
s'en est servi pour rendre raison des mouvemens de la pupille.

L'iris fait-elle partie de la choroïde?
On l'a toujours cru jusqu'à Riolan, qui
s'est écarté de cette opinion, parce que
sa structure est différente de celle de cette
membrane; à quoi il faut ajouter que
ses vaisseaux sanguins lui sont fournis
par des troncs différens, & qu'elle a une
mobilité qu'on ne peut supposer dans la
choroïde.

Dans le fœtus, la pupille est bouchée
par une membrane vasculaire fort mince,
qui tire ses vaisseaux de ceux de l'iris,
& qui disparoît entierement au terme de
sept mois. Quelquefois cependant elle se
conserve après la naissance, & est cause

de cécité. On lui donne le nom de membrane pupillaire. La connoissance de cette membrane ne remonte pas au-delà de 1734.

De la Rétine.

La rétine est la troisieme & la plus intérieure des tuniques de l'œil. Elle emprunte son nom du réseau de vaisseaux sanguins & des fibres médullaires dont elle est formée. On lui a aussi donné celui d'arachnoïde, attendu son extrême ténuité. Elle est appliquée à la face interne de la choroïde sans avoir de connexion avec elle. Sa couleur est blanche & sa consistance mollasse. Les vaisseaux qui s'y remarquent en occupent la face externe & convexe, mais il est impossible de séparer le tissu membraneux qui les contient d'avec sa partie médullaire.

La rétine est faite de la partie intérieure & pulpeuse du nerf optique. Ce nerf, à l'endroit de son insertion au globe de l'œil, est comme étranglé, & bouché par une lame percée à la maniere d'un crible, & à travers laquelle passe la substance qui doit former la rétine. La membrane dont il s'agit offre un léger enfoncement à sa partie moyenne où elle paroît plissée comme l'ouverture d'une bourſe. Il eſt incertain qu'elle s'étende au-delà de l'origine des procès ciliaires. Cependant on croiroit la voir ſe continuer ſur la partie antérieure du corps vîtré & ſur celle du cryſtallin, où elle s'étend en maniere de lame mince, & fortement adhérente à ces parties. Elle paroît conſtituer eſſentiellement l'organe de la vue, & avoir la fonction de tranſmettre au ſiége de l'ame, l'impreſſion que les rayons de lumiere exercent au-dedans de l'œil.

Du Corps vîtré.

Le corps vîtré eſt une maſſe gélatineuſe & tranſparente qui occupe la partie poſtérieure du globe de l'œil, & qui en remplit preſque toute la capacité. Il tire ſon nom de ſa reſſemblance avec du verre fondu. Ce corps eſt d'une texture celluleuſe, & formé d'une membrane dont les prolongemens intérieurs ſont remplis d'une humeur claire, limpide, & d'une conſiſtance qui approche de celle de l'eau commune, dans laquelle on auroit fait diſſoudre quelque ſubſtance gommeuſe.

Cette texture devient évidente ſur les yeux expoſés à la congélation. Si on les coupe verticalement, & qu'on ſouleve avec une aiguille les glaçons qui y font renfermés, on voit que chacun eft retenu par une production membraneufe extrêmement fine, & qu'ils ont tous la forme de coins, dont la partie tranchante regarde le devant de l'œil.

On ne peut douter que les cellules du corps vîtré ne communiquent enfemble. Lorfqu'on fait un trou à un œil fraîchement tiré du corps, on le voit s'affaiffer & perdre de fon poids beaucoup plus vîte que fi on ne l'eût point ouvert, & on le trouve baigné dans l'humeur vifqueufe & tranfparente qui s'eft échappée par l'ouverture que l'on y a pratiquée.

La membrane vitrée, que l'on appelle encore membrane hyaloïde, eft compofée de deux lames, dont l'extérieure n'a d'étendue que ce qu'il lui en faut pour couvrir le corps vitré, & dont l'intérieure a des replis ou des prolongemens qui s'enfoncent dans fa fubftance, & qui la rendent cellulaire. Ces deux lames font écartées l'une de l'autre à la partie antérieure de ce corps, à l'endroit qui répond au corps ciliaire, & laiffent un vide circulaire autour du cryftallin. L'air qu'on y pouffe à l'aide d'un chalumeau s'y introduit avec facilité, mais il en fouleve inégalement la furface antérieure, parce qu'elle eſt bridée d'eſpace en eſpace, ce qui fait paroître le canal dont il s'agit comme gaudronné. Cette ſurface antérieure eſt encore remarquable par les ſtries qu'y laiſſe le vernis noirâtre répandu entre les procès ciliaires.

L'extréme tranſparence du corps vitré n'empêche pas qu'il ne s'y diſtribue des vaiſſeaux ſanguins. Ces vaiſſeaux viennent de l'artère centrale du cryſtallin, & ſe répandent dans ſa ſubſtance : leur ténuité les avoit juſqu'ici dérobés aux Anatomiſtes.

Du Cryſtallin.

On donne le nom de cryſtallin à un corps tranſparent, de conſiſtance médiocre & de forme lenticulaire, ſitué à la partie antérieure du corps vîtré, dans lequel il eſt à moitié plongé. Ce corps, inégalement convexe, l'eſt plus en arriere qu'en devant. Il eſt preſque ſphérique & de couleur rougeâtre dans le fœtus, parfaitement blanc & lympide pendant l'enfance, d'une couleur tirant légérement ſur celle de la topaze dans l'âge adulte, & d'un jaune plus ou moins foncé & qui approche quelquefois du brun dans un âge avancé.

Le cryſtallin eſt fait de lames con-centriques qui deviennent ſenſibles dans les yeux ſoumis à l'ébullition ou à la macération dans un acide végétal affoi-bli. On obſerve en effet qu'il s'y partage en un nombre plus ou moins grand de ſegmens ſphériques, dont chacun eſt compoſé de lames appliquées les unes aux autres.

Il eſt renfermé dans une loge ou cap-ſule dont la capacité excede peu la ſienne, & dans laquelle on trouve avec lui une petite quantité de ſéroſité fort lympide. Cette capſule qui lui eſt four-nie par la membrane vîtrée, ne com-munique pas avec le canal gaudronné décrit plus haut. Elle eſt évidemment plus épaiſſe à ſa partie antérieure qu'à la poſ-térieure, ce qui vient ſans doute de ce que la rétine ou la membrane du canal gaudronné paſſe au-devant, & s'y attache.

Ceux qui nous ont précédés & à qui l'art des injections n'étoit pas familier, ne voyant aucun vaiſſeau ſanguin ſe rendre au cryſtallin, ont penſé que ce corps ſe nourriſſoit par imbibition. De-puis on en a découvert un, qui après avoir traverſé l'épaiſſeur du corps vîtré auquel il diſtribue quelques ramifications d'une ténuité exceſſive, va gagner ſa par-

tie poſtérieure & centrale, ce qui lui a
fait donner le nom d'artère centrale du
cryſtallin. Mais il eſt extrêmement douteux que cette artère aille au-delà de ſa
capſule ſur la face poſtérieure de laquelle
on la voit diſtinctement ſe ramifier, &
qu'elle pénétre dans ſa ſubſtance.

De l'Humeur aqueuſe.

L'humeur aqueuſe eſt une liqueur limpide, tranſparente, qui occupe la partie
antérieure du globe de l'œil, & qui remplit l'eſpace renfermé entre la face poſtérieure de la cornée tranſparente & la
face antérieure du cryſtallin. Cet eſpace
eſt partagé en deux loges ou chambres
qui communiquent enſemble par l'ouverture de l'iris. L'antérieure eſt beaucoup plus grande que la poſtérieure, ſi
pourtant il eſt vrai que cette derniere
exiſte, & qu'il y ait un vide entre la face
poſtérieure de l'iris & le cryſtallin.

L'humeur aqueuſe eſt rouge dans le
fœtus & dans les enfans nouveaux-nés,
mais elle prend bien-tôt la tranſparence
qui lui eſt propre. Elle paroît appro-
cher, pour la conſiſtance, de celle qui
eſt contenue dans les cellules du corps
vîtré. Sans doute elle ſuinte des artères

qui fe voyent à la partie antérieure de l'iris, & eft reprife par les veines de cette partie ; car elle fe répare très-promptement quand elle s'eft échappée foit pendant l'opération de la cataracte, foit à la fuite des bleffures qui intéreffent la cornée tranfparente.

Des obfervations toutes nouvelles ont appris qu'elle eft auffi renfermée dans une capfule qui lui eft particuliere, & qui fe détachant du bord de la face poftérieure ou interne de la cornée tranfparente, fe refléchit fur la partie antérieure de l'iris, où on peut la fuivre jufqu'au voifinage de la prunelle : peut-être va-t-elle au-delà & fe porte-t-elle fur la face poftérieure de ce cercle membraneux. Sa confiftance eft ferme & femblable à celle d'une lame de corne fort mince.

Des Paupières.

Les paupières font deux voiles charnus & membraneux, étendus au-devant du globe de l'œil. On les diftingue en fupérieure & en inférieure, la premiere plus large & plus mobile. Elles font unies du côté du nez & du côté de la tempe par deux angles, dont le premier eft nommé le grand angle ou l'angle interne,

de l'œil, & le fecond, fon petit angle
ou l'angle externe.

Les paupières font effentiellement formées par des productions membraneufes
ou ligamenteufes de même forme qu'elles,
qui foutiennent des lames cartilagineu-
fes placées le long de leur bord, &
que l'on nomme cartilages tarfes. Elles
font en outre garnies de poils qu'on appelle les cils, couvertes par les tégumens communs, fortifiées & mues par
des mufcles qui leur appartiennent, tapiffées intérieurement par une membrane
connue fous le nom de conjonctive, &
arrofées par l'humeur des larmes qui leur
eft fournie par un corps glanduleux, & qui
a fes conduits particuliers. D'ailleurs la
fupérieure eft furmontée d'une protubérance des tégumens dont la forme eft ar-
quée, & qui eft hériffée de poils : c'eft
ce que l'on appelle le fourcil.

Des Ligamens des paupières & des Cartilages tarfes.

Les ligamens des paupières font des
productions membraneufes de la même
forme qu'elles, & qui viennent du bord
de l'orbite. Ils font faits par le périofte qui
tapiffe cette cavité & par celui qui cou-

vre extérieurement les os qui l'avoisinent, tels que le coronal, l'os maxillaire & l'os de la pommette. Leur épaisseur est médiocre, & plus grande à la
circonférence de l'orbite que dans le
reste de leur étendue; ils soutiennent
chacun une lame cartilagineuse courbée
sur sa longueur, & qui borde les paupières.

Ces lames, auxquelles on donne le
nom de cartilages tarses, ont deux faces,
une convexe & l'autre concave, deux
bords & deux extrêmités. Le bord par
lequel elles se touchent est plat, épais,
& en quelque sorte arrondi du côté qui
regarde le globe de l'œil, de sorte qu'ils
forment par leur rapprochement une espece de canal triangulaire, plus étroit du
côté de la tempe, & plus large du côté
du nez. Le bord opposé des cartilages
tarses est mince & arrondi. Leur extrêmité externe est étroite & terminée en
pointe. L'interne est épaisse & forme
une espece de tubercule arrondi qui fait
une saillie remarquable à quelque distance de l'angle interne des paupières. Le cartilage tarse, qui appartient à
la supérieure, est plus grand dans toutes ses dimensions, que celui de l'inférieure.

Tous deux préfentent du côté interne ou concave des fillons dans lefquels font reçus des follicules ou de petites glandes blanches jaunâtres, difpofées comme des grains de chapelet. Ou ces glandes communiquent enfemble, ou elles ont un canal commun qui vient s'ouvrir fur le bord des paupières. Les lignes qu'elles forment, font plus nombreufes & plus faillantes à la paupière fupérieure, qu'à l'inférieure. On en attribue la découverte à Meïbomius qui les a décrites en 1666. Elles verfent fur le bord des paupières une humeur graffe qui diminue l'effet du frottement auquel ces parties font expofées, & qui empêche les larmes de couler le long des joues.

Des Cils.

Les cils garniffent le bord de l'une & l'autre paupiere. Ce font des poils roides, courbés de bas en haut à la paupiere fupérieure, & de haut en bas à l'inférieure, plus nombreux & plus forts à la premiere qu'à la feconde, & dont l'ufage eft d'empêcher que les ordures & les infectes qui voltigent dans l'air ne s'y introduifent. Ils moderent auffi l'impreffion de la lumiere quand elle eft trop forte, & interceptent une partie de ses rayons.

Des Tégumens des paupières, & de la Conjonctive.

Les tégumens des paupières ne diffèrent de ceux des parties voisines, & de ceux qui couvrent les autres parties du corps, que par une ténuité plus grande. Ils tiennent par un tissu cellulaire fort serré au muscle orbiculaire dont il a été parlé dans la Myologie. Les froncemens qu'ils éprouvent leur font contracter des rides arquées à l'une & l'autre paupière, & rayonnées à leur angle externe.

La conjonctive prend son nom de ce qu'elle unit les paupières au globe de l'œil. Cette membrane est fort mince, & garnie d'un grand nombre de vaisseaux sanguins & de nerfs. Après avoir couvert la face interne des paupières, elle se réfléchit sur la partie antérieure du globe de l'œil. Son adhérence aux cartilages tarses & à la cornée transparente est très forte. Ailleurs, & sur-tout au-devant de la partie de la sclérotique qu'elle couvre, elle est extrêmement lâche. Lorsqu'on tourne l'œil du côté du nez, cette laxité fait que la conjonctive se replie sur elle-même, & forme un pli de la figure d'un croissant, dont la concavité regarde le globe de l'œil. Ce pli s'efface dans toute autre circonstance. La conjonctive unit l'œil aux paupières, & ne permet pas aux ordures qui s'y glissent de pénétrer fort avant.

De la Glande & des Voies lacrymales.

Le globe de l'œil est perpétuellement humecté par une sérosité connue sous le nom de larmes, & que l'on croyoit être filtrée par un tubercule rougeâtre, situé dans l'angle interne des paupieres, & que l'on appelle la caroncule lacrymale ; mais cette caroncule n'est qu'un amas de follicules muqueuses, surmontées chacune d'un poil extrêmement fin, & qui fournissent une humeur mucilagineuse, dans laquelle s'invisquent tous les corps étrangers qui se mélent à l'humeur des larmes.

Cette humeur a donc une autre source. Les Anatomistes ont découvert qu'elle vient d'un corps glanduleux qui se trouve entre l'apophyse angulaire externe du coronal & la partie voisine du globe de l'œil, dont la figure répond à sa situation, qui eſt partagée en deux lobes, un ſupérieur plus grand, un inférieur plus petit, & faite d'un amas de grains d'un blanc rougeâtre unis enſemble par du tiſſu cellulaire, comme la plupart des glandes de ce genre, & ſur-tout comme celles qui fourniſſent la ſalive. En effet, ils ont vu deſcendre de ce corps glanduleux dix à douze tuyaux qui ſe portent le long de la paupière ſupérieure, & viennent s'ouvrir au-deſſus de l'extrémité externe de ſon cartilage tarſe.

Les larmes qui en ſortent ſe mêlent au-dedans des paupières avec la ſéroſité qui tranſpire de chacune d'elles, & avec l'humeur qui ſort des pores dont la cornée tranſparente eſt garnie. Elles ſont étendues, par le mouvement des paupières, au-devant du globe qu'elles abſtergent, après quoi elles tombent dans le canal triangulaire formé par la rencontre des cartilages tarſes & par la convexité de l'œil ; elles coulent du petit au grand angle, où elles ſont pouſſées par l'action du muſcle orbiculaire, & où elles trouvent un eſpace plus large, tant parce que les cartilages tarſes y ont plus d'épaiſſeur, que parce que les paupières y ſont éloignées du globe par la caroncule lacrymale.

Les larmes parvenues à cet endroit font pompées ou peut-être seulement pouffées dans des canaux que l'on appelle les conduits lacrymaux , & dont l'orifice fe trouve fur l'efpèce de faillie que préfentent les cartilages tarfes , près l'angle interne des paupières. Cet orifice, de forme rondè , eft pratiqué dans l'épaiffeur des cartilages , & garni intérieurement d'une membrane rougeâtre , & qui en fort en formant une efpèce de prolongement chaque fois que les paupières fe rapprochent , pour rentrer & difparoître lorfqu'elles s'éloignent l'une de l'autre. C'eft ce qu'on appelle les points lacrymaux.

Les conduits des larmes régnent depuis le point lacrymal de chaque paupière jufqu'au-delà de leur angle interne. Ils font fort étroits & plus près de la face interne des paupières que de leur face externe. Le fupérieur monte d'abord, puis fe courbant à angle droit , il defcend vers le nez. L'inférieur defcend & remonte enfuite de bas en haut. Pour l'ordinaire ils fe réuniffent en un feul tuyau plus large qu'eux & fort court , lequel va s'ouvrir à la partie interne & un peu fupérieure du fac nazal.

C'eft ainfi qu'on nomme un réceptacle de forme oblongue, qui eſt logé dans l'enfoncement pratiqué au bord interne & antérieur de l'orbite, aux dépens de l'apophyſe montante de l'os maxillaire, & du bord antérieur de l'os unguis. Il eſt fait d'une mémbrane épaiſſe, blanche en dehors & ſort adhérente aux os à qui elle ſert de périoſte, rougeâtre & pulpeuſe en dedans, & d'une texture fort analogue à celle de la membrane pituitaire, d'où elle ſemble tirer ſon origine.

Le ſac lacrymal éprouve un retréciſſement fort ſenſible vis-à-vis le tendon du muſcle oblique inférieur de l'œil, & dégénere en cet endroit en un conduit de médiocre largeur, & qui deſcend obliquement de devant en arriere dans le canal oſſeux que forment, pour le recevoir, l'apophyſe montante de l'os maxillaire, la languette qui termine la gouttiere de l'os unguis, & celle qui s'éleve du bord ſupérieur du cornet inférieur du nez. C'eſt le canal nazal. La membrane qui forme ce canal eſt toute ſemblable à celle du ſac lacrymal, dont il eſt la continuation. Sa largeur augmente de haut en bas. Il ſe termine enfin audeſſous de la partie moyenne antérieure du cornet inférieur par une ou deux ou-

vertures affez étroites, pratiquées dans l'é-
paiffeur d'une cloifon membraneufe qui
en couvre l'extrémité.

Des Sourcils.

Les fourcils font des arcades de poils
qui fe voient au-deffus de la paupiere
fupérieure, au bas du front : ils font affez
épais du côté du nez & fe terminent en
pointe vers la tempe, ce qui a donné
lieu de les divifer en tête, en corps &
en queue. Les poils qui les forment
font roides & forts ; leur pointe fe porte
obliquement en haut & en dehors. La couleur & l'épaiffeur des fourcils varient
beaucoup. Ils donnent de la grace au
vifage & empêchent que la fueur qui coule
du front ne tombe fur les paupieres ; ils
peuvent auffi, en s'uniffant & fe rapprochant l'un de l'autre, faire une ombre fous
laquelle la prunelle fe dilate, pour mieux
appercevoir les objets éloignés ou peu
éclairés. Les fourcils doivent leur mobilité à l'occipital-frontal, à l'orbiculaire,
& au mufcle fourcilier, comme il a été
dit dans la Myologie.

Prefque toutes les parties de l'œil reçoivent leurs artères d'un tronc que fournit la carotide interne à fon entrée dans

la cavité du crâne , & qui paffe dans l'orbite au-deffous du bord externe du nerf optique, fous le nom d'artère ophtalmique.

Les divifions & la marche de l'artère ophtalmique dans la cavité de l'orbite n'ont rien de bien régulier. Les rameaux les plus confidérables qu'elle produit font l'artère lacrymale , les deux éthmoïdales , les ciliaires, la centrale de la rétine, la fous-orbitaire , les mufculaires , l'artère ou les artères des paupieres , la fourciliaire , la nafale , & les deux frontales. Les autres font très-incertaines.

Outre toutes ces artères il y en a quelques-unes qui viennent des artères voifines. C'eft ainfi que la fous-orbitaire qui vient de la maxillaire interne , donne au périofte de l'orbite , a la fclérotique , à la paupière inférieure ; la temporale profonde envoie quelques filets à la glande lacrymale à travers les trous de la pommette ; & la temporale fuperficielle en fournit aux paupières.

Les veines qui répondent à ces artères ont une marche moins réguliere encore , & font moins connues. Celles qui viennent de l'orbite fe réuniffent en un gros tronc qui pénetre dans le crâne à travers la partie la plus large de la fente fphénoïdale,

& qui va s'ouvrir à la partie antérieure du sinus caverneux. On lui a donné mal-à-propos le nom de sinus ophtalmique. Celles des parties externes de l'œil s'ouvrent dans la veine angulaire située au grand angle de l'œil, & dans la veine temporale.

Le nerf optique n'est pas le seul qui aille à cet organe : il en reçoit aussi d'autres qui lui sont fournis par le moteur commun, par le nerf pathétique, par l'ophtalmique de Willis, par le nerf maxillaire supérieur au moyen du sous-orbitaire, par le moteur externe, & enfin par la portion dure du nerf auditif.

Les rayons de lumiere partis de tous les objets environnans, ne parviennent à la rétine, qu'après avoir éprouvé à travers la cornée transparente & les autres humeurs de l'œil, des réfractions qui les rassemblent sur cette membrane, & vont y peindre les objets en raccourci & d'une maniere renversée. L'impression qui en résulte est portée jusqu'au siège de l'ame au moyen du nerf optique. Les muscles qui meuvent le globe de l'œil, & les paupières qui le recouvrent concourent à la même action, soit en le dirigeant du côté convenable, soit en l'abstergeant, en le mettant à l'abri par leur rapprochement d'une lumiere trop vive, ou même en le couvrant tout-à-fait dans les tems de repos.

DU NEZ ET DES NARINES.

Le nez eſt une partie très-connue : il couvre les ouvertures antérieures des narines en maniere de chapiteau. On en diſtingue la racine, le dos, les aîles & la ſous-cloiſon, qui n'eſt autre choſe que la continuation de la cloiſon qui ſépare les narines. Il eſt fait eſſentiellement par dés os & des cartilages, des muſcles, & par les tégumens communs.

Les os qui contribuent à la formation du nez, ſont les os propres du nez & la partie ſupérieure des apophyſes montantes des os maxillaires, leſquels ſe trouvent à ſa racine & ſur les parties latérales de ſon corps. Le reſte eſt achevé par cinq cartilages, dont un impair & mitoyen, qui après avoir completté en-devant la cloiſon oſſeuſe des narines faites par le vomer & par la lame perpendiculaire de l'os éthmoïde, ſe partage en deux lames. Celles-ci ſe réfléchiſſent ſur le dos du nez. Deux autres cartilages repliés ſur eux-mêmes, & aſſez réguliers, ſe trouvent au bout, & les deux derniers d'une forme & d'une grandeur peu conſtante en font les aîles. Ces parties font liées enfemble par un tiffu cellulaire & comme ligamenteux , & couvertes par les mufcles décrits dans la Myologie.

On ne trouve plus au-delà que les tégumens , lefquels ne différent de ceux qui fe voient ailleurs que par un tiffu cellulaire plus denfe & plus ferré , & par une texture plus compacte. Ils ont en outre un grand nombre de follicules & de glandes fébacées, qui verfent fur la furface du nez une humeur graiffeufe deftinée à entretenir fa foupleffe.

Les narines font deux cavités pratiquées entre les os maxillaires, ceux du palais, les os propres du nez , l'ethmoïde & le fphénoïde , étendues de devant en arriere depuis le nez jufqu'à l'arriere-bouche, & féparées l'une de l'autre par une cloifon offeufe & cartilagineufe, faite par la lame perpendiculaire de l'éthmoïde , le vomer & le plus grand des cartilages du nez. Outre les os ci-deffus nommés, les os unguis & les cornets inférieurs entrent auffi dans leur compofition. Elles peuvent être divifées en partie inférieure, en partie moyenne & en partie fupérieure ; on y confidere auffi deux parois, l'une interne & l'autre externe.

La partie inférieure des narines eft la

plus large ; elle forme une espèce de goutiere plus baffe en arriere qu'en devant. Leur partie moyenne eft un peu moins large , & la partie fupérieure difpofée en maniere de voûte, eft plus étroite & moins étendue de devant en arriere. La paroi interne des narines eft anfractueufe, eu égard à la préfence des cornets ethmoï-daux & des cornets inférieurs du nez , & la paroi interne eft liffe & fans afpéri-tés , comme la cloifon offeufe & carti-lagineufe qui la forme.

Les narines font tapiffées intérieure-ment par une membrane de couleur blan-châtre , & d'un tiffu fort ferré du côté qui regarde les os & les cartilages auxquels elle tient lieu de périofte & de péri-chondre , rouge au contraire du côté qui regarde leur cavité. Cette membrane s'é-tend des narines jufques dans les finus frontaux , maxillaires & fphénoïdaux qui communiquent avec elle , dans le canal lacrymal que nous avons dit s'y ouvrir, & dans les trompes d'Euftache qui aboutif-fent à leur partie poftérieure & externe, & dont la defcription appartient à celle de l'oreille interne. Elle porte le nom de pituitaire , parce qu'elle fournit l'humeur muqueufe dont les narines fon enduites & humectées.

L'épaiffeur

L'épaiſſeur & la fonguofité de la membrane pituitaire ne font pas les mêmes dans toute l'étendue des narines. En devant & vers leur ouverture antérieure, elle differe peu de la texture de la peau dont elle paroît être une continuation. Dans les ſinus pituitaires elle eſt fort mince & beaucoup moins rouge. Au milieu des narines & vers leur partie poſtérieure, ainſi que ſur les cornets tant ſupérieurs qu'inférieurs, on la trouve plus molle & plus abreuvée. On dit qu'elle contient des glandes pour la filtration de la mucoſité connue ſous le nom de morve ; mais il n'eſt pas facile de les diſtinguer d'avec la ſubſtance pulpeuſe de cette membrane.

Le lieu où les ſinus frontaux, maxillaires & ſphénoïdaux viennent s'ouvrir au-dedans des narines eſt très-déterminé. Les premiers ſe terminent inférieurement par une eſpece d'entonnoir qui aboutit à la partie antérieure, externe & concave, des cornets ethmoïdaux. Les ſeconds ont leur ouverture entre le cornet ethmoïdal & le cornet inférieur ; quelquefois cette ouverture eſt double. Elle eſt toujours étroite & répond à la partie ſupérieure & antérieure de la paroi interne du ſinus maxillaire. Les troiſiemes enfin communiquent avec les narines, un peu au-deſſus de l'extrémité poſtérieure du cornet ethmoïdal , par un orifice aſſez étroit.

Le nez reçoit ſes artères de la maxillaire interne , de la ſous-orbitaire , & du rameau nazal de l'ophtalmique. Ses veines s'ouvrent principalement dans le tronc de la veine angulaire. La portion dure du nerf auditif, la branche maxillaire au moyen de ſon rameau ſous-orbitaire, & peut-être auſſi le nerf naſal qui appartient à l'ophtalmique de Willis , lui fourniſſent ſes nerfs.

Les narines ont leurs vaiſſeaux & leurs nerfs particuliers. Les artères qui s'y trouvent tirent leur origine des ethmoïdales , de la ſphéno-palatine, de l'artère dentaire, de la palatine & de la ſous-orbitaire. Leurs veines ſe rendent dans des veines de même nom. Enfin les nerfs de ces cavités appartiennent au nerf olfactif, & ſans doute auſſi à l'ophtalmique de Willis & au maxillaire ſupérieur.

Le nez n'a d'autre uſage que de ſervir de chapiteau aux narines. Celui de ces cavités eſt de préſenter des ſurfaces ſur leſquelles les corpuſcules qui s'échappent des corps odorans s'arrêtent, pour exciter ſur les nerfs olfactifs une impreſſion que ces nerfs tranſmettent juſqu'au ſiege de l'ame.

Elles fervent auffi , mais moins effentiellement, à la refpiration , & fans doute l'air
qui les traverfe pour aller aux poumons y
eft modifié par la chaleur , & par l'humi-
dité qui tranfpire de leurs parois & dont il
fe charge. Les finus frontaux, maxillaires &
fphénoïdaux dont les ouvertures font trop
étroites pour que les corpufcules odorans
s'y introduifent avec facilité, ou que l'humeur muqueufe s'en échappe aifément,
ne paroiffent deftinés qu'au réfonnement
de la voix qu'ils rendent plus claire &
plus fonore.

DES OREILLES.

Les oreilles fituées de chaque côté
à la partie inférieure & latérale de la tête,
peuvent être divifées en deux parties qui
font féparées par la membrane du tambour. L'une eft l'oreille externe, & l'autre
l'oreille interne.

De l'Oreille externe.

L'oreille externe comprend le pavillon
de l'oreille & le conduit auditif.

Du pavillon de l'Oreille.

Le pavillon de l'oreille repréfente un

cornet ovale , applati fur deux faces ,
l'une externe & antérieure concave, l'autre interne & poftérieure convexe, dont
l'extrémité la plus large eft en haut , &
la partie la plus étroite en bas. Sa face
externe eft remarquable par plufieurs
éminences & enfoncemens auxquels on
donne plufieurs noms particuliers. La
premiere de ces éminences eft en même
tems la plus étendue. Elle embraffe prefque tout le contour de l'oreille & s'appelle l'hélix. Celle qui la fuit lui eft con-
centrique. Elle eft plus élevée, moins longue, & commence par un principe double ;
c'eft l'ant'hélix. Une troifieme & une quatrieme portent le nom de tragus & d'anti-
tragus ; l'une eft au-devant de l'ouverture
du conduit auditif ; l'autre, qui lui eft op-
pofée , fe trouve au bas de l'ant'hélix.

La cavité , ou pour mieux dire , le
long fillon qui eft entre l'hélix & l'ant'hélix eft appellée la cavité de l'hélix. Celle
qui fe trouve entre les deux branches de
l'ant'hélix n'a point de nom : enfin ,
on appelle la conque , l'enfoncement qui
eft circonfcrit par l'hélix, le tragus & l'anti-
tragus. Il eft partagé en deux par le principe de l'hélix.

La face poftérieute & interne du pavillon de l'oreille eft affez liffe & ne pré-

ſente aucune élévation ni aucun enfoncement remarquable.

Preſque tout le pavillon de l'oreille eſt
eſſentiellement formé d'un grand cartilage
qui a la même forme que lui, & ſur lequel
on remarque les mêmes éminences & les
mêmes cavités. Ce cartilage qui par en
bas eſt continu à celui qui fait la partie
intérieure du conduit auditif, eſt aſſujetti
à l'os des tempes par un tiſſu cellulaire fort
ſerré, & qui a l'apparence de ligaments.
Il eſt mû par des muſcles, & couvert par
les tégumens communs qui ne différent ici
de ce qu'ils ſont ailleurs, qu'en ce qu'ils
ont moins d'épaiſſeur, en ce qu'ils ont
beaucoup de glandes ſébacées, & en ce
que leur adhérence au cartilage de l'oreille
eſt très-forte. La ſeule partie inférieure
& étroite du pavillon de l'oreille, que l'on
en appelle le lobule, ne renferme ſous
la peau qu'un tiſſu cellulaire & graiſſeux.

Du conduit auditif.

Le conduit auditif commence à la partie
inférieure & antérieure de la conque, d'où
il s'étend juſqu'à la membrane du tambour.
Sa direction eſt oblique de dehors en
dedans, de derriere en devant, de haut
en bas. Il eſt en outre courbé ſur ſa lon-

gueur, de maniere que sa convexité est supérieure & sa concavité inférieure. Ce conduit est en partie cartilagineux & en partie osseux. Sa partie cartilagineuse fait partie du cartilage qui forme le pavillon de l'oreille. C'est une lame qui est assez épaisse, recourbée sur elle même, & qui représente un tuyau coupé en deux suivant sa longueur. On y remarque quelques fentes ou interruptions que l'on nomme les incisures de Duverney. La portion osseuse du conduit auditif a peu de longueur; elle est terminée par une rainure circulaire disposée obliquement, & dont la partie supérieure est en dehors & la partie inférieure en dedans, & qui est interrompue à sa partie supérieure & postérieure. Les deux portions du conduit auditif sont tapissées par les tégumens communs qui s'y enfoncent, & qui y deviennent d'autant plus minces qu'ils approchent davantage de la membrane qui le termine.

Son ouverture est garnie de quelques poils qui s'opposent à l'introduction des ordures & des insectes qui voltigent dans l'air. Elle est aussi enduite d'une humeur épaisse, jaunâtre & d'une grande amertume, qui est connue sous le nom de cire des oreilles. Cette humeur est fournie par de petites glandes logées dans tiſſu cellulaire qui répond à l'entrée du conduit auditif, & qui ayant été découvertes par Duverney, s'appellent les glandes cérumineuſes de Duverney.

De la Membrane du Tambour.

La membrane du tambour qui ſe trouve à l'extrémité du conduit auditif, & qui ſépare l'oreille externe d'avec l'oreille interne, emprunte ſon nom de ce qu'elle eſt tendue au-devant d'une cavité demi-ſphérique qui a été comparée à une caiſſe militaire. Elle eſt ſeche, en quelque ſorte tranſparente, de forme circulaire, enfoncée du côté du conduit auditif & ſaillante du côté de la caiſſe du tambour, & ſituée obliquement conformément à la rainure circulaire dont il a été parlé plus haut, & dans laquelle elle eſt enchâſſée.

On trouve la membrane du tambour faite de trois couches membraneuſes appliquées l'une ſur l'autre. La plus extérieure n'eſt autre choſe que l'épiderme qui s'y applique du côté du conduit auditif. Celle qui vient enſuite lui eſt propre. La troiſieme, qui eſt intérieure, eſt le périoſte de la caiſſe. Cette derniere applique & aſſujettit le manche du marteau à la membrane du tambour, le long de laquelle il defcend depuis fa partie fupérieure juf- qu'à fa partie moyenne & centrale, & qu'il entraîne du côté de la caiffe.

La facilité que quelques perfonnes ont à faire fortir par l'oreille la fumée de tabac qu'elles ont dans la bouche, a fait penfer que la membrane du tambour étoit percée d'un trou au moyen duquel la caiffe communiquoit avec le conduit auditif. Mais elle n'a d'ouvertures que celles qui ont pu s'y faire accidentellement, & quand cela n'a pas lieu, le paffage de la fumée de tabac par l'oreille n'eft qu'un tour d'a- dreffe.

Il eft affez aifé de déterminer l'ufage de l'oreille externe. Le pavillon raffem- ble les rayons fonores qui après s'y être réfléchis à plufieurs reprifes, font enfin dirigés vers le conduit auditif. Ce con- duit les tranfmet à la membrane du tam- bour : elle en eft ébranlée, & fes tré- mouffemens fe communiquent à l'oreille interne. Sans doute cette membrane fe met à l'uniffon avec les corps d'où ces rayons partent ; car elle eft fufceptible de tenfion & de relâchement, comme il va être dit.

De l'Oreille interne.

L'oreille interne eſt faite de deux cavités pratiquées dans l'épaiſſeur de l'os
des tempes. Ces cavités ſont la caiſſe du
tambour & le labyrinthe.

De la Caiſſe du tambour.

La caiſſe du tambour eſt diſpoſée de maniere que ſon ouverture, à laquelle tient
la membrane décrite ci-deſſus, eſt un peu
en arriere & en dehors, & ſon fond un
peu en devant & en dedans. Elle avoiſine
la face ſupérieure du rocher, & n'eſt ſéparée de la cavité du crâne que par une
lame oſſeuſe de peu d'épaiſſeur.

On y remarque trois éminences & quatre grandes ouvertures, ſans parler de
pluſieurs autres que leur petiteſſe ne permet pas toujours d'appercevoir. Elle renferme quatre oſſelets dont deux ſont mus
par les muſcles qui leur appartiennent.
On y voit un cordon nerveux iſolé qui la
traverſe en devant comme la corde qui
ſoutend la peau des caiſſes militaires ;
enfin elle eſt tapiſſée d'un périoſte très-
fin, garni d'un grand nombre de vaiſſeaux ſanguins.

L 5

Des Éminences de la Caisse du tambour.

Les éminences de la caisse du tambour font ; 1° un gros tubercule qui fe
voit à fa partie moyenne , & qui eft connu fous le nom de promontoire ; 2° un
bec de cuiller à la partie fupérieure &
antérieure de la caiffe, au-deffus du tubercule dont il vient d'être parlé ; il termine un demi-canal offeux qui marche le
long du bord antérieur du rocher, au-
deffus de la trompe d'Euftache ; 3° une
pyramide extrêmement petite derriere le
promontoire, & percée à fon fommet d'un
trou qui mene à une cavité pratiquée à fa
bafe.

Des grandes ouvertures de la Caiffe du tambour.

Des quatre grandes ouvertures de la
caiffe , l'une eft à fa partie fupérieure &
antérieure, & répond à la trompe d'Euftache ; la feconde & la troifieme font au-
deffus & au-deffous du promontoire. Elles
portent le nom de fenêtre ovale & de fenêtre ronde , eu égard à leur forme. La
derniere , fituée à la partie fupérieure &
poftérieure de cette cavité , plus grande

que les autres & de figure triangulaire,
conduit aux cellules maſtoïdiennes.

De la Trompe d'Euſtache.

La trompe d'Euſtache eſt un conduit
oſſeux & cartilagineux, qui, de la caiſſe
du tambour, deſcend vers l'arriere-na-
rine de ſon côté, où elle ſe termine à la
racine de l'aîle interne de l'apophyſe ptérigoïde. Sa portion oſſeuſe finit au-deſſous
de l'apophyſe épineuſe du ſphénoïde. Elle
eſt d'abord aſſez large, après quoi elle
ſe retrécit de nouveau. Elle eſt un peu
applatie ſur ſes deux faces, de maniere que
la coupe en eſt ovale. Sa portion cartilagineuſe eſt faite par un cartilage épais
& triangulaire qui eſt placé à ſa partie
inférieure & interne. Elle eſt complet-
tée par une membrane qui tient au bord
de ce cartilage, ce qui la rend ſuſceptible d'une ſorte d'élargiſſement & de reſſerrement.

Du côté de l'arriere-bouche, la trompe d'Euſtache préſente un pavillon éva-
ſé, en quelque ſorte aplati de dedans
en dehors, & dont le bord interne forme un bourrelet fort ſaillant. Elle eſt tapiſſée intérieurement par une membrane
mollaſſe & rougeâtre qui eſt la continua-

tion de celle qui se voit au-dedans des narines, & que nous avons appellée la membrane pituitaire. Cette membrane devient un peu plus ferme à l'approche de la caisse du tambour, & sa consistance approche beaucoup de celle du périoste.

La trompe d'Eustache est ouverte dans presque tous les tems de la vie. Elle établit une communication libre de la caisse du tambour avec l'air extérieur, & permet à celui qui y est contenu de s'en échapper lorsque la membrane qui la bouche s'enfonce en dedans. Peut-être le pavillon qui la termine obéit-il à l'action de quelques muscles voisins. Il est vraisemblable au moins, que ses parois se rapprochent dans la déglutition, & qu'elle s'ouvre ensuite par son propre ressort.

De la Fenêtre ovale.

La fenêtre ovale tire son nom de sa figure. Elle ne représente pourtant qu'un demi-ovale couché transversalement de devant en arriere. Le bourrelet demi-ovale dont elle est bordée par en haut, est fort élevé. Elle mene au vestibule, l'une des cavités du labyrinthe; mais elle est bouchée par la base d'un osselet qui s'appelle l'étrier, & par une membrane qui, des bords de cet os, se porte au bord même de cette ouverture.

De la Fenêtre ronde.

La fenêtre ronde n'est pas seulement au-dessous du promontoire, elle est tournée en arriere. Sa forme répond à son nom. Elle mene à la rampe interne du limaçon, l'une des cavités du labyrinthe, & est bouchée fort exactement par une membrane qui paroît, ainsi que celle de la fenêtre ronde, être un prolongement du périoste de la caisse du tambour.

Des Cellules Mastoïdiennes.

Les cellúles mastoïdiennes sont des cavités pratiquées dans l'épaisseur de l'apophyse mastoïde. La forme, le nombre & l'étendue en sont fort variables. Elles n'existent pas dans les enfans nouveaux nés, & ne commencent à se développer que lorsque les parties prennent plus de consistance & de dimensions. Leur usage paroît être de réfléchir, de modifier les sons, & peut-être d'en augmenter l'intensité.

Des petites ouvertures de la caisse du Tambour.

Les petites ouvertures de la caisse du tambour sont celles qui donnent passage à la corde du tambour, celle que traverse le muscle antérieur du marteau, celles qui reçoivent les artères & les veines de cette cavité, & enfin de petites ouvertures que Valsalva a dit se trouver à sa partie supérieure & répondre à la lame osseuse qui la sépare de la cavité du crâne. C'est par ces derniers qu'il a supposé que du sang & du pus contenus dans le crâne pourroient s'écouler par l'oreille externe, ce qui n'est pas impossible, mais suppose un dérangement d'organisation qui entraîne la mort du malade.

Des Osselets de l'Ouïe.

Les osselets contenus dans la caisse du tambour sont le marteau, l'enclume, l'os lenticulaire, & l'étrier.

Du Marteau.

Le marteau est le plus long de tous. On y distingue une tête qui porte sur l'enclume & qui s'articule avec elle, un col affez court , & un manche , lequel eft enchâffé dans la membrane du tambour comme on l'a vu plus haut. Le col du marteau porte en devant une apophyfe gréle & longue, qu'on appelle l'apophyfe de Rau. Il fe trouve auffi à fa rencontre avec le manche de cet os, un tubercule connu fous le nom d'apophyfe du manche du marteau.

De l'Enclume.

L'enclume a moins la forme de l'inftrument dont elle porte le nom que celle d'une dent molaire. Elle a un corps garni d'afpérités qui fe joint à la tête du marteau , une branche courte & épaiffe qui tient à la partie fupérieure de ce corps, & une autre longue & gréle qui tient à fa partie inférieure ; celle-ci eft légérement courbée fur fa longueur.

De l'Os Lenticulaire.

L'os lenticulaire eft d'une petiteffe exceffive. On le trouve entre la longue branche de l'enclume & la tête de l'étrier, dans lefquelles il s'engage par les deux convexités qui s'y remarquent.

De l'Etrier.

L'étrier ainſi nommé par rapport à ſa reſſemblance exacte avec l'inſtrument de ce nom , a une baſe demi-ovale , deux branches creuſées chacune par une rainure , & une tête applatie & creuſe pour recevoir une des faces de l'os lenticulaire.

Ces quatre oſſelets formés intérieurement de ſubſtance compacte & de ſubſtance cellulaire , ſont couverts d'un périoſte qui paſſe de l'un à l'autre & qui leur ſert de ligamens. Leur poſition eſt telle que le corps du marteau eſt en arriere & caché par la partie ſupérieure du contour de l'ouverture de la caiſſe , & que ſon manche collé à la membrane du tambour deſcend juſqu'au centre de cette membrane. Le corps de l'enclume eſt ſitué à la partie ſupérieure & poſtérieure de la caiſſe. Sa courte branche tournée horizontalement en arriere, s'étend juſqu'à l'entrée des cellules maſtoïdiennes , & la longue deſcend paralellement au manche du marteau , mais plus en dedans. Celle-ci porte ſur la tête de l'étrier moyennant l'os lenticulaire interpoſé entr'elles ; & ce dernier os eſt ſitué horizontalement , la bafe appliquée à la fenêtre ovale & la tête tournée en dehors.

Des Mufcles des Offelets de l'Ouïe.

Les mufcles qui meuvent les os que l'on vient de décrire appartiennent au marteau & à l'étrier. Ils tendent ou relâchent la membrane du tambour, & celle qui unit la bafe de l'étrier à la fenêtre ovale. Les mufcles du marteau font au nombre de trois, l'interne, l'antérieur & l'externe. L'étrier n'en a qu'un.

Des Mufcles du Marteau.

Le mufcle interne du marteau eft le plus confidérable de ceux qui appartiennent à cet os, quoique fort mince lui-même. Il vient de la pointe du rocher & de la partie cartilagineufe de la trompe d'Euftache, & fe gliffe dans un demi-canal offeux qui regne au-deffus de la partie offeufe de cette trompe. Parvenu avec elle dans la caiffe, il finit par un tendon qui fe contourne fur le bec de cuiller, & va fe terminer à la partie inférieure & interne du manche du marteau, qu'il entraîne vers le fonds de la caiffe. Le mufcle agit en même tems fur la membrane du tambour dont il augmente la tenfion.

Les mufcles antérieur & interne du marteau font fi petits que leur exiftence peut être révoquée en doute. Le premier vient, dit-on, de l'apophyfe épineufe du fphénoïde, & pénétrant dans la caiffe par la félure articulaire de l'os des tempes, il fe termine par un tendon mince qui s'implante à l'apophyfe grêle du marteau. Le fecond, logé à la partie fupérieure & interne du conduit auditif, fe gliffe dans la caiffe par le défaut de la rainure qui reçoit la membrane du tambour, jufqu'à la partie externe du col du marteau. Ils entraînent le marteau & par conféquent la membrane du tambour, l'un en devant, l'autre en dehors. S'ils manquent réellement, le relâchement de la membrane du tambour qu'on croit réfulter de leur action, ne feroit que fon retour à l'état naturel.

Du Mufcle de l'Étrier.

Le mufcle de l'étrier eft très-petit, mais il ne peut être révoqué en doute. Il eft logé dans la pyramide qui fe trouve derriere le promontoire de la caiffe, & fon tendon après être forti par le trou qui fe voit à fon fommet, va fe fixer à la branche poftérieure de l'étrier près la tête de cet os qu'il fouleve légérement de deffus la fenêtre ovale, pour tendre la membrane qui fixe la circonférence de fa bafe au contour de cette ouverture.

De la Corde du Tambour.

La corde du tambour pénetre dans cette cavité par une ouverture fituée à fa partie fupérieure & interne, dans un lieu affez voifin de la bafe de la pyramide. Elle fe porte au-deffous de la courte branche de l'enclume, paffe entre la longue branche de cet os & la partie poftérieure du col du marteau, s'avance de bas en haut & de derriere en devant, jufqu'à l'apophyfe de Rau qu'elle fuit, & fort enfin de la caiffe par une ouverture très-près de la pointe de cette apophyfe, & fort proche de celle que traverfe le tendon du mufcle antérieur du marteau. C'eft un nerf qui vient de la portion dure du nerf auditif enfermée dans l'aqueduc de Fallope, & qui va s'inférer dans le rameau lingual de la branche maxillaire inférieure.

Le périofte de la caiffe du tambour eft

fort mince. Il eft parfemé d'un grand nombre de vaiffeaux fanguins fort apparens dans le fœtus & dans la premiere jeuneffe, mais qui difparoiffent prefque entierement dans un âge avancé. Cette membrane fe prolonge fur les offelets de l'oreille & dans les cellules maftoïdiennes qu'elle tapiffe, & dont elle fait les cloifons membraneufes.

Du Labyrinthe.

Le labyrinthe eft ainfi nommé parce qu'il eft compofé de plufieurs cavités qui communiquent enfemble. Ces cavités font le veftibule, le limaçon, & les trois canaux demi-circulaires.

Du Veftibule.

Le veftibule eft fitué au-delà de la caiffe du tambour. Sa cavité eft demi-fphérique, & a plus de capacité en-devant qu'en arriere. Elle eft en quelque forte partagée en deux parties par une épine offeufe qui s'éleve de fon fond, & qui fe porte en-devant & en dehors. Le veftibule eft féparé de la caiffe du tambour par la fenêtre ovale. Il a en outre fix ouvertures, une qui appartient au limaçon & les cinq autres aux canaux demi-circulaires.

Du Limaçon.

Le limaçon fait la partie antérieure du labyrinthe. C'est une cavité figurée comme la coquille de l'insecte testacé dont elle porte le nom. Elle tourne autour d'un noyau osseux qui s'étend de sa base à sa pointe. Cette cavité dont les contours, au nombre de deux & demi, font séparés par une cloison osseuse entiere, est partagée en deux cornets par une autre cloison en partie osseuse, & en partie membraneuse. L'un de ces cornets plus près de sa base, s'appelle la rampe interne du limaçon ; l'autre plus près de sa pointe, en est la rampe externe. La premiere se termine à la fenêtre ronde ; l'autre s'ouvre à la partie inférieure & antérieure du vestibule. Le limaçon droit est tourné comme toutes les coquilles ; le gauche l'est à contre-sens.

Des trois Canaux demi-circulaires.

Les canaux demi-circulaires se distinguent en vertical supérieur, en vertical postérieur & en horizontal.

Le vertical supérieur s'ouvre à la partie antérieure supérieure du vestibule, & à sa partie postérieure. Il coupe le rocher en travers. Le vertical postérieur est difposé suivant la longueur de cette partie de l'os des tempes. Son orifice supérieur se confond avec l'orifice postérieur du précédent, & il fait avec lui un canal commun de la longueur de deux lignes. Son orifice inférieur aboutit à la partie postérieure & inférieure du vestibule, & le canal horizontal ou externe, est presque parallele à l'horizon; il est entre le supérieur & le postérieur. Ses deux ouvertures sont à la partie antérieure & postérieure du vestibule. C'est le plus petit des trois; le postérieur est le plus grand: chacun d'eux décrit un peu plus d'un demi-ovale. Leur cavité intérieure est plus petite à leur milieu qu'à leurs extrêmités, & représente assez bien deux trompettes abouchées par leur partie la plus étroite.

Toutes les parties du labyrinthe sont tapissées par un périoste extrêmement fin, sur lequel il est vraisemblable que les filets nerveux qui appartiennent à la partie molle du nerf auditif se distribuent. Elles sont aussi remplies d'une sérosité claire & limpide qui transsude de leurs parois, & qui est versée dans les sinus de la dure-mere par des aqueducs fort étroits, qui s'ouvrent l'un dans le vesti-bule au-dessous de l'orifice commun des canaux demi-circulaires supérieur & postérieur, l'autre à la partie inférieure de la rampe interne du limaçon près la fenêtre ovale.

L'oreille externe a des artères qui viennent de l'auriculaire postérieure, de la stylo-mastoïdienne, & de la temporale. Ses veines moins connues s'ouvrent dans la temporale & dans les jugulaires. Elle a aussi des nerfs qui naissent de la portion dure du nerf auditif, de la branche maxillaire inférieure, & de la seconde paire cervicale.

L'oreille interne a ses vaisseaux & ses nerfs particuliers. Elle reçoit ses artères de l'occipitale, de l'auriculaire postérieure, de la mastoïdienne, de la sphéno-épineuse, des deux carotides & du tronc commun des vertébrales, nommé tronc basilaire. Ses veines s'ouvrent dans les sinus latéraux ou dans le golphe des veines jugulaires. Enfin, il ne s'y distribue d'autres nerfs que ceux qui naissent de la portion dure & de la portion molle du nerf auditif.

Les oreilles font l'organe de l'ouie. Les rayons sonores reçus & refléchis par le pavillon de l'oreille, dirigés vers le conduit auditif, portés à la membrane du tambour, l'ébranlent & le font trémousser. Ces mouvemens communiqués aux

offelets & à l'air de la caiffe du tambour
agitent la bafe de l'étrier & la membrane
de la fenêtre ronde. Enfin la férofité du
labyrinthe communique ces impreffions
aux nerfs auditifs, & ces derniers les
tranfmettent au fiége de l'ame.

DE LA BOUCHE.

On donne le nom de bouche à l'ouverture tranfverfale qui eft au-deffous du
nez, & à la cavité à laquelle cette ouverture conduit.

De l'ouverture de la Bouche.

Cette ouverture eft faite par deux
levres, une fupérieure, & une inférieure,
toutes deux fort mobiles par les mufcles
qui entrent dans leur compofition, couvertes en dehors par les tégumens communs, & en dedans par une membrane
rouge, molle & délicate, jointes enfemble par deux commiffures, & fixées à la
partie moyenne de chaque machoire par
un repli de cette membrane qui fe nomme
le frein des levres.

Les mufcles des lévres font affez membraneux. On les divife en communs &
en propres, comme il a été dit dans la
Myologie. La membrane qui couvre le
dedans

dedans des lévres commence à paroître au bord de leur ouverture. Elle est d'une sensibilité exquise, & couvre une grande quantité de corpuscules ronds, pour l'ordinaire isolés, de couleur rougeâtre, & garnis chacun d'un canal excréteur qui la traverse, & qui donne passage à la salive muqueuse dont elle est continuellement arrosée.

Les lévres ont des artères, des veines & des nerfs. Leurs artères viennent de la maxillaire externe ou de la labiale, de la maxillaire inférieure, de la sous-orbitaire & de l'alvéolaire. Leurs veines se rendent dans les jugulaires tant externes qu'internes. Le nerf sous-orbitaire, le maxillaire inférieur & la portion dure du nerf auditif leur fournissent de nombreux rameaux.

De la Cavité de la Bouche.

La cavité de la bouche s'étend depuis l'ouverture qu'on vient de décrire jusqu'au-devant des vertèbres supérieures du col. On la divise en deux parties, l'une antérieure, l'autre postérieure, séparées par une espece de cloison mobile, qu'on nomme le voile du palais.

De l'avant-Bouche.

L'avant-bouche contient les dents, les gencives, le palais & la langue. On y voit aussi les ouvertures des canaux excréteurs des glandes salivaires.

Des Dents & des Gencives.

Les dents sont au nombre de trente-deux, seize à chaque mâchoire. On les divise en incisives, canines & molaires, & chaque espèce a sa forme & sa disposition différente, comme il a été dit dans l'Ostéologie. Elles sont enchâssées dans les alvéoles, & embrassées à leur collet par le tissu des gencives qui couvre le bord de l'une & l'autre mâchoire. Ce tissu ferme & compact dans l'état de santé, a une organisation qui n'est point connue. Il est arrosé par des artères & des veines, reçoit des nerfs qui viennent à peu près des mêmes troncs que ceux des lèvres.

Du Palais.

La voûte du palais osseuse est couverte d'une substance membraneuse qui a beaucoup de rapport avec les gencives. On y observe un enfoncement longitudinal qui semble la séparer en deux parties latérales, & sur les côtés duquel volent en devant, & derriere les dents incisives, des rides placées en travers. Au milieu de ces rides, & derriere l'intervalle qui sépare les dents incisives mitoyennes, est un tubercule un peu saillant où viennent aboutir deux conduits fort proches l'un de l'autre, que l'on nomme les conduits palatins de Sténon. Ils viennent chacun de la partie inférieure & antérieure des narines, & sont séparés supérieurement par la cloison qui s'y remarque. Souvent ces conduits sont bouchés, ce qui a répandu du doute sur leur existence, & sur l'usage du canal osseux dans lequel ils sont renfermés.

Le palais a encore deux autres ouvertures assez remarquables en arriere, près la ligne qui se voit à sa partie moyenne, & beaucoup d'autres plus petites & à peine sensibles, qui ne sont que l'extrémité des tuyaux excréteurs des glandes salivaires & muqueuses que leur tissu renferme. Ses artères, ses veines & ses nerfs en portent le nom. Les unes viennent de l'artère maxillaire interne & des rameaux profonds de la jugulaire interne ; & les autres de la branche maxillaire supérieure,

De la Langue.

La langue est un corps charnu & mol-

laſſe aſſez connu. Elle occupe toute l'é-
tendue de la mâchoire inférieure & l'intervalle de ſes dents, & s'étend en arriere juſqu'au bas de l'arriere-bouche. On la
diviſe en baſe, en pointe, en face ſupérieure, & en face inférieure. Sa face ſupérieure, qui eſt tournée vers le palais, eſt
légérement enfoncée à ſon milieu par une
ligne que l'on appelle la ligne médiane de
la langue. L'inférieure tient à la partie cor-
reſpondante de la bouche, & y eſt fixée
à peu de diſtance de ſa pointe, par un
repli membraneux connu ſous le nom de
frein de la langue. Trois autres freins
ſemblables, mais plus petits, attachent
en arriere la baſe de la langue à la convexité de l'épiglotte.

La ſubſtance de la langue eſt preſque
entierement charnue. Les fibres qui s'y
rencontrent ſont celles des muſcles ſtylo-
gloſſes, hyo-gloſſes & génio-gloſſes, qui
ont été décrits dans la Myologie, &
qui s'y portent dans toutes ſortes de directions, & celles d'un muſcle dont les
fibres ne s'étendent pas au-delà de cet
organe, que l'on peut regarder par conſéquent comme intrinſéque, & que Dou-
glaſs, auquel on en doit la premiere deſ-
cription, a nommé lingual. Ce muſcle,
dont la forme eſt oblongue, commence

à la bafe de la langue , & fe termine à fa pointe. Il eft fitué entre l'hyo-gloffe & le génio-gloffe. Son ufage eft de raccourcir la langue & de la plier de deffus en deffous , en tirant fa pointe en arriere.

Les mufcles dont la langue eft formée font entourés de tiffu cellulaire , & cet organe entier eft couvert d'une membrane épaiffe , continue à celle qui tapiffe le dedans de la bouche. On y apperçoit une forte d'épiderme , & au-deffous un corps réticulaire dont l'épaiffeur eft affez grande. L'enveloppe de la langue eft garnie à fa furface d'un grand nombre de tubercules que l'on peut ranger fous trois claffes. Les premiers occupent fa partie poftérieure ; ils ont une forme lenticulaire , & font percés à leur milieu. Ce font des follécules muqueux , des glandes qui verfent une falive épaiffe dans la bouche. Les feconds ne reffemblent pas mal à des champignons , ils ont une tête fongueufe foutenue fur une tige grêle. On les trouve vers le milieu de la furface de la langue. Quelques-uns plus petits que les autres , mais de la même efpece , font répandus par-tout & diftribués fans ordre. Leur nature & leurs ufages font inconnus. Les troifiemes enfin , de forme conique , inclinés de derriere en avant, occupent la pointe & les côtés de la langue. On croit que ce font les extrémités des houpes nerveufes, & que la fenfibilité de la langue y réfide particulierement.

Outre ces tubercules, on voit à la partie moyenne & poftérieure de la langue, dans l'enfoncement même qui la fépare en partie droite & gauche, un trou pour l'ordinaire affez remarquable, nommé par Morgagny le trou aveugle de la langue, & qu'Heifter a montré n'être que l'orifice commun de glandes muqueufes fituées plus profondément que les autres. On ne peut trop prendre garde à fa pofition, pour ne pas le confondre dans les maladies de la bouche, avec les aphtes qui s'y élevent quelquefois. Cette méprife eft fréquente.

Les artères de la langue lui font fournies par la carotide externe. La plus confidérable porte le nom de linguale. Sa bafe en reçoit de petites qui viennent de celles qui vont au palais & aux amygdales. Les veines de cet organe vont s'ouvrir dans celles du pharynx. Elles portent les noms de veines fuperficielles de la langue, de linguale & de ranine. Celles-ci occupe fa partie inférieure près le frein ou le filet. Les nerfs de la langue viennent de la cinquieme paire, de la huitieme & de la neuvieme.

La langue eft le principal organe du goût. Elle fert encore à la maftication, à la déglutition, à la prononciation & à l'expulfion des crachats. Quand elle manque naturellement, ou qu'elle eft détruite accidentellement, ce dont on a plufieurs exemples, les fonctions dont il vient d'être parlé fouffrent une altération plus ou moins fenfible ; mais elles s'exécutent encore, quoique d'une maniere moins parfaite.

Les glandes falivaires dont les tuyaux excréteurs s'ouvrent dans l'avant-bouche font, les parotides, les maxillaires, les fublinguales, les molaires & les buccales, auxquelles il faut ajouter les labiales, les palatines & les linguales, dont il a été fait mention aux articles dés lévres, du palais & de la langue.

Des Parotides.

Les parotides, au nombre de deux, font fituées au-deffous des tégumens de la partie poftérieure des joues, dans l'enfoncement qui eft entre la branche de la mâchoire inférieure, l'arcade zygomatique, le devant du conduit auditif, &

M 4

l'apophyfe maftoïde. Leur volume eft confidérable, leur couleur blanche rougeâtre, & leur forme oblongue & applatie. Elles font compofées de grains glanduleux unis enfemble par un tiffu cellulaire & blanchâtre affez ferré. Des artères qui viennent de la carotide externe, des veines qui vont fe rendre dans les jugulaires, & des nerfs produits par la branche maxillaire inférieure, par la portion dure du nerf auditif, & par la premiere & la feconde paire cervicales, fe répandent dans toutes les parties de leur fubftance.

On y voit encore des tuyaux excréteurs, forts petits d'abord, mais qui groffiffent par leur réunion, & qui fe raffemblent tous pour donner naiffance à un canal excréteur commun qui fort de fa partie antérieure & fupérieure. Ce canal connu fous le nom de canal falivaire fupérieur, & de canal de Sténon, qui l'a fait connoître en 1661, paffe au devant de la partie fupérieure du maffeter, s'enfonce profondément dans la joue au-devant de ce mufcle, perce le buccinateur, & s'ouvre enfin dans la bouche, dans l'intervalle de la feconde & de la troifieme dent molaire fupérieure, en comptant de devant en arriere.

Des Glandes maxillaires.

Les glandes maxillaires, pareillement au nombre de deux, font placées au-deffous du péauffier, derriere l'angle de la mâchoire inférieure. Leur forme eft arrondie, leur volume plus petit, & leur conftruction femblable à celles des parotides. Elles reçoivent des artères de la fublinguale, des veines des troncs voifins, & des nerfs qui viennent du rameau de la branche maxillaire inférieure qui va à la langue.

Les glandes maxillaires ont auffi leur canal excréteur commun, lequel fort de leur partie antérieure, & eft accompagné affez loin d'un prolongement de leur fubftance. Ce canal gliffe au-deffus du mufcle mylo-hyoïdien, le long du génio-hyoïdien, & de la glande fublinguale de fon côté, & va percer la membrane interne de la bouche à côté du frein de la langue. Il porte le nom de conduit falivaire inférieur, ou de canal de Warthon, de celui d'un Anatomifte Anglois qui écrivoit en 1654 ou 1655, & qu'on croit l'avoir décrit le premier, quoiqu'il paroiffe très-anciennement connu.

M 5

Des Glandes sublinguales.

Les sublinguales n'ont pas de canal excréteur commun. Elles s'ouvrent dans la bouche par plusieurs tuyaux courts qui percent la membrane de la bouche au-dessous de laquelle ces glandes se trouvent situées, de chaque côté du frein de la langue, le long des muscles génio-hyoïdiens & génio-glosses. Leur volume est peu considérable, & leur forme ovalaire. Leurs vaisseaux sanguins & leurs nerfs viennent des mêmes sources que ceux des glandes maxillaires.

Des Glandes molaires.

Celles qu'on appelle glandes molaires sont beaucoup plus petites. On les trouve entre le masséter & le buccinateur, près l'insertion du canal salivaire de Sténon. Elles sont formées de l'assemblage de plusieurs petites glandes semblables à celles quel' on nomme buccales.

Des Glandes buccales.

Celles-ci fort nombreuses, occupent l'intérieur des joues, entre le buccina-

teur & la membrane interne de la bouche qu'elles percent chacune par un canal excréteur féparé ; ces petites glandes ,
ainfi que les molaires, ont des vaiffeaux
fanguins & des nerfs qui leur font fournis par ceux qui fe diftribuent aux joues.
Il eft vraifemblable que l'efpece de falive
qu'elles verfent dans la bouche eft différente de celle qu'y portent les glandes
parotides & maxillaires qui ont un canal
falivaire commun, & qui font fituées de
maniere à être comprimées par les mufcles
& les os dans les mouvemens de la maftication. L'une eft muqueufe & propre à
humecter la bouche ; l'autre plus limpide ,
plus favonneufe, paroît uniquement deftinée à fe mêler aux aliments.

Du Voile du Palais.

Le voile du palais eft une production
membraneufe & charnue qui tient en-devant & en haut à l'extrêmité du palais
offeux, fur les côtés aux parties latérales
de la langue & du pharynx, & dont le
bord inférieur & poftérieur eft libre &
flottant, entre l'avant-bouche & l'arrière-
bouche qu'il fépare en maniere de valvule.

Examiné par l'ouverture de la bouche

fur une perfonne faine dont la bafe de la langue refte abaiffée , & qui refpire librement par la bouche & par les narines , le voile du palais forme une efpece d'arcade, du milieu de laquelle pend un corps grêle & oblong que l'on a mal à propos comparé à un grain de raifin & qu'on nomme la luette, & dont les parties latérales font faites par deux piliers de chaque côté, l'un antérieur, l'autre poftérieur, écartés en bas, rapprochés en haut vers la luette, & laiffant entr'eux un intervalle de forme triangulaire occupé par un corps glanduleux qu'on appelle amygdale.

Si la perfonne fur laquelle on fait cet examen fait effort pour ne refpirer que par les narines , on voit le voile du palais defcendre vers la langue, la langue s'élever de fon côté vers lui , la luette fe porter en arriere, les piliers antérieurs & poftérieurs s'accourcir , & l'ouverture ou le détroit qui fait la communication de l'avant-bouche & de l'arriere-bouche difparoître tout à fait.

Enfin fi la même perfonne ceffe de refpirer par les narines, pour le faire uniquement par la bouche , le voile du palais remonte & difparoît totalement en arriere & en haut, la langue s'abaiffe ,,

les piliers antérieurs & postérieurs s'a-
longent, les glandes amygdales sont plus
aisées à voir, & l'on découvre aisément
le fond du gosier , du pharynx & de
l'arriere-bouche.

Ce qu'on vient de dire indique assez
les usages du voile du palais. On voit
que tantôt il ferme toute communication entre l'avant & l'arriere-bouche, &
tantôt il ferme en arriere les cavités des
narines. Ces usages s'exécutent au moyen
de dix muscles qui forment son épaisseur
& qui portent le nom commun de muscles staphylins, parce qu'ils sont placés au
voisinage de la luette. Ce sont les muscles
glosso, pharingo, pétro & sphéno-salpingo,
& palato-staphylins.

Des Glosso-staphylins.

Les glosso-staphylins sont deux bandelettes charnues qui constituent l'épaisseur du pilier antérieur du voile du palais de chaque côté, & qui descendent
de ce voile à la base de la langue. Ils approchent ces deux parties l'une de l'autre.
Quelques-uns leur donnent le nom de
constricteurs du détroit du gosier.

Des Pharingo-staphylins.

Les pharingo-staphylins sont semblables aux précédens. Chacun est logé dans le pilier postérieur de son côté. Ils se portent du palais à la partie latérale du pharynx. Ces muscles abaissent le voile du palais, & entraînent en même tems le pharynx de bas en haut.

Des Petro-staphylins.

Les pétro & sphéno-salpingo-staphylins portent encore le nom de péri-staphylins interne & externe. Les premiers sont placés obliquement à la partie supérieure du voile du palais. Ils descendent de la partie du rocher qui est entre les deux orifices du canal carotidien, & du voisinage de la trompe d'Eustache, au milieu de ce voile, où ils s'unissent l'un à l'autre. Ils relevent & élargissent le voile du palais. Ce sont les releveurs du palais.

Des Sphéno-staphylins.

Les seconds, c'est-à-dire les sphéno-salpingo-staphylins, beaucoup plus petits, viennent du sphénoïde & de la trompe d'Euſtache. Ils ſe portent de haut en bas le long de l'aîle interne de l'apophyſe ptérigoïde du ſphénoïde. Arrivés vers le crochet qui la termine, ils dégénerent en un tendon qui gliſſe deſſus comme ſur une poulie de renvoi, & qui s'élargiſſant enſuite ſe perd ſur les côtés du voile du palais que ces muſcles étendent & élargiſſent.

Des Palato-ſtaphylins.

Les palato-ſtaphylins ou le muſcle azygos de la luette de Morgagni, ſont deux petits muſcles longuets, paralleles l'un à l'autre, logés dans l'épaiſſeur de la luette, & qui deſcendent de l'épine poſtérieure des narines juſqu'au bas de ce corps qu'ils relevent & accourciſſent.

Tous ces muſcles ſont renfermés entre deux feuillets membraneux, l'un qui eſt la continuation de la ſubſtance qui couvre le palais oſſeux, l'autre de la membrane qui revêt la partie poſtérieure des foſſes nazales, tous deux garnis d'un nombre conſidérable de petites glandes muqueuſes qui répandent ſur les deux ſurfaces du voile du palais une humeur plus ou moins épaiſſe & viſqueuſe, toute ſemblable à celle que donnent les glandes du voisinage, & celles que nous avons nommées amygdales.

Celles-ci, assez semblables à une amande encore enfermée dans sa coque ligneuse, & logées dans l'espace triangulaire qui se trouve entre les piliers antérieur & postérieur du voile du palais, sont d'un volume médiocre. Elles sont composées de divers cryptes séparés les uns des autres, quoique liés ensemble pour former une masse commune, & qui viennent s'ouvrir chacun séparément à leur surface.

Le voile du palais a des artères qui portent son nom, & qui viennent de la thyroïdienne supérieure. Ses veines qui ont une marche moins constante se réunissent avec celles du pharinx, du larynx & de la langue pour s'ouvrir dans la jugulaire interne. Ses nerfs qu'on appelle palatins viennent du ganglion sphéno-palatin de la branche maxillaire supérieure, & du nerf lingual de la maxillaire inférieure.

De l'arrière-Bouche ou du Pharynx.

L'arrière bouche, le pharinx ou le gosier, est un sac membraneux & musculeux étendu depuis l'apophyse basilaire de l'occipital, jusqu'à l'ouverture du larynx & à celle de l'œsophage, & depuis le détroit du gosier jusqu'au devant des vertèbres du col. On y distingue trois parties, une supérieure, étroite, qui se voit au-dessus du voile du palais, & à la partie antérieure de laquelle se trouvent les ouvertures postérieures des narines & celles des trompes d'Eustache ; une moyenne plus large, au-dessous du voile du palais & qui répond au détroit du gosier, & une inférieure terminée en maniere d'entonnoir, laquelle forme précisément le pharynx, & présente la glotte ou l'ouverture du larynx en devant, & celle de l'œsophage en arrière.

Des Muscles du Pharynx.

Les muscles du pharynx font des bandes charnues qui se réunissent à sa partie moyenne & postérieure, où elles forment une espece de ligne tendineuse & blanche qui s'étend depuis le haut jusqu'en bas. Ces bandes ont des attaches & une direction qui les ont fait regarder comme des muscles différens. Il en résulte trois constricteurs, un inférieur qui tient au larynx, un moyen dont l'épaisseur est moindre & qui vient de l'os hyoïde & de la langue, & un supérieur plus mince encore, & qui tire son origine de la mâchoire supérieure & de l'inférieure, auxquels il faut joindre les muscles stylopharyngiens.

Du Constricteur inférieur.

Le constricteur inférieur a ses attaches aux parties latérales des cartilages cricoïde & thyroïde. Ses fibres se portent en arriere avec différentes directions. Les inférieures montent peu. Celles qui suivent sont un peu plus obliques de bas en haut, & les supérieures ont une obliquité telle qu'elles paroissent perpendiculaires, & qu'elles forment une pointe qui couvre une grande partie du constricteur moyen.

Du Constricteur moyen.

Celui-ci tient à la partie supérieure & latérale du corps de l'os hyoïde, à sa petite, à sa grande corne, & à la partie postérieure du génio-glosse auquel il est continu. Ses fibres ont une disposition toute semblable à celle du constricteur supérieur, c'est-à-dire, que les inférieures & les moyennes montent peu, & que les supérieures font en haut une pointe très-alongée, qui va se fixer au milieu de l'apophyſe baſilaire de l'occipital. Ces dernieres ſont écartées des fibres moyennes, pour le paſſage du ſtylo-pharyngien.

Du Conſtricteur ſupérieur.

Le conſtricteur ſupérieur eſt ſitué plus antérieurement que ceux dont il vient d'être parlé : il en eſt preſqu'entierement caché en arriere. Ce muſcle vient de la partie la plus reculée de la mâchoire inférieure, d'un ligament qui de cette mâchoire va au bec de l'apophyſe ptérigoïde, & de l'aîle interne de cette apophyſe. Ses fibres montent en arrière en formant une courbe dont la concavité eſt ſupérieure à la convexiré inférieure.

Des Muſcles Stylo-pharyngiens.

Les ſtylo-pharyngiens viennent de l'apophyſe ſtyloïde. Ils ſont longs & deſcendent en arrière ſur les côtés du pharynx entre les fibres duquel ils s'engagent. Ces muſcles s'élargiſſent beaucoup par en bas, & vont en partie ſe perdre dans l'épaiſſeur du pharynx, & en partie ſe fixer le long du bord poſtérieur du cartilage thyroïde qu'ils élevent en même tems que le pharynx.

Aucun de ces muscles ne sert à la dilatation du pharynx, elle paroît passive & devoir être uniquement attribuée au passage des alimens. Ils sont tapissés intérieurement par une membrane épaisse, plissée, & dans l'épaisseur de laquelle on trouve beaucoup de cryptes muqueux, sur-tout à la partie supérieure du pharynx, & à l'endroit de ce sac qui répond à l'apophyse basilaire de l'occipital.

Le pharynx a beaucoup de vaisseaux sanguins connus sous le nom d'artères & de veines pharyngiennes. Les artères viennent principalement des thyroïdiennes, & les veines se rendent dans les jugulaires. Les nerfs du pharynx lui sont fournis par le nerf glosso-pharyngien, par le tronc même de la huitieme paire, & par celui que ce tronc nerveux envoie au larynx.

D U   L A R Y N X.

C'est ainsi qu'on nomme une espece de boëte cartilagineuse suspendue à la partie supérieure & antérieure du col, & qui fait le commencement de la trachée-artère. Les pieces qui la forment sont au nombre de cinq; savoir, le cartilage cricoïde, le thyroïde, les deux aryténoïdes, & l'épiglotte. Elles sont maintenues par des ligaments, & mues par des muscles. Enfin la cavité intérieure du larynx est tapissée par une membrane, & arrosée par l'humeur que lui fournissent les glandes que cette membrane cache , ou peut - être par celle qu'y verse le corps connu sous le nom de glande thyroïde.

Des Cartilages du Larynx.

Du Cartilage cricoïde.

Le cartilage cricoïde ou annulaire est ainsi appellé à cause de sa ressemblance avec une espèce de dez à coudre fort en usage parmi les Tailleurs. Il est situé à la partie inférieure du larynx dont il forme pour ainsi dire la base. Son bord inférieur est coupé horisontalement , & le supérieur d'une maniere oblique de devant en arriere. On y remarque un tubercule à la partie antérieure & moyenne de sa convexité ; deux facettes articulaires & rondes sur les parties latérales pour son articulation avec les cornes inférieures du cartilage thyroïde ; deux autres facettes articulaires oblongues en arriere sur le bord supérieur qui sont reçues dans la base des cartilages aryténoïdes , & enfin deux enfoncemens postérieurs séparés par une ligne saillante & mitoyenne.

Du Cartilage thyroïde.

Celui-ci est encore appellé cartilage scutiforme, parce qu'on l'a comparé à une espece de bouclier ancien. Il est situé au-dessus & au-devant du cricoïde. Sa forme est celle d'un quarré oblong plié dans son milieu de devant en arriere, & terminé à ses quatre angles par des prolongements ou cornes dont les supérieures sont les plus alongées, & dont les inférieures ont du côté qui regarde le cartilage cricoïde, des facettes articulaires pour leurs articulations avec ce cartilage.

Il n'y a de remarquable au cartilage thyroïde que les échancrures de ses bords supérieur & inférieur, un tubercule oblong qui descend de derriere en devant sur chacune de ses parties latérales, & un trou à la partie supérieure de ce tubercule, pour le passage de quelques vaisseaux.

Des Cartilages aryténoïdes.

Les deux cartilages aryténoïdes ne représentent pas mal un bec d'aiguiere, ce qui a déterminé le nom fous lequel on les défigne. On les trouve à la partie fupérieure & poftérieure du larynx , appuyés & articulés par leur bafe avec le bord fupérieur du cartilage cricoïde. La figure de chacun d'eux approche d'une pyramide triangulaire dont la pointe eft courbée en arrière & du côté oppofé , de forte que leurs fommets fe croifent. Ce fommet eft furmonté d'une languette cartilagineufe qui le prolonge & qui n'eft attachée au refte du cartilage que par une production ligamenteufe. Les cartilages aryténoïdes , outre la facette articulaire de leur bafe, ont en devant un enfoncement remarquable en ce qu'il loge une partie de la glande qui porte leur nom.

Les quatre cartilages dont on vient de parler ont une organifation femblable. Ils préfentent au dehors une fubftance compacte , & en dedans , un tiffu en quelque forte cellulaire , & qui les rapproche des os plats à qui on rencontre de pareille fubftance. Il eft fort rare qu'ils s'offifient, & peut-être n'en a-t-on pas d'exemple. Mais on trouve fouvent dans les vieillards quelques points d'offification dans la partie latérale du cartilage thyroïde.

De l'Epiglotte.

L'épiglotte eft ainfi nommée parce qu'elle couvre l'ouverture que le larynx préfente à fa partie fupérieure & au bas de l'arriere-bouche, & qu'on appelle la glotte. Sa forme eft celle d'une feuille de pourpier ; elle eft étroite en devant & en bas, large en arriere & en haut, en quelque forte pliée en deux fur fa longueur, mobile par fa partie la plus large, & retenue par fa partie étroite & par fes côtés.

La ftructure de l'épiglotte ne reffemble pas à celle des autres cartilages du larynx. Elle eft en quelque forte fibreufe. On trouve d'ailleurs fur les deux faces de ce cartilage des enfoncements & des trous qui paffent de l'une à l'autre, pour loger un corps glanduleux, qu'on nomme le *Périglottis.*

Les cartilages du larynx tiennent entr'eux par des membranes ligamenteufes & par de véritables ligaments. Le larinx lui-même eft affujetti d'une part à l'os hyoïde, & de l'autre, à la partie fupérieure de la trachée-artère, par de femblables moyens.

Le bord fupérieur de la partie moyenne & antérieure du cartilage cricoïde donne

naiffance

naiſſance à une membrane d'une texture ferme, de couleur jaunâtre, qui va ſe fixer au bord inférieur du cartilage thyroïde. Ces deux cartilages ſont encore aſſujettis l'un à l'autre par de petits ligaments qui affer-miſſent la double articulation de la corne inférieure du cartilage thyroïde avec les côtés du cartilage cricoïde. Enfin il s'en voit de fort lâches autour de l'articula-tion de ce dernier cartilage , avec la baſe des aryténoïdes.

Ceux-ci ſont unis par une membrane qui paſſe de l'un à l'autre , & qui eſt attachée à leur bord interne. Ils ſont unis par leur ſommet aux parties latérales de l'épiglotte au moyen de pareilles pro-ductions membraneuſes , mais plus lâches. Enfin , chacun d'eux reçoit deux liga-mens qui viennent tranſverſalement de la face poſtérieure & interne du car-tilage thyroïde , & qui s'implantent l'un au-deſſus de l'autre à ſon bord an-térieur. Ceux du côté droit & ceux du côté gauche , laiſſent entr'eux une ouver-ture oblongue , plus étroite en devant qu'en arriere , & dont les dimenſions varient par le changement de poſition des cartilages thyroïde & aryténoïdes. C'eſt la glotte , ſur le côté & au-deſſous de la-quelle on voit au dedans du larynx deux enfoncements oblongs , tapiſſés par la membrane qui revêt toutes ces parties , formés par l'écartement du ligament ſupérieur & du ligament inférieur de chaque cartilage aryténoïde , & qu'on nomme les ventricules du larynx.

Les ligamens qui attachent la partie ſupérieure du larynx à l'os hyoïde , ſont une membrane ferme & jaunâtre qui s'éleve du bord ſupérieur du cartilage thyroïde , juſqu'au bord inférieur de cet os , & deux liens étroits qui vont de l'extrémité de chacune de ſes grandes cornes , à celle des cornes ſupérieures du cartilage thyroïde , dans leſquels on trouve quelquefois des grains cartilagineux diſpoſés comme des grains de chapelet. Une membrane dont la texture eſt aſſez ſerrée unit le bord inférieur du cartilage cricoïde au premier des anneaux de la trachée-artère.

Des Muſcles du Larynx.

Le larynx a des muſcles communs & des muſcles propres. Les premiers le meuvent en totalité ; ils ont été décrits dans la Myologie ſous les noms de ſterno & d'hyo-thyroïdiens. Les ſeconds meuvent les cartilages les uns ſur les autres. Ce ſont les crico-thyroïdiens , les

crico-aryténoïdiens poftérieurs & latéraux , les thyro-aryténoïdiens , les aryténoïdiens obliques , l'aryténoïdien tranfverfal , & les thyro-aryténo & gloffo-
épiglotiques.

Des Crico-Thyroïdiens.

Les crico-thyroïdiens font placés à la
partie inférieure & antérieure du larynx.
Ils montent du tubercule qui eft à la partie moyenne du cartilage cricoïde , au
bord inférieur du cartilage thyroïde , en
s'écartant l'un de l'autre. Ces mufcles
abaiffent le cartilage thyroïde fur le cricoïde , ou plutôt ils lui font faire une
bafcule de haut en bas & de derriere en
devant , pour l'alongement de la glotte.

Des Crico-Aryténoïdiens poftérieurs.

Les crico-aryténoïdiens poftérieurs occupent l'enfoncement qui fe remarque en
arriere au cartilage cricoïde. Leurs fibres
écartées , fe raffemblent en haut & en dehors pour former une efpece de tendon
qui fe fixe à la partie poftérieure & externe
du cartilage aryténoïde qu'ils renverfent
en arriere & qu'ils écartent ; & de cette
maniere , ils alongent & élargiffent la
glotte.

N 2

Des Crico-Aryténoïdiens latéraux.

Ils font aidés dans cette derniere fonction par les crico-aryténoïdiens latéraux, mufcles très-petits, placés de chaque côté fur le bord fupérieur du cartilage cricoïde, & qui vont auffi à la partie poftérieure & externe de la bafe du cartilage aryténoïde.

Des Thyro-Aryténoïdiens.

Les thyro-aryténoïdiens font cachés profondément derriere le cartilage thyroïde, à la partie moyenne duquel ils font attachés d'une part, & de l'autre au devant du cartilage aryténoïde, en gliffant le long de la partie fupérieure des ventricules du larynx. Ces mufcles approchent réciproquement les cartilages thyroïde & aryténoïdes ; ils accoureiffent la glotte, & peut-être caufent-ils dans les ventricules du larynx quelques fecouffes utiles.

Des Aryténoïdiens obliques.

Ce font deux trouffeaux de fibres appliqués l'un à l'autre, derriere les cartilages aryténoïdes, & dont la direction

fe croife. Celui qui va de gauche à droite
eft le plus gros, & le plus en arriere.
Leurs fibres paroiffent fe continuer au-
delà du fommet des cartilages aryténoïdes qu'ils approchent mutuellement.

De l'Aryténoïdien tranfverfal.

L'ufage qu'on vient d'attribuer aux
aryténoïdiens obliques, leur eft commun
avec l'aryténoïdien tranfverfal. Celui-ci
n'eft qu'un trouffeau de fibres tranfverfes
appliquées à la face poftérieure de l'union
des cartilages aryténoïdes, au-devant des
aryténoïdiens obliques, auxquels il eft
collé, & dont il ne paroît pas faire une
partie bien diftincte.

Des Thyro-épiglottiques.

Tous les mufcles dont on vient de
parler font extrêmement petits ; mais
ceux qui reftent le font encore plus.
Les thyro épiglottiques, par exemple,
ne font que des trouffeaux de fibres fort
minces qui montent de la partie poftérieure, interne & inférieure du cartilage
thyroïde, aux bords de l'épiglotte qu'ils
abaiffent vers la glotte.

N 3

Des Aryténo-épiglottiques.

Les aryténo-épiglottiques vont du sommet des cartilages aryténoïdes aux mêmes parties de l'épiglotte. Peut-être sont-ce des fibres des aryténoïdiens obliques, comme il a été dit ci-dessus. Ils abaissent aussi l'épiglotte.

Des Glosso-épiglottiques.

Les glosso-épiglottiques sont les plus petits des muscles du larynx. Ils sont étendus de la base de la langue aux parties latérales & supérieures de la portion étroite de l'épiglotte qu'ils élevent ou qu'ils tiennent élevée.

De la Membrane intérieure & des Glandes du Larynx.

Le dedans du larynx est tapissé d'une membrane d'un blanc tirant sur le rouge, garnie de beaucoup de vaisseaux sanguins & de nerfs qui la rendent très-sensible, & continuellement arrosée d'une mucosité que versent à sa surface les glandes nombreuses qu'elle couvre, & sur-tout le *Peri-glottis*, les glandes aryténoïdiennes

& peut-être auſſi la glande thyroïde. Elle eſt la continuation de celle qui regne au dedans de la bouche , & s'enfonçant le long de la trachée artère , elle ſe répand ſur les bronches & juſques dans l'intérieur du poumon.

Du Peri-glottis.

On donne le nom de *Peri-glottis* au corps glanduleux qui occupe la face ſupérieure & la face inférieure de l'épiglotte , dont les parties communiquent au moyen des trous dont ce cartilage eſt percé. Il a de nombreux tuyaux excréteurs qui s'ouvrent chacun ſéparément ſur la portion de membrane qui répond aux deux faces de l'épiglotte.

Des Glandes Aryténoïdiennes.

Les glandes aryténoïdiennes empruntent leur nom des cartilages au-devant deſquels elles ſont ſituées. Ces glandes ont la figure d'une L , dont la branche la plus alongée ſe continue de derriere en devant ſur le ligament ſupérieur de la glotte.

De la Glande Thyroïde.

La glande thyroïde eſt un corps glanduleux dont le volume est fort considérable, plus gros dans l'enfance que dans l'age adulte, & qui se trouve à la partie inférieure antérieure du larynx, derriere les muscles sterno-thyroïdiens & sterno-hyoïdiens. Sa couleur est d'un brun obscur, & sa forme assez semblable à celle d'un croissant courbé sur sa longueur, dont la convexité est en bas, & la concavité en haut.

Le milieu de la glande thyroïde porte sur le devant du cartilage cricoïde, & sur les deux premiers anneaux de la trachée-artère. Il a peu de largeur, & souvent il n'existe pas ; de sorte que les parties latérales de cette glande sont parfaitement séparées l'une de l'autre. Celles-ci tiennent en arriere sur les côtés du cartilage thyroïde, jusqu'à sa partie supérieure.

La structure intérieure de la glande dont il s'agit, est peu connue. On sait seulement qu'elle est spongieuse, mollasse, & qu'elle renferme intérieurement des vésicules dans lesquelles on trouve quelquefois une liqueur jaunâtre & qui a quelque ressemblance avec l'huile d'amandes douces.

Cette liqueur pénetre-t-elle dans le larinx ? On peut le présumer, car il y a des Anatomistes qui ont trouvé au dedans de cette partie des ouvertures capables d'admettre un ftylet, & qui paroiffoient mener à la glande thyroïde. D'ailleurs, cette glande eft fufceptible de tuméfaction fubite chez les femmes qui mettent des enfans au monde, fans doute par le refoulement de l'humeur qu'elle a coutume de verfer dans le larynx, ou par l'air qui s'introduit dans fon tiffu, au moyen des tuyaux qui fervent à l'excrétion de cette humeur. A quoi il faut ajouter que fa groffeur, le nombre confidérable des vaiffeaux fanguins & des nerfs qu'elle reçoit, fon voifinage du larynx, & fa pofition derriere les principaux mufcles de cette partie qui ne peuvent entrer en contraction fans la comprimer, rendent cette fonction extrêmement vraifemblable.

Le larynx a des artères appellées thyroïdiennes fupérieures & inférieures, des veines qui portent le même nom, & des nerfs qui lui viennent de la huitieme paire fous le nom de nerf laringé, & de nerf récurrent.

Le larynx ne donne pas feulement paffage à l'air qui entre dans la trachée-artère ou qui en fort, il eft encore un des principaux organes de la voix. On a toujours cru que la diverfité des fons que nous formons dépendoit des différens dégrés

d'ouverture de la glotte , & ce fentiment qui s'eft perpétué depuis Hyp-
pocrate jufqu'à nous, a été expofé dans
tout fon jour par M. Dodart. M. Ferrein
enfuite a dit que la voix étoit le réful-
tat du trémouffement des ligamens de la
glotte ébranlée & mis en action par le
paffage de l'air ; de forte que , felon lui,
le larynx , qu'il regarde comme l'unique
organe de la voix , eft un inftrument à
corde & à vent , qu'il nomme dicorde
pneumatique. L'une & l'autre opinion eft
fujette à de grandes difficultés.

DE LA POITRINE.

La poitrine eft la feconde des grandes
cavités du corps. Sa forme extérieure eft
celle d'un cône applati de devant en arriere , & dont la bafe eft en bas & le
fommet en haut. Vue par devant & par
derriere , elle paroît plus large en haut
qu'en bas , eu égard aux mufcles de l'é-
paule & du bras qui y font fixés : vue
fur les côtés , elle eft plus large en bas
qu'en haut.

Cette cavité eft faite par les vertèbres
du dos , les côtes & leurs cartilages ,
le fternum , les mufcles qui rempliffent
les intervalles des côtes , & inférieure-

ment par le diaphragme. Sa cavité intérieure eſt partagée en deux parties , au
moyen d'une cloiſon qui va de devant
en arriere , & que l'on nomme le médiaſtin , & chacune d'elles eſt tapiſſée par
la plèvre. Elle eſt garnie en dehors de
muſcles que recouvrent les tégumens communs , & auxquels on ne remarque rien
de particulier que les mammelles.

DES MAMMELLES.

. Les mammelles , au nombre de deux ,
ſont ſituées à la partie ſupérieure , antérieure & latérale de la poitrine. Leur
forme eſt aſſez connue : on ſait qu'elles
ſont ſurmontées à leur ſommet par un
cercle rougeâtre dans les hommes & dans
les jeunes filles , de couleur brune dans
les femmes âgées , & ſur tout dans celles
qui ont allaité , & du milieu duquel s'é-
leve une protubérance de forme conique ,
& percée à ſon extrémité de pluſieurs
ouvertures d'où s'échappe le lait. Le cercle dont il s'agit eſt l'aréole , & la protubérance qui s'y remarque eſt le mammelon. La peau qui couvre l'un & l'autre
eſt rude & comme rugueuſe , au lieu que
celle qui eſt étendue ſur les mammelles
eſt plus ſouple , plus blanche qu'ailleurs ,

& molle au toucher. Celle de l'aréole renferme dans son épaisseur quelques glandes sébacées dont l'humeur enduit le mammelon pour le mettre à l'abri des excoriations.

Les mammelles sont essentiellement faites par un corps glanduleux qui reste affaissé & sans développement chez les hommes, qui a peu de volume chez les jeunes filles, qui prend de l'accroissement lorsqu'elles arrivent à l'âge de puberté, & plus encore dans le tems de la grossesse, pour se dessécher & disparoître presque en entier chez les femmes âgées. Ce corps dont la forme est semblable à celle des mammelles, est enfermé entre deux feuillets membraneux qui lui sont fournis par le tissu cellulaire, & desquels se détachent de nombreux prolongemens qui s'enfoncent dans son épaisseur.

Examiné intérieurement, il présente plusieurs masses de forme globuleuse, irrégulières, séparées par les prolongemens dont il vient d'être parlé. Chacune d'elles est faite de plusieurs autres semblables, mais plus petites; & celles-ci sont organisées de la même maniere sans qu'on puisse arriver aux glandes élémentaires. On voit entr'elles des tuyaux de toute groffeur, repliés les uns fur les autres, communiquant par-tout enfemble, & pleins de lait chez les femmes enceintes & chez celles qui allaitent. Ils imitent affez bien des circonvolutions d'inteftins. Ces tuyaux paroiffent fe porter en grand nombre au fommet de la mammelle, vers le lieu qui répond à l'aréole ; & là devenus plus petits, ils s'anaftomofent de nouveau pour donner naiffance à un nombre de conduits nommés galacto-phores, qui fe perdent dans le mammelon, dont ils forment l'épaiffeur conjointement avec le tiffu cellulaire qui les lie. Ces conduits font, dit-on, au nombre de quinze.

Les mammelles reçoivent des artères qui viennent des mammaires internes & externes. Leurs veines moins connues fe réuniffent dans le tronc de la mammaire externe. Elles rampent en grande quantité fous la peau, & furtout aux environs de l'aréole, où elles forment des cercles irréguliers. Elles ne reçoivent pas feulement le fang, il paroît auffi qu'une partie de la lymphe & du lait y paffe, puifque du mercure pouffé dans les conduits galacto-phores s'y introduit avec facilité. Cependant la plus grande partie de ces liqueurs eft charriée aux glandes axillaires par des vaiffeaux purement lymphatiques, & qui se voient en grand nombre aux mammelles. Les nerfs de ces parties viennent des nerfs dorsaux.

DE LA PLEVRE ET DU MÉDIASTIN.

La membrane qui tapisse la cavité intérieure de la poitrine, la partage en deux sacs membraneux placés l'un à droite & l'autre à gauche, & parfaitement distincts l'un de l'autre ; de sorte que l'on doit dire qu'il y a deux plèvres. Chacune d'elles est lisse, polie & continuellement arrosée d'une sérosité fort limpide qui s'échappe de ses pores intérieurs sous forme d'exhalaison, du côté qui regarde le dedans de la poitrine. Elles sont au contraire couvertes de tissu cellulaire en dehors, & ce tissu les lie à toutes les parties qui circonscrivent la poitrine, aux vertèbres, aux côtes, à leurs cartilages, au sternum, aux muscles intercostaux, au diaphragme. On l'a pris long-tems, & mal à-propos, pour une partie constituante des plèvres, dont on a dit qu'il formoit la lame externe ; mais ces membranes n'ont qu'une lame membraneuse assez mince, laquelle, ainsi que la plupart des autres membranes, paroît faite par le rapprochement des feuillets du tissu cellulaire.

L'adoſſement des deux plèvres à la par-
ie moyenne de la poitrine , donne naiſ-
ance à une cloiſon qui la partage en deux
cavités, l'une à droite & l'autre à gauche ;
a premiere eſt un peu plus grande que
'autre. C'eſt le médiaſtin. Il régne ſur
toute la longueur de la poitrine , & tient
en devant à la face poſtérieure du ſternum , en bas à la face ſupérieure du diaphragme , & en arriere aux vertèbres du
dos. Sa poſition eſt un peu oblique de
droite à gauche & de haut en bas ; de
ſorte qu'en haut il répond à la partie
droite du ſternum , & en bas à la jonction de cet os avec l'extrémité des cartilages de la ſixieme & ſeptieme vraies côtes , & que ſi on plonge un inſtrument
dans la poitrine à travers l'épaiſſeur de
la partie moyenne du ſternum , cet inſtrument pénétre dans la partie droite de
la poitrine. Winſlow eſt le premier qui
en ait fait la remarpue en 1715 ; mais elle
n'eſt pas conſtante.

Les deux lames du médiaſtin ne ſont
pas appliquées l'une à l'autre dans toute
la longueur de cette cloiſon membraneuſe. On a dit qu'elles étoient écartées
en devant, derriere le ſternum , & qu'il
ſe trouvoit entr'elles un tiſſu cellulaire
& graiſſeux aſſez abondant, au milieu

duquel il pouvoit se former des inflam-
mations & des abscès qui ne communiquent ni avec la partie droite, ni avec
la partie gauche de la poitrine. Les opinions sont fort partagées à ce sujet, parce
que la nature présente la partie antérieure du médiastin sous un aspect très-diffé-
rent dans les différens sujets ; aux uns
elle contient du tissu cellulaire & graisseux, aux autres elle n'en renferme pas,
& les deux lames sont exactement ados-
sées, ce qui rend aisément raison de la
diversité d'avis dont il s'agit.

Les écartemens réels & constans qui
se voient entre les lames du médiastin
sont un supérieur & antérieur, pour loger
le thymus ; un second, moyen & inférieur fort étendu où se trouve le cœur
enveloppé de son péricarde & ses dépendances ; & un troisieme postérieur qui
régne le long du bord entier du médiastin, dans lequel sont reçus l'œsophage,
l'aorte, la veine azygos & le canal thorachique. Ailleurs, c'est-à-dire, en devant,
au dessous du thymus, entre le péricarde,
le sternum & le diaphragme, & en arriere au delà du péricarde, depuis la deu-
xieme vertèbre du dos jusqu'à la onzieme, les deux lames du médiastin se touchent, ce qui a donné lieu de dire fort

improprement qu'il y a deux médiaſtins,
un antérieur & l'autre poſtérieur.

Les plèvres reçoivent leurs artères des
intercoſtales ſupérieures & inférieures, &
des mammaires internes. Leurs veines,
après avoir verſé le ſang qu'elles contiennent dans des veines de même nom,
aboutiſſent à l'azygos. Les nerfs qui s'y
diſtribuent appartiennent aux nerfs dor-
ſaux. Les vaiſſeaux ſanguins & les nerfs
du médiaſtin ont la même origine.

Les plèvres ſervent de tégument intérieur aux cavités de la poitrine. La ſéroſité qui ſuinte de leur face intérieure prévient les adhérences qu'elles pourroient
contracter avec les poumons. Ces viſcères ſont ſéparés par le médiaſtin, de maniere qu'ils ne peuvent ſe gêner réciproquement dans les diverſes poſitions du
corps. Cette cloiſon affermit de plus &
aſſujettit au lieu qu'ils doivent occuper,
le thymus, le cœur, l'œſophage, &c.

Du Thymus.

Le thymus n'occupe pas ſeulement l'é-
cartement de la partie ſupérieure & antérieure du médiaſtin, il ſort encore de
la poitrine & monte le long du col au-
devant de la veine ſouclaviere gauche,

Jufqu'au bas du larynx & quelquefois plus haut. De même on le voit en quelques fujets defcendre affez pour couvrir une partie du péricarde, & même pour aller gagner la face fupérieure du diaphragme. La couleur de ce corps glanduleux eft d'un brun clair & rougeâtre, & fa forme alongée. Il eft toujours partagé en deux lobes quelquefois unis enfemble à leur partie moyenne, & quelquefois féparés & placés l'un à côté de l'autre. Chacun eft terminé en haut & en bas par une pointe dont la fupérieure eft la plus aiguë. On pourroit dire, pour le plus fouvent, qu'il y a deux thymus. Celui du côté droit monte plus haut, defcend plus bas, & eft un peu plus volumineux.

Le thymus paroît fait de lobules affemblés par du tiffu cellulaire, & chacun d'eux l'eft encore par des lobules plus petits. Du refte, on ne peut dire quelle en eft l'organifation intime. Dans l'enfance & la premiere jeuneffe, ce corps glanduleux eft abreuvé d'une affez grande quantité de fuc rougeâtre, qu'on n'y retrouve plus dans un âge avancé, tems où il paroît fe deffécher jufqu'à un certain point, & diminuer de volume ; quoique peut-être il ceffe feulement de prendre un accroiffement relatif à celui des autres

rties. Cependant on ne lui connoît point
e vaiffeaux excréteurs au moyen def-
uels ce fuc foit porté ailleurs.

Le thymus reçoit un grand nombre
artères que lui fourniffent la thyroï-
ienne inférieure, la mammaire interne,
celles que cette derniere produit. Ses
eines fe rendent dans tous les troncs
eineux du voifinage. Ses nerfs, fort pe-
ts, paroiffent appartenir au grand nerf
tercoftal. On ne fait quel en eft l'ufage.
n peut le regarder comme une glande
nglobée d'une contexture molle & lâ-
re, dont l'utilité, quelle qu'elle foit,
t plus grande dans le fœtus & dans l'en-
nce que dans l'âge adulte.

Du Péricarde.

Le péricarde eft un fac membraneux
gé dans l'écartement moyen & inférieur
u médiaftin, dans lequel le cœur & le
mmencement de fes gros vaiffeaux font
ntenus. Sa forme eft conique, & fa ca-
acité apparente plus grande que le vo-
me du cœur ne femble l'exiger ; mais
difproportion qui regne entre ces par-
es, n'a lieu qu'après la mort, tems au-

quel toutes les cavités du cœur font vides du fang qui les rempliffoit.

Trois membranes concourent à former
le péricarde. La premiere & la plus extérieure appartient en même tems au médiaftin, & les deux autres lui font propres. L'une eft fa tunique moyenne ou
tendineufe, & l'autre fa tunique interne
ou capfulaire.

La membrane que le péricarde emprunte du médiaftin ne le couvre point
en entier. Il y a environ un tiers de la
furface de ce fac où cette membrane manque, parce qu'il eft immédiatement appliqué à la partie fupérieure & tendineufe
du diaphragme. Elle eft faite par la plèvre droite & par la gauche.

Celle qui eft au-deffous, & que l'on
appelle la tunique moyenne & tendineufe, préfente des fibres affez marquées fur-
tout au voifinage du diaphragme, duquel
ces fibres paroiffent naître, pour s'élever jufqu'aux ouvertures dont le péricarde eft percé.

Ces ouvertures font au nombre de
neuf, fans compter celle qui, dans le
fœtus, reçoit le canal artériel, & celles
qui tranfmettent les nerfs. Elles donnent
paffage aux vaiffeaux qui fe rendent au
cœur, & à ceux qui en fortent. Six font

veineufes , & trois artérielles. Les ouvertures veineufes répondent aux deux veines caves & aux quatre veines pulmonaires. Les ouvertures artérielles laiffent
fortir l'aorte & les deux branches de l'artère pulmonaire. Il femble que les fibres
de la membrane tendineufe du péricarde
s'écartent & qu'elles faffent une forte
d'entrelacement autour des ouvertures
veineufes , & qu'elles fe prolongent au
contraire au-delà des ouvertures artérielles , en fuivant l'aorte & l'artère pulmonaire.

La membrane interne ou capfulaire du
péricarde , plus étendue que celles dont
il vient d'être parlé , fe réfléchit fur le
cœur & fes dépendances auxquels elle
fournit une enveloppe. Elle eft mince &
adhérente à la membrane tendineufe par
un tiffu cellulaire de peu d'épaiffeur , ce
qui la rend difficile à féparer. Sa furface
intérieure eft liffe, poreufe , & arrofée
d'une humeur qui s'amaffe dans le péricarde , & qui paroît fuinter de fes parois
& de la furface du cœur , fans venir
d'aucune glande.

La quantité de cette humeur varie
beaucoup. Elle eft plus grande en ceux
qui périffent de maladie lente , & fur les
cadavres qui ont été gardés quelque-

tems , parce que la férofité qui s'eft féparée du fang renfermé dans les cavités du cœur, a eu le tems de tranffuder. Cependant on en trouve toujours , & des expériences faites fur des animaux & fur des hommes dont le péricarde étoit ouvert accidentellement, montrent qu'il y en a pendant la vie. Son ufage eft d'affouplir les fibres du cœur , & de prévenir fon adhérence avec le péricarde.

Cette poche reçoit un grand nombre de vaiffeaux fanguins. Ses artères viennent des mammaires internes , des phréniques , des fouclavieres , de l'aorte , des intercoftales , & même quelquefois des artères coronaires. Ses veines vont aux veines de même nom , & communiquent par leur moyen avec les veines fouclavieres & avec l'azygos. Les nerfs du péricarde tirent leur origine de ceux de la huitieme paire , des nerfs intercoftaux , & peut-être auffi des diaphragmatiques qui font collés à fa partie antérieure.

L'ufage de ce fac eft d'envelopper , de contenir & de fufpendre le cœur , fans le gêner dans l'exercice de fes fonctions.

Du Cœur.

Le cœur eft un mufcle creux & dont

figure approche d'un cône applati d'un
ôté feulement. On le divife en bafe, en
ointe, en faces, dont une convexe, l'au-
re plate, & en deux bords, l'un arrondi,
autre tranchant. Il renferme deux cavi-
és connues fous le nom de ventricules,
ont chacune communique avec une au-
re qui répond à fa bafe, & qui paroît y
tre ajoutée. Celles-ci font les oreillet-
es. Il y a un ventricule & une oreillette
chaque côté du cœur. Les ventricules
haffent le fang dans les artères, les
reillettes le reçoivent des veines. Le
ventricule droit donne naiffance à l'artère
pulmonaire, & le gauche à l'aorte. Les
veines-caves, l'une fupérieure, l'autre in-
érieure, aboutiffent à l'oreillette droite,
& les quatre veines pulmonaires, deux
droites & deux gauches, vont fe rendre
dans la gauche.

La fituation du cœur dans le péricarde
eft telle que fa bafe eft à droite, en arriere & en haut, fa pointe à gauche, en
devant & en bas; fa face convexe à droite
& en haut; fa face plate un peu à gauche & en bas; fon bord arrondi en arriere & à gauche, & fon bord tranchant
en devant & à droite. Quoique, fans doute, cette fituation foit toujours la même
dans les perfonnes qui jouiffent d'une

bonne santé, la pofition générale du cœur change dans bien des circonftances. Ce vifcère s'éleve & s'abaiffe avec le diaphragme dans les mouvemens de la refpiration, & il fe porte à droite, à gauche, en devant & en arriere, fuivant les diverfes attitudes du corps, ainfi qu'il eft aifé de s'en convaincre en cherchant avec les doigts à quelle partie de la poitrine fes battemens fe font fentir, lorfque ces attitudes varient.

Pour mettre quelque ordre dans la defcription du cœur, on parlera des parties qui le compofent fuivant la maniere dont leurs fonctions fe fuccédent ; ainfi on fera d'abord connoître l'état des veines-caves dans le péricarde, puis l'on décrira l'oreillette droite, le ventricule droit, l'artère pulmonaire, les veines pulmonaires, l'oreillette gauche, le ventricule gauche, & enfin l'aorte,

Des Veines-caves.

La veine-cave fupérieure eft encore appellée veine-cave defcendante, & l'inférieure veine-cave afcendante eu égard à la direction du fang qui les traverfe. Elles aboutiffent toutes deux à la partie poftérieure de l'oreillette droite, & paroiffent

roiſſent ſituées directement l'une au-deſſus de l'autre ; mais il eſt facile de voir
que la ſupérieure deſcend de droite à
gauche & de derriere en devant & que
l'inférieure monte auſſi de droite à gauche , mais de devant en arriere , de ſorte
qu'elles forment une eſpece d'angle rentrant à droite , & ſaillant à gauche. La
premiere parcourt un chemin aſſez long
au-dedans du péricarde , au lieu que la
ſeconde , plus courte , va s'ouvrir dans
l'oreillette auſſi-tôt qu'elle a traverſé le
diaphragme.

On avoit penſé que les deux veines
caves n'en faiſoient qu'une ſeule , dilatée
à ſa partie moyenne inférieure pour donner naiſſance à l'oreillette droite , & que
le ſang qui vient par la ſupérieure pouvoit s'oppoſer à celui que l'inférieure
fournit. En conſéquence on a cru qu'il
devoit y avoir intérieurement à l'endroit
de l'union de ces veines , une eſpece
d'éperon qui changeât ſon cours , & qui
le dirigeât vers l'oreillette. C'eſt ce que
l'on appelle le tubercule de Lower. Mais
le tubercule eſt un être de raiſon dont
la nature a ſu ſe paſſer , en donnant aux
veines caves l'inclinaiſon dont il vient
d'être parlé.

De l'Oreillette droite.

L'oreillette droite est d'une étendue assez considérable. Elle est située au-devant & à la partie gauche de la réunion des deux veines caves, & terminée antérieurement par une appendice pointue, dentelée sur ses bords, inégalement bosselée, en quelque façon semblable à une oreille de chien, & qui a déterminé le nom sous lequel on la désigne.

L'oreillette droite est en quelque façon adossée à la gauche, dont elle n'est séparée que par une cloison médiocrement épaisse. Dans l'adulte, cette cloison présente au-dessous de sa partie moyenne un enfoncement dont le bord supérieur est fort élevé ; c'est ce qu'on nomme la fosse ovale, quoique la forme en soit à peu près circulaire. On y distingue deux bords ou piliers, un antérieur & gauche, & l'autre postérieur & droit. La fosse ovale est plus profonde en haut qu'en bas. On y voit toujours une ouverture dont les dimensions varient, & qui mene dans l'oreillette gauche, de sorte qu'une petite portion du sang contenu dans l'oreillette droite, peut passer dans la gauche.

Dans le fœtus, la fosse ovale est rem-

placée par une ouverture de même forme,
& qu'on nomme le trou ovale ou le trou
de Botal. Ce trou libre du côté droit,
est garni du côté gauche par une valvule
faite en maniere de croissant, dont le
bord convexe est en bas, & se confond avec
la partie inférieure de la cloison des oreillettes, & dont le bord concave est en
haut & ne tient à rien, de sorte que le
sang peut aisément passer de droite à gauche, mais ne pourroit revenir de gauche
à droite. On diroit que le trou ovale a
été fait par une cause méchanique qui auroit agi sur la cloison des oreillettes de
bas en haut & de droite à gauche, & qui
en auroit renversé le lambeau de ce dernier côté.

La présence du trou ovale indique
assez que le sang circule autrement dans
le cœur du fœtus que dans celui de l'a-
dulte. Galien, qui l'a observé le premier,
a pensé qu'il permettoit à une partie du
sang des deux veines-caves de se porter
dans l'oreillette gauche, après que celui
de la supérieure s'étoit mêlé avec celui
de l'inférieure. Mais l'inclinaison respective de ces deux veines, la situation du
trou ovale qui n'est pas au milieu mais
au bas de la cloison des oreillettes, le
bord de ce trou qui est fort saillant à

sa partie supérieure, & plusieurs autres circonstances montrent qu'il ne laisse passer que le sang de la veine-cave inférieure qui entre en entier dans l'oreillette gauche, pendant que celui de la veine-cave supérieure entre dans la droite.

Les parois de l'oreillette droite ont une épaisseur médiocre, & plus grande en quelques endroits qu'en d'autres, où elle est augmentée par des faisceaux de fibres charnues qui font saillie à sa face interne, & qui s'y entrecroisent sous des angles différens. Ces faisceaux, faciles à distinguer par-tout, font plus remarquables au-dedans de l'appendice qui la termine antérieutement, qu'ailleurs.

L'oreillette droite renferme deux valvules connues sous le nom de valvule d'Eustache & de valvule des veines coronaires. La premiere, plus grande, tient par son bord convexe & inférieur à l'union de l'oreillette & de la veine-cave inférieure, & par ses deux extrémités, au pilier antérieur du trou ovale & à la partie antérieure & gauche de la veine-cave. Son bord concave & supérieur est libre & flottant. Cette valvule n'est pas entierement membraneuse dans tous les sujets. Il y en a chez qui son bord supérieur forme une espèce de réseau. Elle est plus grande, proportion gardée, dans le fœtus, que dans l'adulte où elle difparoît fouvent en entier, ce qui a fait croire que fes ufages n'étoient relatifs qu'au fœtus. Mais elle paroît être utile dans tous les tems de la vie, & deftinée à empêcher le fang de l'oreillette droite d'être refoulé dans la veine-cave inférieure.

La valvule des veines coronaires, moins grande, mais plus conftante, eft auffi due à Euftache. Elle fe trouve à la partie poftérieure & inférieure de l'oreillette droite au bas de la cloifon qui la fépare de la gauche, à l'embouchure du tronc commun des veines coronaires. Sa forme eft auffi celle d'un croiffant fixé par fon bord convexe, & libre du côté de fon bord concave. Sans doute elle prévient également le refoulement du fang, de l'oreillette droite, dans le finus des veines coronaires.

Du Ventricule droit.

L'oreillette droite communique avec le ventricule de fon côté par une large ouverture de forme ronde, & bordée d'une zone blanchâtre que l'on a regardée comme un des tendons du cœur, parce que fes fibres y paroiffent fort rapprochées. Cette ouverture donne attache à une membrane qui y est fixée par un de ses bords, & qui descend dans le ventricule où elle est en quelque sorte flottante, n'y étant attachée que par quelques filets qui paroissent comme tendineux. C'est ce qu'on nomme la valvule tricuspide ou tryglochine, eu égard aux trois pointes ou languettes qu'elle présente inférieurement. Celle de ces languettes qui regarde l'embouchure de l'artère pulmonaire est plus large que les autres, pour empêcher que le sang qui vient de l'oreillette droite ne se porte du côté de cette artère, & ne la remplisse.

La valvule tricuspide permet aisément au sang de l'oreillette droite de passer dans le ventricule droit; mais lorsqu'il y est une fois arrivé & que le cœur se contracte, elle ne lui permet pas de repasser dans l'oreillette; car alors les cordages tendineux qui la fixent venant à se relâcher, elle est soulevée par le flot du sang, & ferme l'ouverture commune à l'oreillette & au ventricule. Cependant il est vraisemblable qu'il se fait un reflux de la portion de sang contenue dans l'espece d'entonnoir que représente la valvule. C'est sans doute ce reflux subit qui excite dans l'oreillette les battemens qui s'y remarquent , & qui font alternatifs avec ceux du ventricule.

Le ventricule droit préfente une cavité affez ample , & qui s'étend de la bafe du cœur , jufqu'auprès de la pointe de cet organe. Ses parois ont peu d'épaiffeur , fi on les compare avec ceux du ventricule gauche , & cette épaiffeur eft moindre aux deux extrémités du ventricule qu'à fa partie moyenne. On y voit partout des faifceaux de fibres, faillans , diverfement inclinés , affez femblables à ceux de l'oreillette , mais plus confidérables & plus nombreux. Quelques - uns dont la groffeur furpaffe de beaucoup celle des autres , ont l'apparence de colonnes charnues difpofées de la bafe à la pointe du cœur, & ils en portent le nom. Les aréoles que ces faifceaux laiffent entr'eux font fans nombre , & de toutes les formes poffibles. Quelques-uns ont cru que plufieurs veines du cœur venoient s'y ouvrir , & qu'elles verfoient immédiatement le fang qui les traverfe dans le ventricule, fans le conduire par les routes ordinaires de la circulation. Ces veines appellées veines de Thébéfius , du nom de leur inventeur , font rejettées par quelques Anatomiftes modernes qui ne trouvent pas les preuves qu'on a données de leur exiftance affez claires , & qui penfent qu'elles établiroient une exception trop frappante aux régles que la nature fuit dans l'ordre de la circulation.

Le ventricule droit eft féparé du gauche par une cloifon épaiffe qui n'eft percée d'aucune ouverture. Le lieu de cette féparation fe diftingue au dehors du cœur par deux fillons fitués l'un à fa face fupérieure & convexe , & l'autre à fa face inférieure & plate jufqu'à fa pointe , & qui renferment des rameaux confidérables d'artères & de veines coronaires. Ces fillons partagent la pointe même du cœur en deux parties , une plus alongée qui appartient au ventricule gauche , l'autre moins longue qui appartient au droit.

De l'Artère pulmonaire.

L'artère pulmonaire s'éleve de la partie antérieure , fupérieure & gauche du ventricule droit. Elle monte obliquement de droite à gauche & de devant en arriere , & fe divife bientôt en deux branches , une droite plus groffe qui fe porte tranfverfalement derriere l'aorte pour aller gagner le poumon de fon côté , l'autre gauche , plus petite , qui monte prefque parallélement à l'aorte au-deffous de fa croſſe, & qui va au poumon gauche. Le tronc de l'artère pulmonaire eſt plus gros que celui de l'aorte. On y voit intérieurement, près le ventricule droit, trois valvules connues ſous le nom de valvules ſygmoïdes ; elles ont la forme d'un panier de pigeon ou plutôt d'un croiſſant dont le bord inférieur & convexe tient à l'ouverture du ventricule, & dont le bord ſupérieur & concave eſt libre & flottant dans la cavité de l'aorte. Ce bord eſt partagé en deux par un tubercule mitoyen de forme arrondie. Les valvules ſygmoïdes, quoique fort minces, renferment quelques fibres charnues dans leur épaiſſeur. Leur uſage eſt manifeſtement de s'oppoſer au retour du ſang de l'artère pulmonaire dans le ventricule.

Dans le fœtus, l'artère pulmonaire au lieu de ſe diviſer en deux branches, comme il vient d'être dit, continue de marcher dans la direction qui lui a été aſſignée, juſqu'à ce qu'elle rencontre l'aorte, à laquelle cette artère s'unit au-deſſous de la naiſſance de la ſouclaviere gauche, en formant un angle très-aigu de droite à gauche & de haut en bas. Les deux artères qui vont aux poumons s'en ſéparent chacune de leur côté ; mais elles ſont extrêmement petites & diminuent peu fenfiblement fa groffeur. La portion de cette artère qui s'étend depuis la naiffance de l'artère pulmonaire jufqu'à l'aorte , porte le nom de canal artériel. Ce canal conduit à l'aorte la plus grande partie du fang qui vient du ventricule droit , & le fouftrait aux poumons qu'il ne pourroit traverfer , parce que ces vifcères font repliés fur eux mêmes , & qu'ils font encore fans fonctions. Il augmente auffi par fa réunion avec cette artère , la force avec laquelle le fang y coule , afin qu'il puiffe parcourir les artères ombilicales , & la maffe anfractueufe du placenta.

Les deux branches de l'artère pulmonaire forment chacune une arcade qui embraffe la bronche de fon côté , & qui eft couverte antérieurement par les veines pulmonaires. Enfuite elles fe ramifient de tous les côtés dans la fubftance du poumon , où elles fe perdent fur les membranes dont les véficules de ces vifcères font formées.

Des Veines pulmonaires.

Les extrémités des artères pulmonaires vont enfin s'ouvrir dans les dernieres ramifications des veines de même nom.

Celles-ci fe réuniffent les unes aux autres , & forment enfin quatre gros troncs
veineux dont deux fortent du poumon
droit , & deux du poumon gauche
Ce font les veines pulmonaires. Celles
du poumon droit font fituées un peu
plus bas que celles du poumon gauche.
Elles font cachées par la réunion des
veines-caves. La fupérieure couvre une
partie de l'artère pulmonaire , & monte
de bas en haut , & l'inférieure defcend.
Leurs orifices dans l'oreillette gauche font
peu diftans l'un de l'autre. Ceux au contraire des veines pulmonaires gauches font
féparés par un plus grand intervalle Ces
veines d'ailleurs font un peu plus élevées
& fe laiffent facilement appercevoir au-
dedans du péricarde. La fupérieure plus
groffe , monte au-devant de l'artère pulmonaire ; l'inférieure defcend.

De l'Oreillette gauche.

L'oreillette gauche a beaucoup moins
de capacité que la droite , à la partie
poftérieure & gauche fur laquelle on la
trouve adoffée. Elle fe termine de même
antérieurement par une efpèce de cul-de-
fac ou d'appendice terminée en pointe, inégalement boffelée, dont la fituation ré-

pond à la partie gauche de la naissance de l'aorte. Sa substance est membraneuse & charnue, mais on n'y voit point de ces fibres saillantes qui se rencontrent par-tout dans l'oreillette droite. Son appendice seule en est garnie. Les restes du trou ovale y sont assez difficiles à appercevoir. Les veines pulmonaires viennent s'y rendre, deux à droite & deux à gauche. Enfin elle communique avec le ventricule gauche par une large ouverture de forme ronde, & autour de laquelle ses fibres plus rapprochées qu'ailleurs, forment une espèce de tendon, comme à l'entrée du ventricule droit.

Du Ventricule gauche.

Il descend du bord de l'ouverture commune à l'oreillette & au ventricule gauche, une membrane qui se porte dans cette derniere cavité, où elle se termine par plusieurs découpures ou languettes dont deux sont beaucoup plus considérables que les autres, ce qui lui a fait donner le nom de valvule mitrale. Cette valvule, ainsi que celle du ventricule droit, est fixée par un grand nombre de filets tendineux qui s'attachent aux colonnes charnues du ventricule. De ses deux parties principales, celle qui regarde l'embouchure de l'aorte est la plus large, pour empêcher sans doute que le sang qui tombe de l'oreillette ne s'engage sur le champ dans cette artère. L'usage de la valvule mitrale est semblable à celui de la valvule tryglochine. Elle permet au sang de l'oreillette d'entrer dans le ventricule, & s'oppose à son retour dans l'oreillette. Cependant la portion de ce fluide qui remplit l'espèce d'entonnoir formé par la valvule mitrale, y est refoulée, comme il arrive au ventricule droit.

Le ventricule gauche s'étend de la base du cœur à sa pointe. Il est beaucoup plus épais que le droit. Il a aussi plus de longueur, mais sa largeur est moindre, & en tout on peut assurer qu'il a moins de capacité. Cette différence n'a pas seulement lieu entre les ventricules. On remarque aussi que l'oreillette droite est plus ample que la gauche, & que les dimensions de l'artère pulmonaire l'emportent sur celles des veines du même nom.

Les Anatomistes ont cherché à expliquer cette disposition qu'ils ont cru exister dans l'homme vivant comme après sa mort. Mais il paroît qu'elle dépend de la difficulté que le sang trouve à sortir des cavités droites du cœur pendant les

derniers inſtans de la vie , au lieu qu'il
s'échappe aiſément de ſes cavités gauches,
de ſorte que les premieres reſtent pleines , & que les ſecondes demeurent vides ; d'où il réſulte que l'inégalité des parties droite & gauche du cœur n'eſt qu'apparente , & qu'il n'y en a réellement aucune tant que les mouvemens du cœur
& ceux des poumons s'exercent librement.

De l'Aorte.

L'artère aorte s'éleve de la partie ſupérieure , poſtérieure & droite du ventricule gauche , & ſe porte d'abord obliquement de gauche à droite & de bas
en haut. Elle ſort enſuite du péricarde
& va de droite à gauche & de devant
en arriere en formant une courbure conſidérable qui l'approche de la troiſieme
vertèbre du dos ; puis elle deſcend de
haut en bas le long de la partie gauche
des autres vertèbres du dos, traverſe le
diaphragme , pénétre dans la cavité du
bas-ventre & continue de deſcendre au-
devant des vertèbres des lombes, juſqu'à
la derniere ſur laquelle cette artère ſe diviſe en deux branches connues ſous le
nom d'artères iliaques.

L'aorte préſente à ſa ſortie du ventricule gauche trois boffelures ou élévations qui répondent à un pareil nombre d'enfoncemens qui s'y voient intérieurement. Ce font les petits finus de l'aorte, pour les diftinguer d'un autre finus qui fe rencontre à l'endroit où elle fe courbe de droite à gauche, & que l'on appelle le grand finus de l'aorte. On ne fait quel eft l'ufage de ces finus obfervés pour la premiere fois par Valfalva. Peut-être font-ils l'effet de la force avec laquelle le fang pouffé dans l'aorte par la contraction du ventricule gauche, fait effort pour y rentrer. Il en eft empêché par trois valvules fygmoïdes placées à l'embouchure de l'aorte, comme celles qui fe remarquent à l'entrée de l'artère pulmonaire, & dont la forme, la difpofition & la ftructure font les mêmes. Quelques-uns ont cru que les petits finus qui répondent à ces valvules pourroient être deftinés à les recevoir pour qu'elles gênaffent moins le cours du fang dans l'aorte ; mais ces cavités ont plus de profondeur qu'il n'en faudroit pour remplir cette fonction, & fi tel étoit leur ufage, on en trouveroit fans doute de femblables dans l'artère pulmonaire.

On voit à l'embouchure de l'aorte, &

très près des valvules dont il vient d'être parlé, deux ouvertures placées à sa partie antérieure, l'une à droite & l'autre à gauche. Elles répondent à un pareil nombre d'artères qui se distribuent à la substance du cœur & à celle de ses oreillettes, sous le nom d'artères coronaires, & qui ont été décrites dans l'Angéiologie.

Le voisinage des valvules sygmoïdes & des embouchures des artères coronaires, a fait penser que ces artères ne recevoient point le sang du cœur, & qu'il n'y pénétroit que lors de la contraction de l'aorte, tems où les valvules s'abaissent vers le ventricule, & doivent cesser de les boucher. On croyoit que la nature avoit ainsi disposé les choses, de peur que le sang ne se portât au cœur avec trop d'impétuosité, & qu'il n'eut quelque peine à le traverser dans un tems où toutes ses parties sont fortement rapprochées; mais l'expérience prouve le contraire. Si on ouvre une des artères coronaires sur un animal vivant, on voit le sang en sortir & s'élancer dans le tems même de la systole du cœur. D'ailleurs, on voit au-dedans de l'aorte une espèce de bourrelet qui répond au bord supérieur des valvule

fygmoïdes , & ce bourrelet eft conftamment au-deffous de l'embouchure des artères coronaires.

Le cœur a des veines qui répondent à
fes artères. La principale que l'on nomme
auffi coronaire , fe contourne fur la bafe
de ce vifcère. C'eft elle dont l'ouverture répond dans l'oreillette droite à la partie
inférieure de la cloifon qui fépare cette
oreillette de la gauche , & qui eft garnie
de la valvule dont il a été parlé précé-
demment. Elle envoie des branches confidérables fur les deux faces du cœur ,
le long des fillons qui s'y remarquent.

Outre les veines coronaires , le cœur
en a d'autres que l'on nomme innominées
ou veines antérieures. Elles rampent fur
la face antérieure & droite du cœur , &
fur celle de l'oreillette droite du même
côté , dans laquelle ces veines vont s'ouvrir. Le cœur a auffi des nerfs nombreux
qui lui font fournis par la huitieme paire
& le nerf intercoftal , comme il a été dit
dans la Névrologie.

Le cœur eft compofé de fibres mufculeufes enfermées entre deux membranes
dont l'extérieure eft une continuation de
la tuniqne capfulaire du péricarde qui fe
réfléchit fur les gros vaiffeaux du cœur
& leur fournit une enveloppe qui fe pra-

longe fur toutes les parties de cet organe, & dont l'intérieure n'eft autre chofe que celle qui va tapiſſer enfuite le dedans des artères & des veines. La diſpofition des fibres mufculeufes du cœur eft très-difficile à déméler. On croit que chaque oreillette & chaque ventricule a les fiennes, & que les deux mufcles particuliers qui forment le ventricule font enfermés par un troifième mufcle qui leur eft commun.

Chaque partie du cœur a deux mouvemens auxquels on donne les noms de diaftole & de fyftole. Elles fe dilatent dans le premier, & fe reſſerrent dans le fecond. Ces mouvemens n'ont pas lieu en même-tems dans les oreillettes & dans les ventricules. Quand elles fe contractent, les ventricules fe dilatent & *vice versâ.* Les gros vaiſſeaux du cœur éprouvent des mouvemens femblables. Les veines fe dilatent dans le tems de la contraction des oreillettes, c'eft-à-dire, en même-tems que les ventricules; & les artères en même-tems que les oreillettes.

L'effet de ces mouvemens eft de faire paſſer le fang qui revient de toutes les parties du corps par les veines-caves, à travers les cavités du cœur, & de le pouſſer dans les artères qui le diftribuent

partout, & qui le tranſmettent aux veines pour être ramené de nouveau au cœur;
ce qui conſtitue la circulation du ſang,
fonction importante, abſolument inconnue aux Anciens, dont on n'a commencé
à avoir quelques notions que vers le milieu du ſeizieme ſiècle, & qui n'a été parfaitement connue qu'au tiers du dix-ſep-
tieme, tems auquel le célebre Harvée l'a
décrite dans une Diſſertation publiée en
1728.

Pour concevoir en quoi elle conſiſte,
il faut ſuppoſer que toutes les cavités du
cœur & les artères étant vides, le ſang
afflue dans les veines, & vient ſe rendre
dans l'oreillette droite par les deux veines caves. Cette poche en eſt d'abord dilatée; mais bientôt fatiguée par la pré-
ſence de cette liqueur, elle ſe contracte
& le pouſſe dans le ventricule droit, ne
pouvant le faire repaſſer dans les veines
que l'on ſuppoſe pleines.

L'abaiſſement de la valvule tryglochine
ou tricuspide, permet au ſang de s'introduire dans le ventricule droit qui en
eſt rempli, ſans qu'il puiſſe s'échapper
par l'ouverture de l'artère pulmonaire,
laquelle eſt alors bouchée par la plus
grande des languettes de la valvule en
queſtion. Le ventricule ſe contracte, la

valvule tryglochine dont les cordages font relâchés par cette contraction même, fe souleve vers l'oreillette, & le fang eft chaffé dans l'artère pulmonaire, excepté la portion qui occupoit l'entonnoir formé par la valvule tryglochine, comme il a été dit précédemment.

Les valvules fygmoïdes fituées à l'entrée de l'artère pulmonaire ne s'oppofent point au paffage du fang qui fort du ventricule & qui remplit cette artère. Mais quand celle-ci vient à fe contracter, les valvules dont il s'agit s'abaiffent vers le ventricule, & empêchent le fang d'y revenir. Il eft forcé d'enfiler les routes pulmonaires, & de les parcourir jufqu'à l'origine des veines. Celles-ci en font remplies à leur tour, & le verfent dans l'oreillette gauche qui en eft dilatée, & dont les contractions le forcent d'entrer dans le ventricule du même côté, parce que la plénitude des veines l'empêche d'y refluer.

La valvule mitrale dont l'orifice du ventricule gauche eft garni, fait ici la même fonction que la valvule tryglochine qui fe voit à l'entrée du ventricule droit. Elle s'affaiffe pour favorifer l'introduction du fang, & fa partie la plus large s'oppofe à l'entrée de cette liqueur dans l'artère aorte. La contraction du ventricule lui permet de se soulever du côté de l'oreillette & de s'opposer au retour du sang dans cette cavité, excepté la portion contenue dans l'entonnoir qu'elle forme. Enfin le sang est lancé dans l'aorte qui le distribue à toutes les parties du corps, d'où il doit revenir par les veines, ne pouvant entrer dans le ventricule par rapport à la présence des valvules sygmoïdes.

Dans le fœtus, les choses se passent différemment. Le sang qu'il reçoit de la veine ombilicale arrive à l'oreillette droite par la seule veine-cave inférieure. La direction de cette veine inclinée de droite à gauche & de devant en arriere, le conduit vers le trou ovale situé au bas de la cloison qui sépare l'union des veines-caves d'avec l'oreillette gauche, & il passe en entier dans cette oreillette, sans qu'aucune portion de ce fluide puisse entrer dans la droite, qui est en quelque sorte bouchée par la partie postérieure & la plus large de la valvule d'Eustache.

De l'oreillette gauche le sang tombe dans le ventricule du même côté, & passe dans l'aorte. Les trois branches qui s'élevent de la partie supérieure de la crosse de cette artère, sous le nom de tronc commun de la carotide & de la fouclaviere droite, & fous ceux de carotide & de fouclaviere gauche, en portent la plus grande partie à la tête & aux extrémités fupérieures, d'où il revient par des veines qui le dépofent dans la veine-cave fupérieure.

Celle-ci, inclinée de derriere en devant & de droite à gauche, le verfe dans l'oreillette droite. Nulle portion de ce fang de la veine-cave fupérieure ne peut fe mêler à celui de l'inférieure pour aller au trou ovale. Il en eft empêché par la fituation de ce trou qui eft plus bas que l'orifice du ventricule, par le bourrelet que forment fupérieurement les bords du trou ovale, & par la valvule d'Euftache. Il entre donc en entier dans le ventricule droit qui le pouffe dans l'artère pulmonaire ; mais comme celle-ci fe continue jufqu'au bas de la croffe de l'aorte, dans laquelle elle s'ouvre au deffous de la fouclaviere gauche, en faifant un angle très-aigu, ce fang paffe prefqu'en totalité dans l'aorte inférieure qui le conduit au placenta par les artères ombilicales.

On voit donc premierement que le fang de la veine-cave fupérieure & celui de la veine-cave inférieure ne fe mêlent pas, comme on l'a cru depuis Galien jusqu'à nous, pour pénétrer en partie dans l'oreillette gauche par le trou ovale. Secondement que le sang de chacune des deux veines-caves a sa destination particuliere & distincte ; & troisiemement, que dans le fœtus, le sang décrit une espèce de huit de chiffre, & que la circulation s'y exécute suivant des loix inconnues jusqu'ici.

L'irritabilité, cette propriété singuliere des fibres musculeuses des animaux, qui les fait se contracter lorsqu'elles sont touchées par quelqu'agent capable d'exciter de l'irritation, est incontestablement la cause des mouvemens du cœur, & par conséquent de la circulation. Les cavités de cet organe fatiguées par la présence du sang qui les remplit alternativement, se resserrent les ùnes après les autres, & forcent le sang de s'en échapper. Cela est si vrai, que les cavités droites dans lesquelles le sang s'accumule, sans pouvoir en sortir, pendant les derniers momens de la vie, conservent plus long-tems que les gauches, la faculté de se mouvoir, ce qui les a fait appeller l'*ultimum moriens*, comme elles sont le *primum vivens*, parce que ce sont elles qui se remplissent & qui battent les premieres, & qu'il est très-aisé de ranimer l'action du cœur sur un animal récemment tué, en faisant couler dans les veines & passer dans les cavités de cet organe de l'eau tiede, qui n'ayant par elle-même aucune qualité irritante, ne peut agir sur lui que par son poids, & par la foible chaleur qu'on lui a communiquée.

DES POUMONS.

Les poumons, au nombre de deux, sont des viscères spongieux logés dans les cavités droite & gauche de la poitrine, & séparés l'un de l'autre par le médiastin & par le cœur. La figure en est semblable à celle des cavités qu'ils remplissent, c'est à-dire, qu'ils représentent un cône applati de devant en arriere, dont la partie la plus large est coupée obliquement dans le même sens, & un peu concave pour répondre à la convexité du diaphragme.

Chaque poumon a sa base qui en est la partie inférieure, son sommet, deux faces, outre celle de sa base, une interne légérement concave par laquelle ils se regardent, une externe plus convexe en arriere qu'en devant, & deux bords, un postérieur arrondi, un antérieur tranchant. Ils sont aussi partagés en plusieurs lobes,

trois

trois ou quatre du côté droit, deux ou trois seulement du côté gauche où le poumon est le plus petit, & où l'on voit antérieurement une échancrure qui répond à la pointe du cœur.

La couleur des poumons varie beaucoup dans les différens tems de la vie. Dans le fœtus qui n'a pas encore respiré, & où ils sont affaissés sur eux mêmes & réduits à un fort petit volume, ils sont d'un rouge brun qui approche assez de la couleur du foie ; dans les enfans, ils sont d'un rouge vermeil ; dans l'âge adulte, ils deviennent d'un blanc sale & parsemé de taches bleues, & cette teinte qui augmente de plus en plus avec le tems, les fait paroître comme livides dans un âge un peu avancé & dans la vieillesse.

Les poumons sont libres & sans adhérence dans la poitrine, excepté le long de leur bord postérieur, auquel tient une duplicature membraneuse que l'on nomme le ligament du poumon, & à leur partie supérieure & moyenne, du côté par où ils se regardent, endroit qui donne passage aux bronches & aux gros vaisseaux de ces viscères. Leur surface est continuellement humectée de la sérosité qui suinte des pores de la membrane dont ils sont couverts.

Cette membrane leur eſt fournie par les plèvres dont chacune ſe réfléchit autour du poumon de ſon côté , de même que la tunique interne. ou capſulaire du péricarde ſe réfléchit pour couvrir le cœur , les oreillettes & les gros vaiſſeaux.

La ſubſtance des poumons eſt caverneuſe & vaſculaire , & compoſée d'un grand nombre de lobules ſéparés les uns des autres par le tiſſu cellulaire qui accompagne les gros vaiſſeaux. On les apperçoit lorſqu'après avoir fait une ouverture à la membrane qui couvre les poumons , on pouſſe de l'air dans ce tiſſu. Leur forme eſt héxaèdre. Ils ſont eſſentiellement compoſés de l'épanouiſſement des dernieres extrémités des bronches & des vaiſſeaux pulmonaires.

Les bronches ſont les deux parties qui réſultent de la diviſion de la trachée-artère. Ce canal qui commence au-deſſous du larinx, eſt un tuyau cartilagineux & membraneux qui conduit l'air aux poumons. Il deſcend le long du col au-devant de l'œſophage. Quand il eſt parvenu à la poitrine il s'enfonce un peu en arriere & ſe loge dans la partie ſupérieure du médiaſtin. Mais il ſe diviſe bientôt en deux branches, dont la droite plus courte &

plus groſſe, paroît être la continuation du tronc. Toutes deux ſe plongent dans le poumon de leur côté.

La trachée-artère eſt cartilagineuſe en devant & membraneuſe en arriere. Sa portion cartilagineuſe eſt faite de ſeize à vingt cartilages applatis & courbés en maniere de cerceaux, placés de champ les uns ſur les autres, & liés enſemble par une membrane forte & élaſtique qui leur ſert de périchondre, & que quelques-uns ont cru muſculeuſe. Sa portion membraneuſe eſt faite par des fibres manifeſtement charnues qui vont d'une extrémité de chaque cartilage à l'autre, & qui ſont par conſéquent placées en travers, ſans aucun mélange de fibres longitudinales. Toutes deux ſont couvertes en deſſus par un tiſſu cellulaire, dont les feuillets rapprochés lui donnent l'apparence d'une membrane, & dans l'épaiſſeur duquel ſe trouvent en arriere, un grand nombre de glandes iſolées pour la plupart, & garnies chacune d'un tuyau excréteur qui verſe dans la trachée-artère une mucoſité propre à humecter la ſurface intérieure de ce canal. Elles ſont tapiſſées en dedans par une membrane rougeâtre, muqueuſe, & d'une grande ſenſibilité.

La ſtructure des bronches eſt la même

que celle de la trachée-artère. Elles ont une portion cartilagineuse placée en devant , & une portion membraneuse située en arriere , & cette difpofition a lieu jufqu'à leur derniere divifion , fi ce n'eft que les anneaux cartilagineux dont elles font formées ne font pas entiers , mais compofés de plufieurs pieces. On remarque encore à tous les endroits où elles fe divifent des corps molaffes , de forme conglobée, d'un volume qui varie depuis celui d'une féve d'haricot jufqu'à celui du plus petit pois, de couleur brune tirant fur le noir, pénétrés d'un fuc abondant dans la premiere jeuneffe, & dont l'organifation n'eft point encore connue. On les croit deftinés à filtrer une partie de l'humeur qui arrofe l'intérieur des poumons , & on leur donne le nom de glandes bronchiales.

Les bronches fe ramifient dans les poumons à la maniere des vaiffeaux fanguins. On les voit d'abord fe partager en groffes branches ; celles-ci en branches plus petites , ces dernieres en ramifications , les ramifications en tuyaux plus minces encore , & enfin arriver à des divifions qu'il n'eft pas poffible de fuivre. On a cru que la derniere extrémité de chacune aboutiffoit à une véficule de forme ronde , & que l'affemblage de ces véficules produifoit enfin les lobules dont il a été parlé. Peut-être la fubftance intérieure des poumons eft-elle purement celluleufe ou fpongieufe, au lieu d'être véficulaire.

Quoi qu'il en foit, cette fubftance eft arrofée par les vaiffeaux pulmonaires & par les vaiffeaux bronchiques. Les uns naiffent, comme on fait, du ventricule droit du cœur, & retournent à fon oreillette gauche. Les autres viennent de l'aorte, & fe rendent dans l'azygos. Les vaiffeaux pulmonaires infiniment plus confidérables, font l'artère & les veines de ce nom. L'artère fe partage peu après fa naiffance en deux groffes branches qui fe courbent chacune vers le poumon de fon côté, en formant une arcade dont la convexité regarde en haut & la concavité eft en bas, & de laquelle partent une infinité de branches qui fe répandent dans toutes les parties des poumons où elles fe ramifient à l'infini. Les veines pulmonaires, formées fans doute de l'extrémité des artères, fe raffemblent en quatre gros troncs dont la deftination & la marche différentes, empêchent que le cours du fang y foit gêné. Les artères & veines bronchiales beaucoup plus petites ont été regardées comme uniquement deftinées à la nourriture de la trachée-artère ; mais

leur diftribution aux membranes qui couvrent les lobules des poumons, & à celles
des artères & des veines pulmonaires,
permet de croire que leurs fonctions s'é-
tendent plus loin.

Les poumons reçoivent auffi des nerfs
qui leur font fournis par la paire vague,
& par le premier ganglion thorachique de
l'intercoftal, & des vaiffeaux lymphatiques
dont le plus grand nombre répond à leur
furface, & qui vont s'ouvrir dans le canal
thorachique. Toutes ces parties font liées
enfemble par un tiffu cellulaire continu
avec celui qui eft répandu dans toute les
parties de la machine animale, & qui differe
effentiellement du tiffu qui conftitue la
fubftance lobulaire des poumons, & recouvertes par la membrane que ces vifcères
empruntent de l'une & de l'autre plèvre.

Les poumons font les principaux organes de la refpiration. Cette fonction
comprend deux mouvemens, l'un pendant lequel l'air entre dans les poumons
& que l'on nomme infpiration, & l'autre
pendant lequel il en fort, que l'on appelle
expiration. Le premier eft produit par
l'élévation des côtes & l'abaiffement du
diaphragme, d'où réfulte l'augmenta-
tion de capacité de la poitrine dont les parois écartées dans tous les fens, permettent

à l'air de fe plonger dans la trachée-artère,
pour fe répandre dans la fubftance des
poumons dont il augmente le volume à
mefure que la poitrine s'élargit. Le fecond
eft l'effet de l'abaiffement des côtes rame-
nées à leur état naturel par le reffort de
leurs cartilages & par l'action de plufieurs
mufcles, & du relâchement du diaphragme repouffé de bas en haut par la contraction des mufcles du bas-ventre, ce
qui retrécit la cavité intérieure de la poitrine, & chaffe l'air des poumons.

Dans l'infpiration, les vaiffeaux pulmonaires déployés & étendus offrent au
fang un paffage libre & lui permettent
de fe porter avec facilité des artères dans
les veines. Dans l'expiration, au contraire,
ces mêmes vaiffeaux repliés fur eux-mêmes,
rendent fon cours moins aifé. Il faut donc
que ces mouvemens fe fuccedent l'un à
l'autre pour qu'il puiffe être tranfmis de
la partie droite du cœur à la gauche, &
pour que la circulation ait lieu. Mais pour
quelle raifon le fang qui revient de toutes
les parties par les veines, doit-il traverfer
les poumons avant d'être rendu aux artères ? Y reçoit-il quelqu'altération capable
de le vivifier ? N'y eft-il que réduit à un
moindre volume & pour ainfi dire con-

denfé ? c'eft ce que l'on ne fçait pas encore bien.

Mais fi l'on ignore jufqu'à un certain point le principal ufage de la refpiration, on fçait qu'elle en a d'autres très effentiels. C'eft par fon moyen que le fang fe débarraffe d'une quantité de férofité furabondante qui s'échappe de toute la furface intérieure des poumons , & qui forme la tranfpiration pulmonaire. La refpiration eft néceffaire pour l'expulfion des matieres muqueufes qui s'accumulent dans les bronches & dans les cavités des narines. Elle fert à conduire dans ces cavités les particules qui s'élevent des corps odorens , & dont l'impreffion fur la membrane qui les tapiffe conftitue l'odorat ; enfin, elle augmente beaucoup l'action des mufcles , lorfqu'on la fufpend pour quelques inftants.

DU BAS-VENTRE.

Le bas-ventre eft la troifieme & la plus grande des cavités du corps. Il eft étendu depuis le cartilage xyphoïde jufqu'à la partie inférieure du petit baffin. Cette cavité eft bornée fupérieurement par le diaphragme , en arriere par les vertèbres lombaires , le facrum & les mufcles quarrés des lombes ; inférieurement par l'efpece de cloifon que forment les rele-veurs de l'anus ; en devant , par les muf-cles du bas-ventre ; & fur les côtés , par la voûte que forment les fauffes-côtes en haut, & les os des îles en bas. Sa figure ex-térieure eft oblongue, convexe en devant, concave en arriere , & enfoncée fur les côtés.

On divife ordinairement le bas-ventre en deux régions, une antérieure & l'autre poftérieure. La premiere fe partage en trois autres , une fupérieure , nommée épigaf-trique ; une moyenne appellée ombilicale, & une inférieure connue fous le nom d'hy-pogaftrique.

La région épigaftrique commence à l'appendice xyphoïde, & finit quatre tra-vers de doigt au-deffus de l'ombilic. La partie moyenne de cette région porte le nom d'épigaftre,& fes parties latérales por-tent ceux d'hypochondres droit & gauche.

La région ombilicale commence & finit quatre doigts au-deffus & au-deffous de l'ombilic. Elle en comprend auffi trois autres , une moyenne qui eft l'ombilic , & deux latérales qui font les flancs ou les côtés.

La région hypogaftrique enfin com-

P 5

mence quatre doigts au-deſſus de l'ombilic & finit au pubis. On la ſubdiviſe quelquefois en région hypogaſtrique ſupérieure & région hypogaſtrique inférieure. Le milieu de l'hypogaſtrique ſupérieure ſe nomme l'hypogaſtre. Les parties latérales ſont les îles. Le milieu de l'hypogaſtrique inférieure eſt le pubis, & les parties latérales ſont les aînes.

La région poſtérieure du ventre eſt appellée lombaire, & eſt diviſée en partie ſupérieure, partie moyenne, & partie inférieure.

On aura une idée des régions antérieures du ventre ſi l'on étend ſur cette partie quatre rubans, deux en long éloignés de chaque côté du nombril de quatre travers de doigt, & étendus du bord des fauſſes-côtes à l'épine antérieure & ſupérieure de l'os des îles, & deux en travers quatre travers de doigt au-deſſus & au-deſſous du nombril.

La cavité intérieure du bas-ventre repréſente un ovale dont la groſſe extrémité eſt en haut & la petite en bas, & enfoncée en arriere dans toute ſa longueur par la ſaillie que forment les vertèbres lombaires. Elle eſt tapiſſée par une membrane de peu d'épaiſſeur, qui tient aux parties environnantes par un tiſſu cellulaire plus ou moins ſerré, & dont la ſurface intérieure liſſe & polie eſt continuellement humectée par une ſéroſité viſqueuſe, graſſe & odorante qui ſuinte des pores dont elle eſt percée, ainſi que de la ſurface de tous les viſcères du bas-ventre. C'eſt le péritoine.

L'étendue de cette membrane eſt fort conſidérable. Non-ſeulement elle couvre toute la ſurface intérieure du bas-ventre, mais on lui voit encore faire au dedans de cette cavité un grand nombre de replis qui ſervent de liens aux viſcères qu'elle contient, ou qui forment autant de poches dans leſquelles ils ſont renfermés. On pourroit même dire, abſolument parlant, qu'il n'y en a aucun d'eux qui ne ſoit hors du ſac que préſente cette membrane.

Le péritoine a des vaiſſeaux ſanguins & des nerfs. Ses artères lui viennent des mammaires internes, des intercoſtales inférieures, des lombaires, des ſacrées, des épigaſtriques, & généralement de toutes celles qui ſe diſtribuent aux viſcères du bas-ventre. Ses veines ont la même marche & portent les mêmes noms. Ses nerfs tirent leur origine des grands nerfs intercoſtaux, des nerfs lombaires & des nerfs ſacrés.

Le péritoine a pluſieurs uſages. Il contient les viſcères du bas-ventre. La ſérofité qui l'humecte prévient leurs adhérences vicieufes & en facilite les mouvemens. Ses replis intérieurs les empêchent de changer de lieu & de fituation refpective.

On peut ranger fous trois claffes les vifcères contenus dans le bas-ventre. Les uns fervent à la digeftion, les autres à la fécrétion & à l'excrétion des urines, & les derniers à la génération.

Les vifcères qui fervent à la digeftion font les plus nombreux. Ce font l'eftomac, les inteftins, le foie, le pancréas, la rate, l'épiploon, &c ; ceux qui font deftinés à la fécrétion & à l'excrétion des urines font les reins, auxquels on peut ajouter les glandes furrénales, les uretères & la veffie ; enfin les vifcères de la génération fe bornent dans l'homme aux cordons fpermatiques, & aux véficules féminales ; mais dans la femme, ils comprennent la matrice avec les ligamens ronds & larges, les trompes de Fallope & les ovaires.

DES VISCÈRES QUI SERVENT A LA DIGESTION.

De l'Eftomac.

L'eftomac eft le premier des vifcères

de la digestion. C'est une poche membraneuse & musculeuse qui occupe une partie considérable de la région épigastrique, dans laquelle les alimens sont conduits, par un tuyau de même espèce qui descend de la partie inférieure du pharynx sous le nom d'œsophage, & qui les transmet au canal intestinal. Sa forme est oblongue, & assez semblable à celle d'une cornemuse. On y distingue deux faces, deux bords, deux extrémités & deux orifices, un supérieur qu'on appelle cardia, & un inférieur nommé pylore.

Des deux faces de l'estomac, l'une est antérieure & supérieure, & l'autre postérieure & inférieure. De ses deux bords, il y en a un qui est concave, & qui est tourné en arriere & en haut. C'est le plus petit : l'autre est convexe, beaucoup plus étendu, & se voit en devant & en bas. Ses deux extrémités sont placées l'une à droite & l'autre à gauche. La premiere est plus grosse & représente une espèce de cul-de-sac arrondi. La seconde beaucoup plus petite a la forme plus alongée. Le cardia est très-voisin du bord supérieur & de la grosse extrémité de l'estomac. Il paroît aussi s'avancer vers la face antérieure de ce viscère. Le pylore termine sa petite extrémité, & semble appartenir à la face postérieure.

La situation de l'estomac dans la région épigastrique est telle qu'il en occupe principalement la partie moyenne, que sa grosse extrémité s'enfonce sous la partie interne de l'hypochondre gauche, & que la petite s'avance en arriere sous celle de l'hypochondre droit. Il y est placé assez obliquement, ayant sa grosse extrémité plus élevée que la petite. Ses faces & ses bords s'y trouvent dans la position qui a été assignée. Mais cette situation change selon qu'il est vide ou plein. Dans le premier cas son bord antérieur descend plus bas qu'à l'ordinaire, & devient véritablement inférieur, de sorte que les deux faces sont tournées directement en devant & en arriere. Dans le second, ce même bord remonte & devient antérieur, & par conséquent les deux faces de l'estomac se portent l'une en haut & l'autre en bas.

Le foie couvre presque par-tout la face antérieure & supérieure de l'estomac, excepté en arriere & à gauche où ce viscère touche au diaphragme, & en devant où il est appliqué au péritoine. Sa grosse extrémité soutient la rate. La petite s'avance jusqu'au voisinage de la vésicule du fiel. Sa face postérieure & inférieure porte sur le mésocolon & sur le colon lui-même. Ses deux orifices sont tournés en arriere. Le grand & le petit épiploon naiſſent de ſes bords. L'appendice xyphoïde répond à ſa partie moyenne. Enfin, l'intervalle qui ſépare le cardia d'avec le pylore eſt occupé par le petit lobe de Spigellius, & plus en arriere par le tronc de l'aorte.

L'œſophage, au moyen duquel les alimens deſcendent dans l'eſtomac, a une forme cylindrique. Néanmoins il eſt légérement applati de devant en arriere. Il deſcend le long du col, derriere la partie gauche de la trachée-artère, dont il eſt en grande partie couvert. Il conſerve la même direction dans la poitrine où il eſt reçu dans l'écartement poſtérieur du médiaſtin, juſqu'à la quatrieme ou à la cinquieme vertèbre du col. Alors il ſe détourne de gauche à droite juſqu'à la neuvieme pour faire place à l'aorte, & s'inclinant de nouveau de droite à gauche & de derriere en devant, il parvient à l'ouverture du diaphragme qui le tranſmet dans la cavité du bas-ventre.

On y diſtingue aiſément quatre tuniques. La premiere eſt purement celluleuſe ; mais la couche qu'elle forme eſt aſſez épaiſſe. La ſeconde eſt charnue & préſente deux plans de fibres dont les plus extérieures & les plus nombreuſes

font longitudinales , & les autres circulaires. La troisieme , connue fous le nom
de tunique nerveufe , offre un réfeau
blanchâtre qui paroît plus cellulaire que
nerveux. La quatrieme enfin a été appellée tunique veloutée , parce qu'on a cru
voir quelque reffemblance entre le tiffu
fongueux qui la forme , & celui du ve-
lours. Elle eft fort poreufe & continuellement humectée d'une mucofité que lui
fourniffent les extrémités des vaiffeaux
qui viennent y aboutir , ou peut-être
quelques glandes logées dans fon épaiffeur. La tunique nerveufe & la veloutée ,
plus lâches que la tunique mufculeufe ,
forment au dedans de l'œfophage des plis
ou rides longitudinales , qui permettent
à ce conduit de fe dilater au befoin.

Les tuniques dont on vient de parler
reçoivent des artères & des veines de
toutes celles du voifinage , telles que les
thyroïdiennes inférieures , les péricardines , les bronchiales , l'aorte , les diaphragmatiques inférieures , l'azygos , &c.
Elles ont auffi des nerfs qui appartiennent principalement à l'une & à l'autre
paire vague.

La ftructure de l'eftomac eft la même
que celle de l'œfophage. Il a comme ce
canal quatre tuniques , la premiere mem-

braneuse, la seconde charnue, la troisieme nerveuse, la quatrieme veloutée.

La tunique membraneuse de l'estomac lui
est fournie par le péritoine. Ce viscère en
est entierement couvert, excepté à l'endroit
de ses deux courbures où elle manque
dans une moindre étendue quand l'estomac est vide, & plus grande quand il est
plein. Son épaisseur est peu considérable.
Elle tient à la tunique charnue par un
tissu cellulaire dont la quantité diminue
vers le milieu des deux faces de l'estomac, d'où elle ne peut être détachée
qu'avec beaucoup de difficulté, pendant
qu'elle s'enleve aisément à l'endroit de ses
bords. Sa surface extérieure, lisse & polie, est continuellement humectée par une
sérosité semblable à celle qui suinte de
la face intérieure du péritoine. Cette tunique paroît peu disposée à se dilater.
Quand l'estomac acquiert plus de dimensions qu'à l'ordinaire, les deux lames antérieure & postérieure dont elle est composée, ne font que s'écarter l'une de l'autre à l'endroit de la petite & de la grande
courbure de ce viscère, & aux dépens
du petit & du grand épiploon.

La tunique charnue de l'estomac est
faite de trois plans de fibres fort distinc-
tes. Les plus extérieures, continues avec

les fibres longitudinales de l'œsophage, se répandent sur toutes les parties de ce viscère avec une obliquité différente. On les nomme longitudinales, parce que le plus grand nombre, étendues d'un orifice de l'estomac à l'autre, paroissent disposées suivant sa longueur. Celles qui suivent, rangées parallelement les unes aux autres, forment des espèces d'anneaux qui coupent les premieres à angles droits, & qui communiquent ensemble par des fibres obliques. Enfin les fibres les plus intérieures viennent de deux bandes charnues jettées obliquement en forme d'écharpe sur la partie droite & sur la partie gauche de l'orifice supérieur de l'estomac. On y peut joindre deux plans minces, étroits & de la longueur d'un pouce & demi ou environ, qui se rencontrent à la face antérieure & postérieure de l'estomac, près le pylore, & qu'il est plus facile de distinguer au toucher, que de rendre sensibles à la vue.

La tunique nerveuse, semblable à celle de l'œsophage, est un tissu blanchâtre & filamenteux, que l'on a cru être absolument nerveux, eu égard à la grosseur des nerfs qui se distribuent à l'estomac, & à l'excessive sensibilité de ce viscère ; mais elle paroît n'être que celluleuse. Ce qu'il

y a de sûr , c'est que la tunique qui lui
répond , au canal intestinal , est absolument formée par des feuillets de tissu cellulaire appliqués les uns aux autres ; ce
dont on peut s'assurer en retournant un
intestin & en le soufflant , après en avoir
lié les extrémités. L'air qui pénetre entre
ses tuniques , développe la prétendue tunique nerveuse , qui se convertit en un
tissu spongieux que l'on ne peut mécon-
noître pour la continuation du tissu cellulaire qui est répandu dans toutes les
parties de la machine animale.

La derniere tunique de l'estomac , connue sous le nom de tunique veloutée ,
mériteroit mieux d'être appellée fongueuse. Elle est couverte d'une mucosité abondante , qui sans doute constitue l'humeur
gastrique , & qui suinte par-tout de ses
pores. Quelques-uns ont cru y voir des
glandes qu'ils disent même être très-nom-
breuses. Mais il seroit fort difficile de
les démontrer , & les Anatomistes les
plus exacts disent à peine qu'ils en ont
rencontré en quelques sujets , & encore
en fort petit nombre. La tunique veloutée , plus étendue que les autres , forme
au-dedans de l'estomac des rides rayonnées au voisinage du cardia & du pylore,
& longitudinales dans tout le reste de

ce viſcère, ſans qu'elles aient une diſpoſition très réguliere.

Il faut cependant en excepter celle qui
ſe rencontre au dedans du pylore. Celle-
ci très conſtante, & beaucoup plus remarquable que les autres, ſe trouve à
l'endroit où l'eſtomac s'ouvre dans le
duodénum, le premier des inteſtins grêles. Sa forme approche aſſez de celle d'un
anneau applati, ou plutôt d'un entonnoir dont la partie évaſée & concave regarde l'eſtomac, & la partie étroite &
convexe regarde le duodénum. Celle-ci
eſt comme pliſſée ou froncée. Peut-être
n'eſt elle faite que d'un repli de la tunique veloutée & du tiſſu auquel on donne
le nom de tunique nerveuſe. Peut-être
reçoit-elle dans ſon épaiſſeur quelques
trouſſeaux de fibres charnues qui en augmentent la conſtriction en quelques circonſtances. Cette ride fait fonction de
valvule, & empêche que les matieres
contenues dans l'eſtomac s'en échappent
trop aiſément.

Outre les tuniques dont eſt compoſé
l'eſtomac, on trouve dans l'épaiſſeur de
ce viſcère deux couches de tiſſu cellulaire fort diſtinctes l'une de l'autre; la premiere entre la tunique membraneuſe &
la muſculeuſe; la ſeconde entre cette

derniere & la tunique veloutée. C'eſt au milieu de ce tiſſu que rampent les vaiſſeaux qui ſe diſtribuent à l'eſtomac ; & les nerfs qui s'y rencontrent.

Les vaiſſeaux de l'eſtomac ſont ſes artères, ſes veines, & ſes vaiſſeaux lymphatiques. Les deux premiers s'y trouvent en ſi grand nombre, & ſont d'un volume ſi conſidérable, qu'on peut croire avec raiſon qu'il ſe fait dans ce viſcère une ſécrétion aſſez abondante d'humeur gaſtrique. Les artères, au nombre de trois principales, ſont la coronaire ſtomachique dont l'orifice ſupérieur de l'eſtomac eſt entouré, & qui ſe répand enſuite ſur ſes deux faces, principalement le long de ſa petite courbure, & les grandes gaſtriques droite & gauche qui régnent ſur ſa grande courbure, l'une du côté du foie, l'autre du côté de la rate. Toutes trois viennent du tronc cœliaque ; la premiere directement, les deux autres au moyen de l'artère hépatique & de l'artère ſplénique. Ses veines en même nombre, & connues ſous les mêmes noms que les artères, vont ſe rendre dans le tronc de la veine-porte ventrale ou dans la veine ſplénique.

On pourroit croire que l'eſtomac a des vaiſſeaux lymphatiques & mêmes lactés, ainsi que toutes les autres parties du canal alimentaire, quand même ces vaisseaux n'auroient été apperçus par personne. Mais plusieurs en ont parlé : quelques-uns même ont cru les voir remplis de chyle. D'ailleurs les glandes conglobées que renferment les grand & le moyen épiploon, le long des deux courbures de l'estomac, en confirment l'existence, puisque ces glandes ne se voient guères qu'aux endroits où il se trouve des vaisseaux lymphatiques, dont elles paroissent assurer la marche. Les nerfs de l'estomac répandus en grande quantité sur les deux faces de ce viscère, tirent leur principale origine des cordons stomachiques antérieur & postérieur, formés par la partie moyenne du nerf de la huitieme paire, laquelle constitue ce nerf essentiellement.

Les alimens conduits dans l'estomac y subissent un changement qui est, pour ainsi dire, une premiere digestion. Il est tel qu'ils y sont changés en une bouillie ou pulpe uniforme, de couleur grise & d'une odeur mucide. Diverses causes produisent cet effet : la chaleur du lieu, l'action de l'air avalé ou de celui qui se dégage des substances alimentaires , leur mélange avec la salive & avec le suc gastrique, & l'action de l'estomac dont les

contractions fucceffives les balottent &
les mêlent les unes aux autres. Il eft pro-
bable que ces caufes agiffent avec plus ou
moins de force dans les différentes claffes d'animaux. Chez les oifeaux granivo-
res, par exemple, la trituration paroît
être le méchanifme dont la nature fe fert
le plus volontiers, puifque l'eftomac, connu fous le nom de géfier, a tant d'épaiffeur, que la tunique interne en eft fi ferme, & que ces animaux avalent volontiers des cailloux & d'autres corps durs
qui contribuent à broyer les alimens.
Chez ceux au contraire qui font carni-
vores, & dont l'eftomac eft unique, &
même à peu-près comme celui de l'homme & celui des animaux qui vivent de
chair, il eft très-vraifemblable que la digeftion fe fait par une forte de fermen-
tation ou de diffolution, puifque les corps
folides qu'on leur fait avaler ne font pas
broyés comme ils le font dans l'eftomac
des premiers, & que les alimens qui leur
conviennent font digérés, quoiqu'on ait
eu foin de les enfermer dans des tuyaux
de métal qui les mettent à l'abri de toute
efpèce de compreffion.

Des Inteſtins.

On donne le nom d'inteſtins à un canal tortueux & replié ſur lui-même, dont les circonvolutions rempliſſent la plus grande partie du bas-ventre, & qui s'étend de la petite extrémité de l'eſtomac à l'anus. Sa longueur eſt conſidérable & égale trois ou quatre fois celle du ſujet ſur lequel on l'examine. Il préſente deux courbures, une convexe libre, & flottante, l'autre concave par laquelle il tient aux liens qui ſervent à le fixer.

La largeur du canal inteſtinal eſt moindre à ſa partie ſupérieure qu'à l'inférieure, ce qui a donné lieu de le diviſer en inteſtin grêle, & en gros inteſtin. L'inteſtin grêle ſe ſubdiviſe en trois parties qui ſont, le duodénum, le jéjunum & l'iléon ; & le gros inteſtin en un pareil nombre de parties connues ſous les noms de cœcum, de colon & de rectum.

La ſtructure des inteſtins eſt la même que celle de l'eſtomac. On y voit une tunique membraneuſe qui les couvre dans preſque toute leur étendue, excepté à l'endroit de l'adhérence des inteſtins grêles avec le méſentère, & des gros inteſtins avec le méſocolon, & qui leur eſt

fournie

fournie par le péritoine ; une tunique charnue compofée de deux plans de fibres,
les unes longitudinales en petit nombre,
& les autres en quelque forte circulaires ;
une tunique nerveufe qu'on peut dire
être faite d'un tiffu cellulaire dont les lames font appliquées les unes aux autres ;
& enfin une tunique veloutée ou plutôt
fongueufe, entre lefquelles fe voient diverfes couches de tiffu cellulaire ; au milieu de ces couches rampent leurs vaiffeaux fanguins & lymphatiques ou lactés,
& leurs nerfs.

La tunique veloutée des inteftins, plus
lâche que les autres, forme à leur intérieur un grand nombre de rides ou de
replis valvulaires, dont la forme approche de celle d'un croiffant, qui décrivent
chacun les trois quarts de la circonférence d'un cercle, & qui s'entrecroifent
mutuellement. Ce font les valvules conniventes de Kerkringius. Cette même tunique renferme dans fon épaiffeur des
glandes tantôt ifolées, applaties, percées
d'une ouverture à leur fommet comme
les glandes linguales ; tantôt raffemblées
en grappes, de forme ronde & fans tuyau
excréteur fenfible. Les premieres portent
le nom de glandes de Brunner, & les fecondes celui de glandes de Peyer. Leur

uſage eſt ſans doute de verſer au-dedans des inteſtins une humeur muqueuſe qui les lubréſie, & les met à l'abri de l'impreſſion trop forte des ſubſtances alimenteuſes & excrémenteuſes.

Du Duodénum.

Le premier des inteſtins grêles porte le nom de duodénum, eu égard à ſa longueur, qui eſt à peu-près de douze pouces. Il commence au pylore, deſcend de devant en arriere & de gauche à droite vers le col de la véſicule du fiel, ſe porte enſuite directement le long de la face antérieure & du bord interne du rein droit, juſqu'à la partie inférieure de ce corps glanduleux, remonte de bas en haut & de droite à gauche au devant de la veine-cave & de l'artére-aorte, & ſort enfin de deſſous la partie moyenne & gauche du méſocolon, à l'endroit où le méſentère commence, pour ſe continuer ſous le nom de jéjunum. La premiere partie de cet inteſtin eſt entourée par le péritoine comme les autres portions du canal inteſtinal; la ſeconde n'en eſt couverte qu'à ſa face antérieure, & la troiſieme eſt plongée dans le tiſſu cellulaire de la partie poſtérieure du méſocolon qui l'entoure de toutes parts.

Il résulte de-là que le duodénum au lieu d'être libre & flottant comme les deux autres inteſtins grêles , ſe trouve fortement retenu dans la place qu'il occupe, qu'il n'entraîne point l'eſtomac hors de la poſition qui lui eſt naturelle , & qu'il ne cauſe aucun tiraillement aux canaux biliaire & pancréatique qui viennent s'y ouvrir.

Le duodénum n'a preſque pas de tunique membraneuſe ; il ſouffre d'ailleurs pluſieurs inflexions qui forcent les matieres alimenteuſes à y ſéjourner plus long-tems qu'ailleurs. Auſſi ſe trouve-t-il plus ample que les autres , ce qui lui a fait donner le nom de petit ventricule , *ventriculus ſuccenturiatus.* Sa tunique charnue a beaucoup d'épaiſſeur , & la villeuſe eſt plus épaiſſe & forme un plus grand nombre de valvules conniventes que dans les inteſtins ſuivans. On y trouve auſſi beaucoup de ces glandes iſolées & applaties de Brunner.

Mais ce que le duodénum offre de plus que les autres , c'eſt l'ouverture des canaux qui y verſent la bile & la liqueur du pancréas. Elle ſe trouve pour l'ordinaire à quatre travers de doigts au deſſous du pylore , au bas de la concavité de la courbure que le duodénum forme au

vant du rein droit, & à la partie inférieure d'une groffe ride ou tubercule de
forme longitudinale qui s'y rencontre.
Souvent cette ouverture eft unique. Quelquefois il y en a deux très-voifines l'une
de l'autre.

Du Jéjunum.

Le jéjunum eft ainfi nommé parce qu'il
fe trouve ordinairement vide. Ses circonvolutions occupent la région de l'ombilic. Sa couleur eft plus rouge que celle de
l'iléon qui le fuit, parce que, fans doute,
il reçoit plus de vaiffeaux fanguins. Les
valvules conniventes y font très-nom-
breufes ; c'eft auffi dans l'épaiffeur de fa
tunique villeufe que fe rencontrent les
glandes dont la découverte eft attribuée
à Peyer. Sa ftructure n'offre rien de plus
que ce que nous avons dit fe trouver à
tous les inteftins.

De l'Iléon.

L'iléon eft le troifieme des inteftins
grêles. Il emprunte fon nom de fes circonvolutions nombreufes lefquelles rempliffent les régions iliaques droite & gauche, & la partie fupérieure du baffin. Cet
inteftin a plus de longueur que le jéju-

num , duquel on le diftingue à fa couleur plus pâle , & à fes valvules conniventes peu nombreufes d'abord , & qui manquent enfuite tout-à-fait à fa partie inférieure. Il eft affez difficile de diftinguer leurs limites refpectives. Mais fi on divife la totalité du jéjunum & de l'iléon en cinq parties , & que l'on en donne deux à l'un & le refte à l'autre , fuivant la méthode de Winflow , on fe trompera peu.

Le jéjunum & l'iléon font les inteftins dont la mobilité eft la plus grande. Ils font comme flottans dans la cavité du ventre , quoique fufpendus à un lien membraneux qu'on appelle méfentère. La forme de ce lien eft irréguliere. On peut cependant y diftinguer deux bords , un fupérieur qui defcend obliquement de deffous le méfocolon vis-à-vis la feconde vertèbre des lombes , jufqu'au bas de la région iliaque droite , & qui eft fixe ; & un antérieur d'une étendue confidérable, de forme demi-circulaire , replié en quelque forte fur lui-méme comme la partie languettée d'une manchette , libre & flottant , & auquel les deux derniers inteftins grêles font attachés.

Le méfentère eft fait de deux lames membraneufes , une à droite & l'autre à gauche , entre lefquelles fe trouve un tiffu

cellulaire & graiſſeux parſemé de beaucoup de glandes conglobées de diverſes
groſſeurs, & dans lequel rampent les vaiſſeaux ſanguins, lymphatiques & lactés,
& les nerfs qui vont aux inteſtins. Ce ſont
ces lames qui s'éloignent au bord antérieur
du méſentère & forment un écartement où
ces inteſtins ſont reçus, & qui lui fourniſſent leur tunique extérieure, commune
& membraneuſe.

Du Cœcum.

Le cœcum, le premier des gros inteſtins,
eſt ainſi appellé, parce qu'il forme par en bas
une eſpece de cul-de-ſac qui n'aboutit à
rien. Il eſt ſitué dans la région iliaque droite
à laquelle il eſt appliqué par le péritoine
qui paſſe au-devant de lui, & qui couvre les
deux tiers de ſa ſurface. La forme de cet
inteſtin eſt en quelque ſorte triangulaire,
& il eſt inégalement boſſelé. Des trois tubercules qu'il préſente, l'un eſt à droite,
le ſecond à gauche, & le troiſieme en
arriere.

Il eſt compoſé des mêmes tuniques que
tous les inteſtins. La membraneuſe, que le
péritoine leur fournit le couvre rarement
en entier. Son tiers poſtérieur, au moins,
eſt plongé dans le tiſſu cellulaire voiſin.

Cette tunique plus étendue qu'il ne faut, forme de côté & d'autre, à sa surface, divers replis & prolongemens pleins d'un tissu cellulaire & graisseux, que l'on appelle les appendices graisseuses du cœcum.

La tunique charnue qui vient ensuite, a deux plans de fibres, les unes longitudinales, & les autres circulaires. Les premieres rassemblées en trois faisceaux ou bandes de médiocre largeur, placées l'une en devant & les deux autres en arriere, donnent à l'intestin la forme triangulaire qui lui est propre. Leur largeur, moindre que celle de l'intestin, y cause des bosselures extérieures & des cellulosités intérieures. Les secondes forment un plan continu & mince.

Les tuniques nerveuse & veloutée n'offrent rien de bien particulier, si ce n'est que la derniere est moins fongueuse & moins humectée qu'aux autres intestins, quoiqu'elle ait aussi ses glandes toutes semblables à celles qui se voient à l'intestin duodénum, & auxquelles Brunner a donné son nom.

On voit s'élever de la partie inférieure antérieure & gauche du cœcum une appendice longue de cinq à six travers de doigts, de la grosseur d'une plume à écrire, tortueuse & repliée sur elle-même comme un ver de terre à quoi on l'a comparée, retenue par un lien membraneux qui fait l'office de méfentère par rapport à elle, & dont l'orifice eft conftamment en bas & le fond en haut.

L'appendice vermiforme eft d'une ftructure affez analogue à celle des inteftins grêles. Sa tunique charnue offre feulement des fibres longitudinales fort nombreufes, & qui paroiffent être la continuation de celles qui forment les bandelettes dont le cœcum eft entouré, & fa tunique veloutée, plus épaiffe & plus fongueufe que dans le refte de l'inteftin, contient beaucoup de glandes qui fourniffent l'humeur muqueufe dont elle eft affez conftamment remplie.

La groffeur de l'appendice vermiforme eft moindre dans l'adulte que dans le fœtus, où elle contient une grande quantité d'humeur. Sans doute elle eft deftinée à fournir au cœcum un enduit vifqueux qui le garantit de l'âcreté des excrémens ou qui en facilite le paffage, ou une liqueur âcre qui détermine fes contractions pour l'expulfion du dépôt fécal ; car cette appendice eft trop petite pour fervir de décharge au cœcum, & fa fituation eft telle que les matieres contenues dans l'inteftin auroient de la peine

à s'y introduire. D'ailleurs, il est impossible, vu la continuité de ses fibres longitudinales avec celles du cœcum, que
cet intestin se contracte, sans que ses
dimensions diminuent aussi.

A l'endroit où le colon s'éleve de la
partie supérieure du cœcum, dont il est
la continuation, on voit la derniere extrémité de l'iléon s'ouvrir dans le dernier de ces deux intestins, ou peut-être
dans tous les deux en même-tems. Elle
s'y rend en s'y portant de gauche à droite
& un peu de bas en haut. Le lieu de
cette jonction offre une valvule très-remarquable connue sous le nom de valvule de l'iléon, du cœcum ou du colon,
& sous celui de valvule de Bauhin, quoique peut-être elle ait été connue avant
1579, tems auquel cet Anatomiste a dit
en avoir fait la découverte. Elle est disposée de maniere à laisser un libre passage aux matieres excrémenteuses de l'i-
léon dans le cœcum, & à empêcher leur
retour de celui-ci dans l'iléon.

La forme & la structure de la valvule
du colon a beaucoup occupé les Anatomistes. Elle est faite de deux lévres,
une supérieure plus étroite, une inférieure plus large, de la commissure des-
quelles part de chaque côté une ride

épaisse qui s'étend de part & d'autre dans le cœcum, & qui fait saillie au-dedans de cet intestin. Ces lévres ne font qu'un repli méchanique de la tunique veloutée & du tissu celluleux de l'iléon & du cœcum, dont le premier s'enfonce dans le second, en le forçant de se replier sur lui-même.

Du Colon.

Le colon est la continuation du cœcum. Il est ainsi nommé parce que les cellulosités nombreuses qu'il présente intérieurement retardent le cours des matieres excrémenteuses. Sa largeur est assez considérable. On peut le diviser en quatre parties, qui font sa partie droite, son arc, sa partie gauche, & enfin l'S du colon.

La premiere partie du colon occupe la région lombaire droite, au-devant de laquelle on la voit monter presque perpendiculairement jusques fous la véficule du fiel. Elle y est assujettie par le péritoine qui la couvre en devant, & qui forme en bas & en dehors un repli triangulaire connu fous le nom de ligament droit du colon.

L'arc que présente cet intestin a beaucoup plus d'étendue. Il commence vis-

à-vis la véficule du fiel de deffous laquelle le colon fort pour fe porter en
devant, & traverfer toute la largeur du
ventre de droite à gauche, entre la région épigaftrique, & la région ombilicale. Cet arc eft foutenu par un lien membraneux placé en travers, qu'on appelle
le méfocolon. La ftructure de ce lien eft
la même que celle du méfentère. Il eft
fait comme lui de deux lames membraneufes entre lefquelles fe trouvent les
vaiffeaux de toute efpèce qui appartiennent au colon, & les glandes conglobées que doivent traverfer fes vaiffeaux lymphatiques & lactés. Il n'en differe que par fa pofition & par fa forme
qui repréfente un demi-cercle dont le
diamètre eft appuyé fur la partie poftérieure du ventre, & dont la convexité
non pliffée, donne attache au petit bord
ou au bord concave de l'arc du colon.

La partie gauche du colon vient enfuite; elle s'enfonce fous l'hypochondre
gauche jufqu'à la région lombaire de ce
côté qu'elle parcourt du haut en bas. Elle
y eft fixée par le péritoine dont elle eft
couverte en devant, & qui forme en dehors & en bas un pli triangulaire appellé
le ligament gauche du colon.

La derniere partie de cet inteſtin , nommée l'S du colon , a véritablement la forme de cette lettre. Elle ſe porte de gauche à droite juſques vers le milieu de l'union de la derniere vertèbre des lombes avec la premiere pièce de l'os ſacrum, après quoi elle ſe courbe de haut en bas & de droite à gauche , pour ſe continuer avec la partie ſupérieure du rectum. Ordinairement elle eſt ſoutenue par un lien membraneux aſſez lâche , & d'une ſtructure parfaitement ſemblable à celle du méſentère & du méſocolon.

Le colon eſt compoſé des mêmes tuniques que les autres inteſtins. Non-ſeulement celle qu'on appelle membraneuſe n'en couvre pas toutes les parties dans la même étendue, mais elle offre de côté & d'autre des replis ou prolongemens occupés par un tiſſu cellulaire & graiſſeux , & qui forme des appendices comme ſur le cœcum.

La tunique muſculeuſe a deux plans de fibres. Celles qui ſont longitudinales raſſemblées en trois faiſceaux , & moins longues que l'inteſtin , en partagent la ſurface en trois parties à peu près égales , & le pliſſent ſur ſa largeur , de maniere à le faire paroître boſſelé au dehors &

celluleux au dedans. Les fibres circulaires moins fortes font placées au deſſous, & forment un plan continu.

Les tuniques nerveuſe & veloutée font les mêmes qu'au cœcum ; c'eſt à-dire, que la derniere eſt plus blanche , moins fongueuſe & moins épaiſſe que dans les inteſtins grêles.

Du Rectum.

Le rectum eſt le dernier des gros inteſtins. Il tire ſon nom de ſa direction, qui paroît être droite. Cet inteſtin , continu à l'S du colon , ſe termine à l'anus. Il deſcend le long de l'os ſacrum & du coccix , dont il ſuit la courbure. Sa partie ſupérieure eſt logée dans le petit baſſin où elle eſt fixée par un lien membraneux continu à celui qui ſoutient la derniere partie du colon , & qui eſt connu ſous le nom de méſo - rectum. L'inférieure ſe plonge vis-à-vis la troiſieme pièce du ſacrum dans le tiſſu cellulaire voiſin , & s'applique aux véſicules ſéminales & à la veſſie dans l'homme , & au vagin dans la femme.

On voit au rectum les quatre tuniques dont les autres inteſtins ſont formés. Cependant celle qu'on appelle membraneuſe ne se trouve qu'à sa partie supérieure, sur laquelle cette tunique forme des replis & prolongemens graisseux, comme sur le cœcum & sur le colon. L'inférieure s'étend au delà de la cavité du bas-ventre, & n'en est pas couverte.

La tunique musculeuse est fort épaisse. Le plan des fibres longitudinales qui la forment est répandu uniformément sur toutes les parties du rectum, & paroît continu avec celles du colon qui s'écartent les unes des autres, & cessent d'être rassemblées sous la forme de bandelettes à la partie inférieure de cet intestin. Le plan de fibres circulaires, moins épais en haut, le devient davantage en bas, où il forme une espèce de sphincter connu sous le nom de sphincter interne, pour le distinguer du sphincter cutané dont il sera parlé ci-après.

Les tuniques nerveuse & veloutée ont aussi une grande épaisseur. La derniere contient beaucoup de ces glandes isolées qui ont été décrites par Brunner. Toutes deux repliées sur elles-mêmes & peut-être enfoncées au-dedans de l'intestin par quelques trousseaux de fibres longitudinales, forment à sa partie inférieure trois ou quatre grosses rides qu'on nomme les colonnes de l'anus, entre lesquelles s'en voient d'autres plus petites placées en travers. La derniere extrémité du rectum contient auſſi des ouvertures de conduits muqueux étendus de bas en haut, & qui lui fourniſſent une humeur viſqueuſe propre à l'enduire.

Cette même extrémité eſt entourée extérieurement de muſcles connus ſous les noms de muſcles releveurs, & de muſcle ſphincter cutané de l'anus.

Les premiers, au nombre de deux, ſont aſſez larges. Ils ſont attachés à la partie interne du baſſin au bord ſupérieur & poſtérieur du pubis, au-deſſus des muſcles obturateurs internes, & enſuite à la face interne de l'iſchion juſqu'à ſon épine; & leurs fibres qui deſcendent avec diverſes directions, viennent ſe fixer en bas à la proſtate & au col de la veſſie, aux parties latérales du rectum, & au delà de cet inteſtin, aux bords du coccix. Ils forment conjointement avec les muſcles iſchio-caverneux une voûte renverſée qui termine la cavité du bas ventre. Ces muſcles relevent le rectum & réſiſtent à l'effort que ceux du bas ventre & le diaphragme font pour le pouſſer en en-bas. Ils aident à l'expulſion des excrémens & de l'humeur ſéminale, & concourent au

mécanisme par lequel les urines sont retenues dans la veſlie.

Le ſphincter cutané de l'anus eſt ſitué
au-deſſous de la peau de cette partie.
C'eſt un muſcle de peu d'épaiſſeur, formé
de deux trouſſeaux de fibres demi-ellypti-
ques, étendues en travers ſur les parties
latérales de l'anus & de l'inteſtin rectum,
fixées en arriere au coccix, & en devant
aux tégumens, & à la pointe que forme
le muſcle bulbo caverneux de l'urètre. Le
bord ſupérieur du ſphincter cutané de
l'anus embraſe l'extrémité du rectum &
celle de ſes muſcles releveurs. Il s'op-
poſe à la ſortie des excrémens, & agit
ſans doute auſſi ſur l'urètre en tendant le
bulbo-caverneux.

Les inteſtins reçoivent un grand nombre de vaiſſeaux. Leurs artères viennent
de l'hépatique, des deux méſentériques
& de la honteuſe commune. Ils en reçoivent auſſi des capſulaires, des adipeuſes,
des rénales, des ſpermatiques, des ſacrées & des autres branches des hypogaſtriques. Les nerfs qui s'y diſtribuent
tirent leur origine des grands nerfs intercoſtaux par les pléxus hépatique &
méſentérique ſupérieur & inférieur.

Outre cela on y voit, dans le tems de
la digeſtion ſeulement, des vaiſſeaux qui

charient une liqueur blanche & comme laiteuse, & qui font connus fous le nom de vaiffeaux lactés. Ils s'élevent de tous les points de leur circonférence, & fe portent vers le lieu par lequel les inteftins tiennent au méfentère, au méfocolon & au méfo-rectum. Là ces vaiffeaux qu'on peut concevoir rangés fur deux plans féparés, l'un qui regarde la face fupérieure de chaque inteftin, & l'autre fa face inférieure, fe réuniffent enfemble pour n'en former plus qu'un qui rampe entre les deux feuillets dont les liens membraneux, dont on vient de parler, font compofés. Les troncs qui réfultent de cette réunion fe rendent bientôt aux glandes conglobées du méfentère & du méfocolon, & les traverfent pour la plupart. Ce qui leur arrive dans ces glandes eft inconnu : on fait feulement qu'ils en fortent en moins grand nombre, & qu'ils forment des troncs plus gros. Ceux-ci après diverfes anaftomofes les uns avec les autres, arrivent à d'autres glandes conglobées où ils éprouvent fans doute les mêmes modifications & les mêmes changemens. Enfin les derniers vaiffeaux lactés, devenus extrêmement gros, & réduits à un fort petit nombre, aboutiffent à deux troncs principaux fitués tous deux à la partie supérieure de la région lombaire, l'un à la droite, & l'autre à la gauche de l'aorte.

Celui du côté droit, fort facile à découvrir, commence au-dessous & derriere l'artère rénale, vis-à-vis l'union de la seconde & de la troisieme vertèbre des lombes. Il monte fort près de l'aorte & s'engage derriere le pilier droit du diaphragme. Celui du côté gauche, situé plus profondément, commence aussi au-dessous & derriere l'artère rénale de son côté. Il monte obliquement en s'approchant de l'aorte, derriere laquelle il passe & dont il croise la direction, pour venir se joindre au premier vis-à-vis la partie inférieure de la premiere vertèbre des lombes, & quelquefois plus haut.

Le lieu de leur réunion se présente pour le plus souvent sous la forme d'une vésicule oblongue, & dont les dimensions varient infiniment. Quelquefois aussi il n'offre qu'un tuyau presque cylindrique, lequel s'élève le long de l'aorte, & monte dans la poitrine toujours collé à la partie droite de cette artère, & logé dans l'intervalle qui la sépare de la veine azygos. Ce tuyau est le canal thorachique dont la partie inférieure, plus ou moins renflée, forme ce qu'on appelle le

réfervoir du chyle, le réfervoir de Pecquet, ou la cîterne lombaire.

Le canal thorachique ne monte pas
droit le long de la partie poftérieure de
la poitrine. Ordinairement il eft flexueux,
& paroît comme boffelé en divers endroits, par les valvules qui s'y rencontrent. Il y a des fujets chez lefquels il fe
divife en deux ou trois branches, qui,
après s'être écartées quelque tems, fe
réuniffent bientôt pour ne faire qu'un feul
tronc, comme avant.

Arrivé vis-à-vis la fixieme vertèbre
du dos, il commence à fe détourner de
droite à gauche, & paffant derriere l'œfophage & la croffe de l'aorte, il continue
de monter jufqu'à la partie inférieure du
col derriere la naiffance de l'artère thyroïdienne inférieure. Sa groffeur augmente beaucoup en cet endroit, & quelquefois il s'y divife en deux branches qui fe
courbant de haut en bas & de gauche à
droite, vont s'ouvrir à peu de diftance
l'une de l'autre derriere l'union de la veine
jugulaire interne & de la fouclavière gauche.

Le canal thorachique reçoit au dedans
de la poitrine quelques vaiffeaux lymphatiques qui viennent s'y ouvrir. Il en reçoit d'autres à la partie inférieure du col,

lefquels viennent de la partie gauche de la tête & du col, & de l'extrémité fupérieure du même côté. A droite, ces mêmes vaiffeaux fe réuniffent en un tronc qui s'ouvre de la même maniere que le canal thorachique, dans la veine fouclavière, à l'endroit où cette veine reçoit la veine jugulaire interne.

Les valvules du canal thorachique font en affez grand nombre. Leur difpofition eft la même que celle des valvules des veines. Elles font le plus fouvent deux à deux, & repréfentent à peu près des paniers de pigeons. Les deux gros troncs qui forment le canal thorachique, les vaiffeaux lactés qui aboutiffent à ces troncs, ont auffi des valvules toutes femblables, & qui comme elles, permettent au chyle de monter de bas en haut, mais l'empêcheroient de rétrograder dans un fens contraire. On en trouve encore au lieu de l'infertion du canal thorachique dans la veine fouclavière gauche. Celles-ci, fort différentes des valvules ordinaires des veines, favorifent l'écoulement du chyle, & s'oppofent à ce que le fang pénetre dans les voies qui lui font deftinées.

Les routes du chyle ne peuvent guère fe voir que fur un animal qui ait mangé depuis peu de tems, & où elles foient remplies de cette liqueur. Auffi ont-elles été entierement inconnues aux Anciens, & peuvent-elles être mifes au nombre des parties dont la découverte a illuftré le fiècle dernier. Érafiftrate, Hérophyle & Galien avoient bien apperçu quelques vaiffeaux blancs qui rampoient entre les deux lames du méfentère de plufieurs quadrupèdes. Mais ou ils y avoient fait peu d'attention, ou ils en avoient ignoré la nature. Gafpard Azellius, à qui le hazard les préfenta en 1622, ne négligea rien pour les connoître. Ses premieres recherches furent infructueufes, parce qu'il les fit fur des animaux qu'il avoit fait périr pendant qu'ils étoient à jeun. Mais s'étant rappellé que celui fur lequel il les avoit vus pour la premiere fois avoit mangé depuis peu, il fit prendre des alimens à ceux dont il devoit faire ufage, & retrouva les mêmes vaiffeaux auxquels il donna le nom de lactés. Il les vit ramper entre les lames du méfentère, aller aux glandes conglobées qui s'y voient, fe raffembler les uns aux autres pour former de gros troncs, & enfin fe porter à une groffe glande appartenant auffi au méfentère, qu'on a depuis appellée le pancréas d'Azellius.

La Diſſertation qu'il compoſa à ce ſujet, publiée ſept ans après par deux de ſes amis auxquels il l'avoit confiée avant de mourir, apprit bien au monde ſavant, qu'il s'élevoit des inteſtins un genre particulier de vaiſſeaux deſtinés à charier une humeur laiteuſe qui eſt le produit de la digeſtion; mais elle ne ſit pas connoître où ces vaiſſeaux alloient aboutir, & le voiſinage du lieu où ils ceſſoient de ſe montrer ſit croire qu'ils ſe perdoient dans le foie, & que ce viſcère étoit l'organe où le chyle ſe convertiſſoit en ſang.

Les choſes en étoient à ce point, lorſque Pecquet, Médecin de Dieppe, obſervant les mouvemens du cœur ſur un gros chien, vit découler de la veine cave ſupérieure qu'il avoit ouverte, une liqueur blanche qui en ſortoit avec le ſang. Frappé de ce phénomène, il remonta à ſa ſource, & parvint, après un grand nombre de diſſections ſur des animaux vivans, à voir que cette liqueur venoit de la ſouclaviere gauche où elle étoit portée par un canal qui ſe gliſſoit le long de la partie poſtérieure de la poitrine, depuis la région lombaire droite, où il commençoit, ſous le pilier droit du diaphragme. Il trouva donc le canal thorachique, & l'efpèce de véficule par laquelle ce canâl commence, & qui porte fon nom. Il vit auffi que cette véficule recevoit les vaiffeaux lactés qui viennent des inteftins, & découvrit par ce moyen toutes les routes que le chyle parcourt; plus heureux en cela qu'Azellius qui n'en avoit vu que la partie inférieure, & qu'Euftache qui, long-tems avant, avoit apperçu le canal thorachique fur un cheval, mais qui ne l'ayant vu qu'une fois, croyoit que ce canal defcendoit de haut en bas, au lieu qu'il monte de bas en haut.

Le canal thorachique ne fert pas feulement à conduire le chyle dans le torrent de la circulation, il eft auffi le réfervoir auquel vient aboutir un nombre prodigieux de vaiffeaux répandus dans la machine animale, & qui contiennent une liqueur extrêmement limpide, en partie aqueufe & en partie gélatineufe, qu'on appelle la lymphe. Ces vaiffeaux dont le calibre eft fort petit, les parois extrêmement minces, & qui font remplis d'un fluide fans couleur, n'ont également été vus qu'au fiècle dernier. On ne fait auquel des deux de Rudbeck ou de Bartholin, on doit attribuer la gloire de les avoir connus le premier. Ce ne fut qu'en

1652 qu'ils les décrivirent dans des Dis-
sertations que chacun publia de son côté.
La dispute qu'ils eurent à ce sujet, fo-
mentée par leur haine nationale, dura
long-tems, produisit des reproches & des
injures, & instruisit peu. On sut seulement qu'il y avoit des vaisseaux uniquement destinés à conduire la lymphe ; qu'ils
étoient noueux, qu'ils grossissoient en formant des troncs à la maniere des veines ;
qu'ils étoient répandus très-abondamment
dans le bas-ventre & la poitrine ; que les
vaisseaux lactés n'étoient que des vaisseaux
lymphatiques que le chyle remplit pendant la digestion ; enfin que pour voir
ces vaisseaux, il falloit faire une ligature
au paquet des vaisseaux sanguins qui appartiennent à quelque viscère que ce soit,
parce qu'alors ils se remplissent & se gon-
flent.

Les recherches ultérieures qu'on a faites à ce sujet ont peu ajouté aux premieres découvertes. On sait cependant
que les vaisseaux lymphatiques ont des
valvules comme les veines sanguines ;
que ces vaisseaux s'élevent du tissu cellulaire, & de toutes les surfaces internes
& externes du corps, où sans doute ils
exercent la fonction de vaisseaux absor-
bans ; qu'il s'en trouve à la tête & aux
extrémités

extrémités tant fupérieures qu'inférieures; enfin, que fi on en excepte ceux qui
reviennent de la partie droite de la tête
& de l'extrémité fupérieure du méme côté, lefquels s'ouvrent, comme il a été
dit ci-deffus, dans la veine fouclaviere
droite à l'endroit de l'infertion de la jugulaire interne dans cette veine, tous les
autres vaiffeaux lymphatiques du corps
fe rendent dans le canal thorachique.

Les ufages des inteftins font évidens.
La digeftion commencée dans l'eftomac,
s'acheve dans les premiers & particuliérement dans le duodénum où les alimens
féjournent pendant quelque tems, & où
ils font foumis à l'action de la bile & du
fuc pancréatique. La fituation de cet inteftin, fes dimenfions qui excédent celles
des autres, fes valvules conniventes plus
nombreufes qu'ailleurs, tout concourt à
les y retenir. Ils commencent à y donner du chyle; car les vaiffeaux lactés du
duodénum font affez nombreux. Cependant il en a beaucoup moins que le jéjunum. L'iléon, dont la partie inférieure
manque de valvules conniventes, n'a prefque plus de vaiffeaux abforbans; auffi la
maffe alimenteufe commence-t-elle à y
fournir beaucoup moins de fucs nutritifs,

& à s'y convertir en excrémens. Le cœcum, le colon & le rectum qui les reçoivent en tirent peu de chofe. Ces inteftins ont cependant encore quelques
vaiffeaux lactés. Les excrémens y deviennent plus compacts ; ils s'accumulent enfin dans le dernier, jufqu'à ce que devenus importuns par leur maffe ou par leur
âcreté, ils excitent fon irritabilité & fes
contractions, & déterminent en même tems
celles du diaphragme & des mufcles du
bas-ventre qui les pouffent au dehors.

Du Foie.

Le foie eft une glande conglomérée,
dont le volume eft confidérable, la forme irréguliere & la couleur brune-rougeâtre, qui occupe la plus grande partie
de la région épigaftrique, & qui fert à
la fécrétion de la bile.

On y diftingue deux faces, deux bords
& deux extrémités. Des deux faces, l'une
eft fupérieure, antérieure & convexe, &
l'autre inférieure, poftérieure & concave.
La premiere touche par-tout à la voûte
du diaphragme. Elle eft partagée en deux
parties inégales, l'une à droite plus groffe,
l'autre à gauche d'un volume médiocre,

par une production membraneuſe & ligamenteuſe que l'on nomme le ligament ſuſpenſoire du foie.

La face inférieure du foie porte ſur les
viſcères qui l'avoiſinent, ſur le rein droit,
ſur l'eſtomac, & ſur le paquet des inteſtins. On y remarque pluſieurs enfoncemens & deux élévations. Les enfoncemens ſont deux ſillons & quelques foſſes.

Le premier ſillon répond au ligament
ſuſpenſoire, & s'étendant de devant en
arriere, il partage le foie en une partie
droite plus volumineuſe, & une partie
gauche qui l'eſt moins, de même que le
ligament ſuſpenſoire. Ce ſont le lobe droit
ou le grand lobe, & le lobe gauche ou
le lobe moyen. Le ſecond ſiilon plus profond, mais moins long que le premier,
ſe voit à la partie concave & moyenne
du foie, entre ſes extrémités droite & gauche. Il loge la plupart des vaiſſeaux qui
entrent & qui ſortent de ce viſcère, au
lieu que l'autre ne reçoit que la veine
ombilicale & le canal veineux dans le fœtus, & n'eſt rempli dans l'adulte que par
une ſubſtance ligamenteuſe qui réſulte de
leur deſſéchement, & qui tient au ligament ſuſpenſoire.

Les foſſes, au nombre de trois, ſont
deux pratiquées à droite ſous le grand

lobe, & l'autre à gauche sous le moyen. Celle qui est à droite & en arriere reçoit la partie supérieure du rein du même côté ; celle qui est à gauche & en devant contient la vésicule du fiel. La fosse du lobe moyen, beaucoup moins profonde & plus étendue, répond à la grosse extrémité de l'estomac qu'elle couvre, & qu'elle embrasse en partie.

Les deux élévations de la face inférieure du foie sont placées l'une au-devant de son sillon transversal, l'autre derriere. La premiere ne ressemble pas mal à un quarré allongé. L'autre plus saillante forme une espèce de papille oblongue qui paroît comme séparée du reste. On la regarde comme un lobe particulier, & on la nomme le petit lobe du foie, ou le lobe de Spigellius qui en a donné une bonne description, mais qui n'en est pas l'inventeur. Ces deux élévations sont appellées les éminences portes, & ont donné leur nom à la veine qui contient le sang du foie. Des deux bords du foie, l'un est supérieur & postérieur ; & l'autre inférieur & antérieur. Le premier épais & arrondi présente une grande échancrure dans laquelle est reçue la portion de la colonne de l'épine sur laquelle il pose. On y voit aussi une gouttiere fort profonde destinée à loger la veine-cave inférieure qui le traverse. Le second mince, & en quelque sorte tranchant, offre aussi deux échancrures, une qui répond au ligament suspensoire & l'autre à la partie antérieure de la fosse où la vésicule du fiel est placée.

Enfin les deux extrémités du foie sont l'une à droite & l'autre à gauche ; la première très-épaisse, & la seconde fort mince.

Le foie tient, dit-on, au diaphragme par quatre ligamens, qui sont le ligament suspensoire, les ligamens droit & gauche, & le ligament coronaire. Les trois premiers sont des replis du péritoine. Le droit & le gauche, d'une étendue fort médiocre & de forme triangulaire, fixent ses extrémités. Le suspensoire, beaucoup plus large, tient à sa partie moyenne. Il commence à l'ombilic, & montant obliquement de gauche à droite, il va se fixer à sa convexité & à sa concavité sous laquelle il envoie un prolongement le long du premier des sillons qui s'y remarquent, jusqu'à celui qui est transversal. Ce ligament a presque la figure d'une faulx dont la pointe aboutit à l'ombilic. Son bord flottant & concave renferme dans son épaisseur une substance ligamenteuse qui n'est autre chose que la

veine ombilicale qui s'eſt deſſéchée depuis le moment de la naiſſance.

Le ligament coronaire du foie n'eſt pas,
à proprement parler , un ligament , &
n'a point une forme circulaire comme ſon
nom ſembleroit l'indiquer. C'eſt le lieu
de l'adhérence mutuelle du bord poſtérieur du foie & du diaphragme. La forme
en eſt ovale & alongée.

La ſituation particuliere du foie eſt telle
que le lobe droit de ce viſcère occupe
l'hypochondre du même côté , & que ſon
lobe moyen s'étend le long de l'épigaſ-
tre juſqu'à la région hypochondriaque
gauche. Son bord poſtérieur eſt fort élevé , & ſon bord inférieur eſt très-bas ,
& répond au bord des fauſſes-côtes du
côté droit. Cette ſituation varie en beaucoup de circonſtances. Le foie ſe porte
plus du côté de la poitrine quand on eſt
couché que quand on eſt debout. Il eſt
auſſi plus élevé quand l'eſtomac & les
inteſtins ſont pleins que quand ils ſont
vides. D'ailleurs , comme il eſt aſſez pe-
ſant , il eſt vraiſemblable qu'il ſe porte
du côté du corps qui eſt devenu le plus
déclive , & qu'il tombe à droite , à gauche , en devant ou en arriere , ſuivant nos
différentes attitudes. Il ſuit auſſi les mouvemens du diaphragme , & monte avec

lui dans l'expiration, comme il defcend dans l'infpiration.

Le foie eft couvert d'une membrane liffe & continuellement humectée de férofité qu'il emprunte du péritoine, & de la furface interne de laquelle il fe détache des prolongemens celluleux qui font partie de fa fubftance, & qui lient les grains dont il eft compofé. Ces grains, très-faciles à appercevoir lorfqu'on le déchire, ont une forme globuleufe, & font d'un volume prefque égal. Ils tiennent encore par les vaiffeaux qui s'y diftribuent & qui en partent. Leur nature eft fans doute la même que celle des glandes fimples qui fe rencontrent par-tout ailleurs, c'eft-à-dire, qu'elles ont intérieurement une cavité dans laquelle la bile eft dépofée par les vaiffeaux qui rampent fur leur membrane, & d'où cette liqueur fort par un petit canal excréteur.

Telle eft effectivement la maniere dont font organifées les glandes qu'on nomme glandes fimples, cryptes ou follicules muqueux, pour les diftinguer des glandes conglomérées qui font faites de l'affemblage de ces glandes fimples, & qui fervent à la filtration des diverfes liqueurs animales, & des glandes que l'on appelle conglobées. Ces dernieres répandues dans

R 4

presque toutes les parties du corps, ont une forme globuleuse, ou qui en approche, une couleur pour l'ordinaire brune-rougeâtre, une texture molle & pulpeuse, contiennent un suc plus ou moins abondant & dont la couleur varie comme la leur, & n'ont d'ailleurs aucun canal excréteur par où ce suc puisse en sortir. Comme elles se rencontrent aux endroits où il y a le plus de vaisseaux lymphatiques, & que ces vaisseaux ou les traversent ou sont collés à leur surface, on croit que les glandes conglobées favorisent le cours de la lymphe, sans pouvoir dire comment elles y sont utiles.

Tous les Anatomistes ne conviennent cependant pas que les glandes conglomérées soient faites de l'assemblage de glandes simples, comme l'a avancé Malpighi dans ses Recherches sur la structure des Viscères, imprimées en 1665. Il y en a qui croient, avec Ruysch, que les corpuscules que l'on y remarque ne sont que des amas de vaisseaux entortillés les uns dans les autres, sans cavité intérieure, & que la liqueur qu'elles filtrent passe immédiatement des extrémités des artères sanguines dans celles des tuyaux excréteurs. Il est difficile de se déterminer entre ces deux opinions soutenues par des

Savans également diſtingués. Cependant quoique Ruyſch eût l'art merveilleux d'injeſter les glandes, de maniere à faire croire qu'il n'y avoit que des vaiſſeaux, il ſemble que l'analogie eſt favorable à la premiere, & que la ſtruſture de toutes les glandes doit être la même, quelles qu'en ſoient la groſſeur & la compoſition, & quelque liqueur qu'elles ſéparent du ſang.

Le foie a des vaiſſeaux ſanguins, des nerfs, des vaiſſeaux lymphatiques, & un tuyau excréteur.

Ses vaiſſeaux ſanguins ſont l'artère hépatique, la veine-porte hépatique, & les veines hépatiques.

L'artère hépatique eſt une des trois branches du tronc céliaque. Après avoir donné pluſieurs rameaux à la petite extrémité de l'eſtomac, à ſa grande courbure, au pancréas & au duodénum, cette artère ſe porte vers le ſillon tranſverſal du foie où elle ſe partage en deux branches, une droite plus groſſe pour le grand lobe du foie, une gauche plus petite pour ſon lobe moyen & pour celui de Spigellius. Quelquefois cette derniere eſt produite par le pancréatico-duodénale, par la grande gaſtrique, ou par la coronaire ſtomachique. Celle qui va au lobe droit fournit le tronc cyſtique, lequel ſe partage bientôt en deux rameaux qui embraffent la véficule du fiel.

La veine-porte hépatique eft ainfi nommée pour la diftinguer de celle qu'on appelle veine-porte ventrale, dont elle eft la continuation, ou de qui elle reçoit le fang qu'elle contient. Cette veine dont le tronc eft couché tranfverfalement le long du fillon le plus confidérable du foie, & forme ce que l'on appelle le finus de la veine-porte, envoie au-dedans de ce vifcère un grand nombre de branches qui s'y diftribuent à la maniere des arteres, c'eft-à-dire, qu'elles s'y partagent en branches plus petites, en rameaux, en ramifications, & enfin en tuyaux fi fins qu'il eft impoffible de les fuivre. Il faut obferver que les divifions de cette veine répondent à celles des artères hépatiques, & que ces vaiffeaux s'accompagnent fi exactement l'un l'autre, que par-tout où l'on trouve un rameau d'artère hépatique, on en trouve un de veine-porte hépatique.

Les veines hépatiques font plufieurs en nombre. Il eft rare qu'elles fortent de la fubftance du foie. Ces veines vont fe rendre dans la portion de la veine-cave que cette fubftance embraffe. Il y en a de fort groffes & de petites. Les premieres font les plus élevées, & approchent plus de la partie supérieure de la veine-cave. Les veines hépatiques font isolées dans la substance du foie. Elles y remplissent la fonction des veines, & ramenent dans la veine-cave le sang apporté à ce viscère par l'artère hépatique & par la veine-porte hépatique.

Les nerfs du foie font peu nombreux relativement à la masse énorme de ce viscère. Ils forment autour de l'artère hépatique un entrelacement en maniere de gaîne que l'on appelle pléxus hépatique, & qui s'enfonce avec elle dans le sillon transversal, & l'accompagne dans toutes ses divisions. Ces nerfs viennent du pléxus solaire qui lui-même est formé par les deux ganglions semi-lunaires des grands nerfs intercostaux.

Les vaisseaux lymphatiques ont une marche peu connue. On fait que quelques-uns rampent sur la surface du foie, & que d'autres pénètrent dans sa substance avec les vaisseaux qui s'y introduisent par le sillon transversal. Ils ne deviennent sensibles que dans les cas d'engorgemens au foie, ou lorsqu'on lie ces vaisseaux sur un animal vivant.

Enfin le tuyau excréteur du foie transmet à la vésicule du fiel & à l'intestin duodénum la bile qui y a été séparée. Il forme un tronc assez considérable, connu sous le nom de conduit hépatique ou de pore biliaire. Ce tronc en sort à sa partie inférieure & moyenne à l'endroit par où l'artère, la veine-porte hépatique & les nerfs s'y introduisent. Il est fait de la réunion de branches, de ramifications & de racines fort petites qui viennent de chacune des glandes du foie, qui se rassemblent à la maniere des veines. Toutes ces parties du conduit hépatique accompagnent les rameaux d'artères & de veine-porte hépatique, & les suivent dans toutes leurs divisions ; ainsi on est sûr de rencontrer une branche de veine porte hépatique, par-tout où on en trouve qui appartiennent à ces vaisseaux.

Tous ceux du foie, excepté les veines hépatiques, sont enfermés dans une enveloppe ou gaîne membraneuse qui s'enfonce avec eux dans la substance de ce viscère, les accompagne jusqu'à leurs dernieres divisions, & leur fournit des espèces de cloisons celluleuses qui réglent leur position respective. Cette enveloppe est ce qu'on nomme la capsule de Glisson, du nom d'un Anatomiste Anglois qui l'a fait connoître le premier dans un Traité sur la structure du Foie, imprimé en 1642. La nécessité de rendre raison de la maniere dont le sang coule dans la veine-porte hépatique a fait imaginer qu'elle étoit charnue & qu'elle avoit des mouvemens semblables ou analogues à ceux du cœur ; mais elle est purement membraneuse & continue à l'épiploon.

D'ailleurs, il est démontré que le cours du sang dans le foie dépend de l'action des muscles du bas-ventre & du diaphragme. En effet, si on ouvre un animal vivant, les vaisseaux du bas-ventre, qui d'abord étoient fort petits, se dilatent peu à peu en commençant par les veines, & en continuant par les arteres. Ils ne cessent de se remplir de sang jusqu'à ce que l'animal expire, ce qui prouve que la force qui le faisoit circuler est détruite.

Dans le fœtus le foie est beaucoup plus gros à proportion que dans l'adulte. Il est aussi d'une couleur plus foncée & presque noire, ce qui vient de ce qu'il reçoit plus de sang. Cette grosseur se conserve encore après la naissance, & ne se perd que vers l'âge de six à sept ans. Sans doute elle est nécessaire pour qu'il se filtre une plus grande quantité de bile, & que les alimens dont les enfans du premier âge usent avec abondance pour fournir à leur accroissement, se digèrent avec plus de facilité.

DE LA VÉSICULE DU FIEL.

La vésicule du fiel, destinée à recevoir une partie de la bile séparée dans le foie, est une poche membraneuse fixée à la partie inférieure, moyenne & antérieure de ce viscère, auquel elle tient par un tiers au moins de sa surface, & dont la forme est oblongue, & en quelque sorte semblable à celle d'une poire. On la divise en fond, qui en est la partie la plus large, en corps & en col. Celui-ci est recourbé sur lui-même & présente la forme d'une tête d'oiseau. Il se termine par un canal d'un pouce & plus de long, qui s'ouvre dans le canal hépatique en faisant avec lui un angle très-aigu. C'est le canal cystique. Sa réunion avec le canal hépatique donne naissance à un canal plus large que chacun d'eux, dont la longueur excéde trois pouces, & qui vient s'ouvrir dans la partie concave du duodénum sous le nom de canal cholédoque, ou de canal commun.

La situation de la vésicule du foie est oblique comme celle de la partie inférieure du foie. Son fond est inférieur &

antérieur, son col supérieur & postérieur. Le canal qui en part après s'être courbé sur lui-même à sa premiere origine, descend de droite à gauche. Cette situation varie dans les différentes attitudes du corps. Lors, par exemple, qu'on est couché à la renverse, le fond de la vésicule est plus élevé que son col. Il devient beaucoup plus bas que ce col quand on est couché sur le côté droit, & se trouve un peu obliquement en haut quand on est couché sur le côté gauche. Toute la longueur de la vésicule porte sur la partie droite du mésocolon, sur le colon lui-même, & son col sur le pylore & le commencement du duodénum.

La structure de cette poche est purement membraneuse. On la trouve faite d'une premiere tunique lisse & polie qu'elle emprunte du péritoine, ou plutôt de la membrane qui enveloppe le foie, mais qui ne la couvre point du côté par lequel elle tient à ce viscère, de fibres resplendissantes & jettées sans ordre sur toute son étendue, & d'une tunique intérieure fongueuse, comme veloutée, & présentant par-tout des rides nombreuses qui se coupent sous toutes sortes d'angles, & qui lui donnent l'apparence d'un réseau. Cette derniere fait au voisinage du col de la véficule & au commencement du canal cyftique, divers replis obliques & comme valvulaires qui font paroître cette partie inégalement boffelée, & contribuent à la courbure que l'on y remarque. Elle eft en outre percée d'un grand nombre de pores qui, fans doute, laiffent échapper une humeur muqueufe propre à enduire la véficule & à la préferver de l'âcreté de la bile.

La véficule du fiel a des artères & des veines fanguines, connues fous le nom de cyftiques. Les artères, au nombre de deux, viennent de l'artère hépatique par un tronc, & rampent le long de fes parties latérales. Les veines difpofées de la même maniere & en pareil nombre, s'ouvrent auffi par un feul tronc dans le finus de la veine-porte hépatique. Des nerfs détachés du pléxus hépatique fe répandent fur la véficule. Elle a auffi quelques vaiffeaux lymphatiques.

On a dit outre cela que cette poche avoit des vaiffeaux particuliers deftinés à y porter la bile, & qui ont été décrits vers la fin du feizieme fiècle par Iafolinus, un des fucceffeurs & des éleves de Fallope, fous le nom de vaiffeaux hépatocyftiques. Dans ces derniers tems un Anatomifte Italien y a cru reconnoître

des vaiſſeaux cyſto-hépatiques , dont l'u-
ſage devoit être de réporter dans le foie
la bile qui y avoit ſéjourné pendant quelques-tems. Divers Phyſiciens ont admis
ce double genre de vaiſſeaux , trompés
par la couleur jaune que la bile imprime
aux vaiſſeaux ſanguins qui avoiſinent la
véſicule,& par l'ignorance où l'on étoit ſur
la maniere dont elle ſe remplit & ſe vide.

Il ne peut plus y avoir de doute à ce
ſujet depuis l'obſervation de M. Lieutaud.
Il a trouvé un homme dont la véſicule
retrécie ne contenoit qu'une lymphe claire
& limpide , & dans le col de laquelle il
y avoit une pierre qui le rempliſſoit en
entier & qui en bouchoit la cavité. Si la
bile venoit de la véſicule par des vaiſſeaux
qui s'y portaſſent directement , celle ci au
lieu d'avoir perdu de ſon volume , ſe ſeroit trouvée plus pleine qu'à l'ordinaire.
Ce fait , que beaucoup d'autres ont con-
firmé depuis , montre donc que la véſicule ne reçoit de bile que celle qui y
arrive par le canal cyſtique , & qui vient
du canal hépatique.

Cependant la bile de la véſicule du
fiel eſt très-différente de celle qui vient
immédiatement du foie , & que l'on peut
appeller la bile hépatique. Sa conſiſtance
eſt plus forte, ſa couleur plus foncée ,

fon amertume plus grande ; mais tout cela ne vient que du féjour qu'elle y a fait, & de ce que fes parties les plus limpides fe font diffipées par une forte de tranfpiration : car la bile contenue dans la véficule du fiel tirée d'un animal, s'épaiffit peu à peu, prend une confiftance poiffeufe, & finit par former des concrétions pierreufes de la nature de celles qu'on trouve affez fréquemment, non-feulement dans la véficule du fiel, mais encore dans la propre fubftance du foie.

La bile après s'être amaffée & avoir demeuré quelques-tems dans la véficule ne fort pas par le même canal par où elle étoit entrée, & tombe dans le duodénum avec la bile hépatique, le long du canal cholédoque. Les caufes qui l'y déterminent ne font pas les contractions des fibres charnues qu'on avoit attribuées à la véficule, puifque cette poche n'en a pas ; mais la preffion que la véficule éprouve de la part de l'eftomac & des inteftins lorfqu'ils font plus pleins qu'à l'ordinaire. On a effectivement obfervé que la véficule eft plus ample, plus dilatée, plus pleine dans les animaux qui ont été long-tems fans prendre d'alimens, & plus petite & moins remplie dans ceux qui ont mangé depuis peu.

Les ufages de la bile, tant de celle qui vient de la véficule que celle qui fort du foie, font de diffoudre par fes vertus favonneufes les parties gommeufes & réfineufes des alimens, d'en rendre les parties graffes mifcibles aux parties aqueufes, d'exciter l'irritabilité des inteftins, & enfin de les forcer à fe contracter fur euxmémes, ce qui eft néceffaire pour le paffage du chyle dans les vaiffeaux lactés, & pour la defcente des matieres alimentaires le long du canal inteftinal, & l'expuifion de celles qui ont été converties en excrémens.

Du Pancréas.

Le pancréas eft une glande conglomérée, de couleur blanche, de forme longue & plate, & fituée tranfverfalement audeffous de l'eftomac, dans laquelle il fe fépare une liqueur limpide & favonneufe analogue à la falive, qui eft portée dans le duodénum par fon canal excréteur.

On divife le pancréas en partie droite, en partie moyenne & en partie gauche : on y diftingue en outre deux faces & deux bords. Sa partie droite eft la plus épaiffe ; elle en forme comme la tête. On la trouve appuyée fur la concavité de la grande courbure du duodénum, le long duquel cette glande envoie un prolongement d'environ deux pouces de longueur, & qui paroissant être en quelque sorte détaché de sa masse & ayant un canal excréteur qui lui est particulier, a reçu de Winslow le nom de petit pancréas. La partie moyenne & la partie gauche du pancréas ont presque par-tout la même épaisseur. La derniere un peu plus mince & un peu arrondie en forme la queue. Ses deux faces sont une supérieure & l'autre inférieure, & ses bords sont tournés l'un en arriere & l'autre en devant. Le premier est assez épais & comme sillonné sur sa longueur pour recevoir & loger les vaisseaux spléniques. Le second est mince & tranchant.

Presque tout le pancréas est situé dans l'écartement postérieur des deux lames du mésocolon, & cette glande ne peut être bien vue qu'après qu'on a mis la face supérieure de ce repli membraneux à nud, en déchirant la portion de l'épiploon qui s'étend entre l'estomac & l'intestin colon. La partie moyenne du pancréas est courbée pour faire place à la colonne de l'épine, & sa petite extrémité s'étend à gauche jusqu'à la partie interne & concave de la rate.

Le pancréas elt fait d'un grand nombre de lobules joints enfemble par le tiffu cellulaire qui les lie & les vaiffeaux qui les traverfent. Chacun de ces lobules eft compofé de plufieurs autres qui le font eux-mêmes de grains glanduleux forts petits. Chacun de ces grains a un tuyau excréteur, lequel s'uniffant à celui des autres en forme un plus gros. Tous viennent aboutir à un canal commun qui règne dans la longueur du pancréas, plus près de fa face fupérieure & de fon bord poftérieur que de fa face inférieure & de fon bord antérieur, lequel groffit de gauche à droite, & vient enfin s'ouvrir ou dans le canal cholédoque dans l'épaiffeur même des tuniques du duodénum, ou dans cet inteftin, très-près de l'infertion du canal cholédoque. Le petit pancréas a auffi fon canal excréteur commun, & ce canal s'ouvre pour l'ordinaire dans celui qui appartient au grand pancréas.

Les vaiffeaux fanguins qui fe diftribuent au pancréas font fort nombreux. Il reçoit des artères des capfulaires, de phréniques, de la coronaire ftomachique, de la pancréatico-duodénale, de la fplénique & de la méfentérique fupérieure. Ses veines font produites par la gaftro-colique, la méfentérique fupérieure, la fplénique & la duodénale, & vont toutes fe rendre dans la veine-porte ventrale. Il a auffi des nerfs qui font peu confidérables & viennent des pléxus hépatique, fplénique & méfentérique fupérieurs. Peut-être ces vaiffeaux font-ils accompagnés de vaiffeaux lymphatiques, mais ceux-ci font peu connus.

Il étoit impoffible de fe former des idées juftes fur l'ufage du pancréas avant 1642, tems où fon canal excréteur fut décrit pour la premiere fois par Wirfung, Anatomifte Bavarois. Peut-être cependant avoit-il été apperçu quelques-tems avant par Maurice Hoffman. On fut donc que c'étoit une glande conglomérée dont la liqueur fe portoit au duodénum ; mais quelle eft la nature de cette liqueur ? c'eft ce qu'on ignoroit. On a cru pendant quelques-tems qu'elle étoit acide, parce que de Graaf, Anatomifte Hollandois, qui avoit trouvé le moyen dès l'année 1662 d'en raffembler une affez grande quantité fur des animaux vivans, & qui avoit eu en 1666 l'occafion de la goûter fur un jeune homme fort & vigoureux, écrafé fous une poutre détachée d'un pont, lui avoit trouvé cette faveur. On convient actuellement qu'elle n'en a aucune, &

que semblable à la salive, & savonneuse comme elle, cette liqueur n'a d'autre usage que de tempérer l'âcreté de la bile.

DE LA RATE.

La rate est un viscère de consistance molasse, de couleur brune-rougeâtre assez foncée, de forme oblongue & applatie, situé dans l'hypochondre gauche entre les fausses-côtes & la grosse extrémité de l'estomac. On y distingue deux faces, deux bords & deux extrémités. Des deux faces l'une est supérieure, externe & convexe ; elle porte sur le diaphragme & sur les fausses-côtes ; l'autre est inférieure, interne & concave. Celle-ci est partagée sur sa longueur en deux parties par un enfoncement irrégulier qu'on nomme la scissure de la rate. Ses deux demi-faces répondent à la convexité du rein gauche & à celle de l'estomac. Ses bords sont un supérieur & postérieur, & l'autre inférieur & antérieur. La position des deux extrémités est la même. Celle qui est en arriere est en haut, & celle qui est en devant, en bas.

La rate tient à l'estomac, au pancréas & au plus grand des épiploons par des vaisseaux & des productions membraneufes qui répondent à fa fciffure. Elle eft auffi fixée au diaphragme, en quelques fujets, par un repli membraneux dont la forme & l'étendue varient infiniment, & qu'on nomme le ligament fufpenfoire de la rate. Du refte, ce vifcère eft libre & comme flottant, & n'eft foutenu que par la convexité du rein gauche & la face fupérieure du méfocolon, fur la partie gauche duquel il porte.

La fituation de la rate éprouve beaucoup de variété. Ce vifcère, placé immédiatement au-deffous du diaphragme, doit être entraîné en bas & en haut dans les mouvemens de la refpiration. Il change de pofition avec l'eftomac. Quand celui-ci eft plein, la rate devient plus tranfverfale ; quand il eft vide, ce corps defcend & prend l'obliquité que nous lui avons affignée. Souvent auffi fes liens fe relâchent, & fans avoir acquis plus de volume ou de pefanteur qu'à l'ordinaire, la rate defcend au-deffous de l'hypochondre gauche & fe porte jufqu'au bas de la région ombilicale. Il eft fouvent arrivé que la tumeur formée par fa préfence ait été prife & traitée pour une maladie.

Pour le plus fouvent, la rate eft une. Cependant il y a quelques fujets où l'on

en

en trouve plufieurs, dont à la vérité une plus groffe la repréfente, & les autres beaucoup plus petites, mais figurées comme elle, paroiffent n'en être que les appendices. Son volume eft auffi très-dif-férent, non-feulement dans les différens fujets, mais même dans les différens tems de la vie, & l'on a conftamment obfervé qu'elle eft plus groffe dans les animaux qui font à jeun, & plus petite dans ceux qui ont mangé depuis peu de tems.

La ftructure de ce vifcère approche affez de celle des glandes conglomérées. On y trouve en effet une fubftance molle & pulpeufe, au milieu de laquelle font pla-cés des grains de forme ronde, un peu plus gros que ceux du foie. Il eft auffi abreuvé d'une humeur particuliere dont la couleur eft la même que la fienne, & la confiftance affez épaiffe. On le croiroit celluleux, parce qu'il le devient effecti-vement quand on pouffe de l'air dans les vaiffeaux fanguins qui le parcourent, ou qu'on y en fait entrer à travers une ou-verture pratiquée à la membrane dont il eft couvert.

Cette membrane eft unique dans l'hom-me, & double dans la plupart des qua-drupèdes. Son épaiffeur eft affez confi-dérable, & fa confiftance ferme. Quelquefois on y trouve des concrétions de nature cartilagineuse, pierreuse ou osseuse. Elle tient à la substance intérieure de la rate par un grand nombre de fibrilles qui s'en détachent, & vont se perdre dans ce viscère. Ces fibrilles qu'on peut suivre deux ou trois lignes de chemin, & qui s'inclinent & se renversent les unes sur les autres, sont de couleur blanchâtre, & d'une texture assez solide. On les a prises alternativement pour des vaisseaux, pour des fibres musculeuses & pour des ligamens ; mais un examen attentif fait voir qu'elles sont de nature celluleuse.

Les vaisseaux sanguins que la rate reçoit sont considérables. Ils portent le nom d'artères & de veines spléniques. L'artère est une des trois grosses branches du tronc céliaque ; elle marche en serpentant le long du bord postérieur du pancréas auquel elle distribue un grand nombre de rameaux. Lorsqu'elle est parvenue à l'extrémité de ce corps glanduleux, elle se partage en plusieurs rameaux qui pénétrent séparément dans la rate en se glissant dans sa scissure. Cette artère est entourée d'une gaîne nerveuse qui la suit jusques dans ses ramifications les plus fines, & qui constitue le pléxus spléni-

que. La veine sort de la scissure de la
rate par plusieurs gros rameaux qui se
réunissent pour former un tronc, lequel
glisse avec l'artère le long du pancréas, &
va s'ouvrir dans celui de la veine-porte
ventrale. Ces vaisseaux sont accompagnés
de vaisseaux lymphatiques, assez faciles à
appercevoir sur les animaux vivans. Ils
se distribuent dans la rate de l'homme de
la même maniere que dans les autres viscères ; mais dans les quadrupèdes, non-
seulement ils y pénètrent ou en sortent
par un seul tronc, mais encore la veine
y perd bientôt le caractère de vaisseau,
pour ne plus offrir qu'une espèce de crible dont les ouvertures communiquent
immédiatement avec les cellulosités que
la rate contient.

Les grains glanduleux de la rate paroissent en être la partie essentielle. Mais sont-
ils organisés comme les glandes simples, &
ont ils une cavité intérieure, ou ne sont-
ils formés que d'un amas de vaisseaux repliés sur eux mêmes ? Leur petitesse &
leur défaut de solidité empêche de pouvoir prononcer sur ce point contesté entre Malpighi & Ruysch, comme pour les
grains du foie. Les mêmes raisons doivent
déterminer à embrasser l'opinion du premier de ces Anatomistes, quoique la rate

n'ait point de tuyau excréteur , & qu'on ne puisse savoir quelle humeur est séparée dans ce viscère. Il est très-vraisemblable que cette humeur déposée dans le tissu de la rate , y est pompée par les veines qui la conduisent au foie , pour concourir à la formation de la bile.

DE L'ÉPIPLOON.

Le nom d'épiploon ne convient qu'à la membrane graisseuse & flottante au-devant des intestins , & qui descend du grand bord de l'estomac & de l'intestin colon ; mais on le donne à d'autres productions membraneuses qui , sans avoir les mêmes attaches & être libres comme elle , ont la même organisation , & sans doute les mêmes usages.

Les épiploons ont cela de commun, qu'ils sont composés de deux lames appliquées l'une à l'autre , & séparées par un tissu cellulaire dans lequel rampent des vaisseaux sanguins , & qui contient des bandes graisseuses. Ces lames sont si minces qu'ils est difficile de les toucher sans les rompre & sans y faire des ouvertures qui les font paroître comme un crible. Elles renferment encore dans leur épaisseur quelques glandes conglobées qui se voient fur-tout au voifinage de l'eftomac & de l'inteftin colon.

On peut diftinguer trois épiploons ; un grand que l'on nomme l'épiploon gaftro-colique, un petit qui eft l'épiploon gaftro-hépatique, & un moyen que l'on appelle épiploon colique.

Le grand épiploon eft le feul qui ait été connu des Anciens. Il fe préfente à l'ouverture du bas-ventre fous la forme d'une gibeciere applatie, dont l'entrée feroit en haut & le fond en bas. Sa longueur eft confidérable, ainfi que fa largeur qui varie beaucoup, mais qui cependant eft plus grande du côté gauche que du côté droit. Il eft compofé de deux feuillets, l'un antérieur & l'autre poftérieur. Le premier defcend de tout le grand bord ou bord convexe de l'eftomac. On diroit que lorfqu'il eft parvenu jufqu'au bord inférieur & flottant de l'épiploon, il fe replie fur lui même pour remonter en arriere, en former le feuillet poftérieur, & s'aller fixer à toute l'étendue du bord convexe de l'arc du colon. Ces deux feuillets tiennent enfemble, du côté droit, au ligament qui unit le colon & le duodénum à la véficule du fiel, & du côté gauche à la petite extrémité du pancréas & à toute la longueur de la fciffure de la rate. Les vaisseaux qui s'y distribuent viennent principalement de ceux de l'estomac & sont connus sous les noms d'artères & de veines épiploïques droites, gauches & moyennes. Ils tirent leur origine des artères & veines hépatiques & spléniques, & sont accompagnés de nerfs qui appartiennent aux pléxus de même nom.

Le petit épiploon, ou l'épiploon gastro-hépatique n'est formé que d'un seul feuillet membraneux qui s'élève de la première partie du duodénum & de tout le petit bord ou le bord concave de l'estomac, & va se terminer au col de la vésicule du fiel, aux vaisseaux du foie, à la grande scissure de ce viscère, & ensuite au diaphragme. Il enferme & couvre le lobe de Spigellius. Cet épiploon est plus mince & moins chargé de graisse que le grand. Il a des vaisseaux qui viennent principalement des artères & veines coronaires stomachiques.

Ces deux épiploons sont tellement disposés qu'ils forment avec la face postérieure de l'estomac & la face supérieure du mésocolon, un grand sac vide, dont les parois sont appliquées, & pour le plus souvent collées en partie l'une à l'autre, & qui n'a de communication avec le bas-ventre, que par une ouverture triangu

laire qui fe voit à fa partie fupérieure &
droite, derriere & deffous le col de la
véficule du fie'.

L'épiploon colique naît de la partie antérieure du cœcum, d'où il monte le long
de la partie antérieure & droite du colon,
en s'étendant quelquefois jufqu'à la partie
tranf erfale de ce même inteftin ; de forte
qu'après avoir été quelque tems à découvert, il fe trouve pour le plus fouvent
caché par le grand épiploon. M. de Haller
eft le feul qui en ait parlé d'une maniere
expreffe. Les variétés qu'il préfente font
affez nombreufes.

On peut croire que la graiffe contenue
dans l'épaiffeur des trois épiploons, en-
tretient la foupleffe des fibres mufculeufes de l'eftomac & des inteftins. Sans doute
auffi que rentrant dans les veines fanguines,
elle eft conduite au foie pour fervir
à la fécrétion de la bile. Cette graiffe peut
encore adoucir l'acrimonie des autres humeurs, & fournir au corps de la nourriture quand il en manque d'ailleurs. Mais
un des plus grands ufages des épiploons
paroît être de remplir les vides que l'eftomac & les inteftins laiffent entr'eux & la
paroi antérieure du bas-ventre. Le grand
épiploon fur-tout femble fort propre à
s'accommoder aifément à la figure de tou-

tes les parties. Ses deux feuillets qui glissent l'un sur l'autre, facilitent le jeu dont
il a besoin. C'est un corps solide, qui fait
en quelque sorte la fonction d'un fluide.

DES VISCÈRES QUI SERVENT A LA SÉCRÉTION ET A L'EXCRÉTION DES URINES.

Des Capsules atrabilaires.

On donne le nom de capsules atrabilaires, ou de glandes surrénales, à deux
corps d'une texture approchante de celle
des glandes, appuyés sur l'extrémité des
reins & sur le diaphragme. La forme en
est bizarre : néanmoins on y distingue deux
faces, deux bords, & deux extrémités.
Ses faces sont une en devant plus étendue & l'autre en arriere un peu moins
large. La premiere est traversée d'une extrémité à l'autre par un long sillon qui
régne un peu au-dessus du milieu de sa
hauteur. L'un des bords, inférieur, concave & assez épais porte sur l'extrémité
des reins qu'il embrasse ; l'autre supérieur,
convexe & mince, regarde un peu en-
dedans. Enfin les extrémités sont une interne & inférieure, & l'autre externe &
supérieure.

La couleur des capfules atrabilaires eft brune, légèrement verdâtre. Elles font couvertes d'un tiffu cellulaire, qui fe gliffant dans leur intérieur, les fait paroître lobuleufes à la maniere des glandes falivaires. Leur fubftance eft grenue. On y trouve intérieurement une forte de cavité d'une forme analogue à la leur, dont les parois tiennent légèrement au moyen d'un tiffu celluleux, abreuvée d'un fuc d'une couleur plus foncée que la leur, & plus abondant dans le fœtus & dans les jeunes fujets où les capfules elles-mêmes font plus groffes & d'une forme plus décidée, & de la partie inférieure de laquelle s'éleve une production applatie, & qui a quelque reffemblance avec une crête de coq.

Les vaiffeaux qui fe rendent aux capfules atrabilaires font fort nombreux. Elles reçoivent des artères des phréniques ou diaphragmatiques inférieures, de l'aorte ou du tronc cœliaque, & enfin des rénales ou émulgentes. Leurs veines fe raffemblent pour former un gros tronc qui, après avoir rampé dans le fillon de leur face antérieure, va fe porter du côté droit dans la veine-cave, & du côté gauche dans la veine émulgente. Les capfules ont auffi des nerfs qui viennent des pléxus folaire & des pléxus qui vont aux reins , mais on ne leur connoît point de canal excréteur.

C'eft sûrement la raifon pour laquelle on a tant varié fur leur ufage. On a cru qu'elles aidoient aux fonctions des reins , ce qui les a fait appeller les reins fuccenturiaux ; qu'elles fervoient à la fécrétion de la bile noire , d'où eft venu leur nom de capfules atrabilaires ; qu'elles favorifoient la diftribution des nerfs que fourniffent les ganglions femi-lunaires, ce qui leur a fait donner le nom de *glandulæ ad plexum pofitæ* ; qu'elles délayoient le fang qui vient des reins après la fécrétion des urines ; qu'elles repouffoient le diaphragme dans le fœtus , & qu'elles occupoient une place qui devoit être cédée aux poumons quand l'enfant auroit refpiré ; enfin qu'elles verfoient un fuc particulier dans le canal thorachique pour le tenir ouvert jufqu'au tems où il feroit rempli de lymphe , & fur tout de chyle ; mais rien de tout cela n'eft prouvé , ni même vraifemblable.

Des Reins.

Les reins font deux organes glanduleux, d'une forme aſſez analogue à celle d'une féve de haricot , fitués à la partie postérieure & supérieure du ventre, sur les côtés de la colonne de l'épine, & destinés à la sécrétion des urines. Leur longueur à peu près égale à l'intervalle qu'occupent quatre vertèbres, répond à la onzieme du dos, & aux trois suivantes, de sorte qu'ils sont cachés profondément en arrière dans l'une & l'autre région hypochondriaque, & ne les débordent que par le tiers inférieur de leur longueur.

L'extrémité supérieure du rein droit soutient la capsule atrabilaire de son côté, & est reçue dans un enfoncement du grand lobe du foie. Le reste de ce corps glanduleux est couvert en devant par le colon, le duodénum, & inférieurement par quelques-unes des circonvolutions de l'iléon. Le rein gauche soutient par en haut la capsule atrabilaire, & une portion de la rate. Le colon & le paquet des intestins le couvrent antérieurement l'un en dehors, l'autre en dedans. Tous deux sont situés au-delà du péritoine dans le tissu cellulaire & graisseux dans lequel ils sont plongés, & qui ne s'étend que sur leur face antérieure.

Le nombre des reins varie quelquefois. On dit en avoir vu trois, deux d'un côté & un seul de l'autre, ayant chacun leurs vaisseaux & leur uretère ; il est plus commun de n'en rencontrer qu'un dont le volume eft plus confidérable qu'à l'ordinaire, & qui ayant la forme d'un croiffant eft couché en travers fur les vertèbres des lombes. Ce rein unique eft manifeftement formé par les deux reins qui fe font réunis l'un à l'autre par leur extrémité inférieure.

On diftingue à chaque rein deux faces, une antérieure affez convexe, & une poftérieure un peu plus large & plus plate ; deux extrémités, une fupérieure plus groffe, une inférieure plus étroite ; & deux bords, un externe convexe, & un interne concave où fe remarque un enfoncement pratiqué aux dépens de la face antérieure, & par lequel les vaiffeaux entrent dans le rein, & en fortent.

Ces vaiffeaux font une artère, une veine, des vaiffeaux lymphatiques, des nerfs & un canal excréteur. Les artères & veines fe nomment émulgentes. Les premieres, une de chaque côté, naiffent de la partie latérale & antérieure de l'aorte, la gauche un peu plus haut & la droite un peu plus bas. Celle-ci eft plus longue, parce que l'aorte eft couchée fur la partie antérieure & gauche des vertèbres. Toutes deux vont gagner les reins dans une direction horizontale à gauche, & lé-

gérement inclinée de haut en bas à droite;
& quand elles font parvenues au voifinage de la finuofité des reins , elles fe
partagent en plufieurs branches qui s'y
introduifent. Les artères rénales font en-
vironnées d'un réfeau nerveux en maniere de gaîne, & qui forme le pléxus
rénal. Ce pléxus vient du ganglion fémi-
lunaire & en même tems des pléxus hépatique & fplénique , à droite & à gauche.

Les veines rénales ou émulgentes , plus
groffes que les artères de même nom , ont
à peu près la même marche. Elles fortent de la finuofité des reins par quatre
ou cinq branches , lefquelles fe réuniffent pour former un tronc unique qui
s'ouvre dans la veine - cave inférieure.
Celle du côté droit eft la plus courte &
la moins groffe. Celle du côté gauche reçoit la veine capfulaire & la veine fpermatique.

La difpofition de ces vaiffeaux eft telle
que les branches de la veine rénale occupent la partie antérieure & moyenne
de la finuofité du rein , & que les branches de l'artère fituées plus en arriere ,
en occupent la partie fupérieure. Les unes
& les autres , engagées dans la fubftance
du rein où la graiffe environnante les accompagne , y fouffrent des divifions com-

me par tout ailleurs ; mais les dernieres
fe rapprochent infenfiblement de la fu-
perficie des reins , & ont principalement
lieu entre les fubftances corticale & tubuleufe.

Les vaiffeaux lymphatiques des reins
font affez faciles à appercevoir , même
dans l'homme , où ils font très-nombreux
le long des artères & veines émulgentes.
Mais on ne peut les fuivre ni au-dedans,
ni même à la furface de ces vifcères ; au
lieu que dans les animaux vivans ils deviennent aifément fenfibles au moyen
d'une ligature pratiquée fur le paquet
des vaiffeaux émulgents.

Le canal excréteur des reins eft connu
fous le nom d'uretère. Il fort de leur
finuofité , dont il occupe toute la longueur en arriere. Sa capacité y eft affez
grande , & il ne repréfente pas mal un
large entonnoir dont le bec feroit tourné
en bas. On voit manifeftement qu'il eft fait
de trois branches qui font féparées l'une
de l'autre , une fupérieure , une moyenne
& une inférieure. Chacune d'elles eft partagée au-dedans du rein en plufieurs autres, figurées comme des calices , dont la
partie la plus large embraffe & contient
les mammelons qui forment la fubftance
la plus intérieure du rein.

Ces vifcères en préfentent trois différentes ; une intérieure plus épaiffe qui en
occupe la furface , & que l'on nomme la
fubftance corticale , une moyenne appellée fubftance tubuleufe , & une inférieure
connue fous le nom de mammelonnée. La
premiere plus ferme & plus compacte que
les autres , paroît principalement formée
par les dernieres divifions des artères &
veines émulgentes. On y trouve auffi , en
la déchirant , des grains de forme ronde
amoncelés les uns fur les autres , & qui ,
ayant été pris pour les glandes qui filtrent
l'urine , ont fait donner encore à cette
fubftance le nom de glanduleufe. Sa couleur eft plus rouge & plus foncée que
celle des deux autres.

Celle qui fuit, ou la tubuleufe, commence à la furface interne de la premiere.
Sa couleur eft plus pâle , fa texture moins
compacte , & l'œil fimple y diftingue une
organifation très marquée. On voit qu'elle
eft faite de ftries convergentes vers le
dedans du rein , divergentes vers fa convexité , & qui ne font autre chofe qu'un
nombre confidérable de petits tuyaux légérement flexueux , & qui contiennent de
l'urine. Ces tuyaux extrêmement rapprochés les uns des autres , forment enfin la
troifieme fubftance ou la fubftance mam-

melonnée des reins, ainſi appellée parce qu'elle eſt faite d'un nombre indéterminé de mammelons depuis douze ou quatorze, juſqu'à dix-huit ou vingt. Chacun eſt percé à ſon extrémité de pluſieurs ouvertures d'où l'on voit ſuinter l'urine, quand on preſſe ſur la ſubſtance tubuleuſe de laquelle ils tirent leur origine. Ce ſont ces mammelons qu'embraſſent les eſpèces de calices par leſquels commencent les uretères. Ils y ſont quelquefois enfermés au nombre de deux ou trois, ce qui fait que le nombre des calices n'eſt pas auſſi grand que le leur.

Tout cet appareil de parties eſt couvert & enveloppé par une membrane qui paroît mince, & peut cependant être diviſée en deux lames. Celle qui eſt intérieure envoie au dedans du rein de nombreux prolongemens cellulaires, qui en ſéparent les diverſes parties, en ſe joignant avec le tiſſu cellulaire & graiſſeux qui ſe gliſſe profondément dans ſa ſinuoſité. On parle auſſi d'une tunique adipeuſe des reins ; mais ce n'eſt autre choſe que le tiſſu graiſſeux de la partie poſtérieure du péritoine, dans lequel ces viſcères ſont plongés.

Il eſt évident que les reins ſéparent l'urine, & que cette liqueur en ſort par l'uretère qui la conduit à la veſſie. Ce canal, dont la groſſeur égale ſouvent celle d'une plume médiocre, deſcend obliquement le long de la partie poſtérieure du bas-ventre, entre le péritoine & le pſoas, en ſe rapprochant de la partie moyenne du corps. Arrivé au bas du petit baſſin, il va ſe rendre à la veſſie dont il perce les membranes obliquement de dehors en dedans, & dans laquelle il s'ouvre par un orifice étroit, arrondi en dehors, aigu en dedans, & qui répond à la partie poſtérieure & inférieure de cette poche. Sa ſubſtance eſt membraneuſe. On ne peut y diſtinguer pluſieurs couches. Il reçoit dans le long trajet qu'il parcourt des vaiſſeaux qui viennent des émulgents, des lombaires, des iliaques, & de ceux qui appartiennent aux véſicules ſéminales dans l'homme, & à la matrice dans la femme.

De la Veſſie.

La veſſie eſt une poche membraneuſe & muſculeuſe, ſituée à la partie inférieure, antérieure & moyenne du bas-ventre, entre le pubis & l'inteſtin rectum, entre le même os & le vagin dans la femme, & dans laquelle les urines conduites par les uretères, s'amassent jusqu'à ce qu'elles soient poussées au dehors.

La forme de la vessie approche de celle d'un corps ovoïde applati de devant en arriere, & raccourci dans sa longueur du côté de son extrémité inférieure, laquelle est beaucoup plus large que sa supérieure. On y distingue en conséquence deux faces, deux bords & trois parties, une supérieure, une moyenne, & une inférieure. Les faces & les bords n'ont rien de particulier. La partie supérieure se termine par une pointe mousse que l'on nomme le fond de la vessie. La moyenne en est le corps, & la partie inférieure se subdivise en partie postérieure plus large, plus évasée que le reste, c'est le bas-fond de la vessie; & en partie antérieure figurée en maniere de goulot, & en quelque maniere semblable au bec d'un chapiteau; c'en est le col.

La vessie est plongée de tous côtés dans le tissu cellulaire du péritoine, & n'est couverte par cette membrane qu'à sa face postérieure, de sorte qu'on dit qu'elle est hors du sac qu'elle forme. Sa face antérieure porte à nud sur le pubis, & sur la partie inférieure des muscles du bas-ventre. Sa situation n'est pas toujours parfaitement droite. On la trouve quelquefois fenfiblement inclinée à gauche, ce qui vient de la direction du rectum, qui defcend fouvent de droite à gauche.

La veffie eft retenue dans le lieu qu'elle occupe par plufieurs ligamens dont deux font inférieurs & antérieurs, un moyen & poftérieur, & un quatrieme fupérieur. Les deux premiers naiffent de derriere la branche des·os pubis près la jonction de ces os. Ils s'écartent l'un de l'autre, & viennent fe rendre fur les parties latérales de la proftate qui embraffe & contient le col de la veffie.

Le ligament moyen & poftérieur, n'en eft pas un à proprement parler. Il ne fe voit que quand elle eft vide, & eft formé par le repli méchanique de la portion du péritoine qui le couvre en arriere.

Le ligament fupérieur eft fait de trois cordons ligamenteux, un qui part du fommet même de la veffie, & deux autres qui montent latéralement le long de fes bords. Tous trois fe terminent au nombril, où ils font plus minces qu'ailleurs, & où ils finiffent en pointe. Le premier eft fait par l'ouraque, canal membraneux qui dans le fœtus s'éleve du fommet de la veffie, fe porte au nombril & fort du ventre avec les vaiffeaux ombilicaux pour se perdre dans l'épaisseur du cordon qu'ils forment. Les deux autres sont les restes des artères ombilicales, vaisseaux particuliers au fœtus comme l'ouraque, & qui comme lui se desséchent après la naissance, & dégénèrent en des ligamens. Cependant ils conservent même encore leur cavité jusqu'au milieu de la hauteur de la vessie à laquelle ils donnent des ramifications jusques dans l'âge le plus avancé. Quelquefois l'ouraque conserve aussi sa cavité, ou du moins une disposition à se r'ouvrir qui n'attend que des circonstances favorables pour se manifester. C'est par-là qu'on peut expliquer comment certaines personnes rendent leurs urines par le nombril pendant toute la vie, & pourquoi d'autres en rendent par cette voie à la suite & à l'occasion de rétentions d'urine opiniâtres.

La vessie est faite de deux couches appliquées l'une sur l'autre, & séparées par une lame de tissu cellulaire. La plus extérieure est charnue. L'intérieure est purement membraneuse. Les fibres qui forment la premiere ont quelquefois beaucoup d'épaisseur. Leur disposition est telle qu'elles se portent de bas en haut pour redescendre de haut en bas, soit qu'elles atteignent le fond de ce viscère, ou qu'elles ne s'élevent qu'à quelque point que ce soit de sa hauteur. Toutes ont leur naiſſance & leur terminaiſon au col de la veſſie ou peut-être ſeulement au corps glanduleux qui l'entoure. Elles ſe croiſent en différens ſens , & laiſſent entr'elles des aréoles de toutes les formes & de toutes les grandeurs. Leur ſaillie au·dedans de la veſſie eſt quelquefois très-marquée , & ſouvent elles y préſentent des colonnes aſſez ſemblables à celles des oreillettes du cœur. On dit qu'il y en a auſſi de circulaires qui ſe trouvent ſur-tout au voiſinage du col & y forment un ſphincter ; mais ces fibres & ce ſphincter n'exiſtent pas.

La tunique interne de la veſſie peut être comparée à celle qui tapiſſe le dedans de l'eſtomac & des inteſtins , & être nommée, comme elle , villeuſe ou plutôt fongueuſe. On la trouve couverte d'une mucoſité qui ſuinte de ſa ſurface , & que l'on a cru fournie par des glandes que l'on ne peut démontrer. Elle s'enfonce dans les intervalles des fibres de la tunique charnue, & forme en quelques ſujets des eſpèces de culs-de-ſac , de poches ou de cellules dont les dimenſions ſont quelquefois fort conſidérables. Un tiſſu cellulaire dans lequel rampent beaucoup de vaiſ-

feaux fanguins la fépare de la tunique mufculeufe.

La veffie eft percée de trois ouvertures , deux inférieures & poftérieures qui
appartiennent aux uretères , & une antérieure & inférieure qui eft celle de l'urètre. Les deux premieres ont une forme
alongée femblable à celle d'une aiguiere ;
la troifieme a celle d'un croiffant , parce
qu'il s'éleve de fa partie poftérieure un
corps de forme ronde qui s'y engage. Ce
corps eft la continuation & l'extrémité inférieure d'une efpèce de triangle plus élevé , plus blanc , d'une texture plus ferme
que le refte de la veffie , lequel fe voit
à fa partie inférieure & poftérieure , &
que M. Lieutaud a nommé le trigone vé-
fical. Lui-même eft ce que cet Anatomifte
appelle la luette véficale. Il eft plus ou
moins faillant dans les différens fujets.
Tout le trigone de la veffie eft d'une fenfibilité plus grande que le refte de ce vifcère.

La forme de la veffie n'eft pas la même
dans la femme que dans l'homme. Cette
poche eft plus large de droite à gauche &
moins longue de haut en bas. Chez celles
qui ont eu des enfans , fa largeur eft plus
grande. Le trigone & la luette véficale
font moins marqués. Dans le fœtus la

veſſie eſt plus étroite & plus alongée. Par
conſéquent elle s'éleve davantage au deſſus du pubis, & ſon ſommet approche
plus du nombril. On remarque auſſi qu'elle
fait plus de ſaillie dans la cavité du bas-
ventre, & que le péritoine s'avance davantage ſur ſes côtés & ſur ſon ſommet. Cette
diſpoſition eſt long-tems à diſparoître.

. La veſſie reçoit un grand nombre d'artères qui lui viennent de chaque côté de
l'ombilicale, de la honteuſe commune,
de l'iſchiatique, de l'obturatrice, de l'hypogaſtrique, & même quelquefois auſſi de
l'épigaſtrique. Elles vont toutes ſur ſes
parties latérales & inférieures où elles forment un beau réſeau, & d'où elles ſe répandent ſur toutes ſes parties latérales.
Les veines ont à peu près la même origine & la même diſpoſition. Ces vaiſſeaux
ſont accompagnés de nerfs qui viennent
du pléxus hypogaſtrique, & peut-être
auſſi de vaiſſeaux lymphatiques.

Les urines dépoſées dans la veſſie y
ſont retenues par le reſſort du col de ce
viſcère, & par les fibres du releveur de
l'anus qui viennent s'y fixer & qui l'appli-
quent au pubis, juſqu'à ce que leur quantité ou leur âcreté excitent l'irritabilité
de ſes membranes. Alors celle qui eſt
charnue ſe contracte, & comme toutes

ses fibres vont aboutir au col, elles l'élargissent d'autant plus qu'elles perdent davantage de leur longueur.

DES PARTIES GÉNITALES DE L'HOMME.

Les parties génitales de l'homme ou préparent la semence, ou la conservent, ou la transmettent au-dehors. Celles qui préparent la semence sont les testicules; celles qui la contiennent sont les vésicules séminales; celles qui la transmettent au-dehors sont celles qui constituent la verge.

Des Testicules.

Les testicules sont deux corps glanduleux situés à la partie inférieure & antérieure du ventre, dans une poche ou bourse qui leur est commune. Ils y sont enfermés sous plusieurs enveloppes que l'on distingue en communes & en propres. Les premieres sont le scrotum & le dartos; les secondes sont la tunique érythroïde, ou la tunique rouge, la tunique élytroïde ou la tunique vaginale, & la tunique albuginée.

Le scrotum est la plus extérieure de toutes. C'est une espèce de sac formé par

le

le prolongement des tégumens communs, dont il differe en ce que la peau y est plus mince qu'ailleurs, rugueuse, garnie de beaucoup de glandes fébacées qui versent à sa surface une humeur unguineuse & de mauvaise odeur, couverte de poils dont les racines s'étendent dans sa substance & au-delà, & partagée en quelque sorte en deux parties égales par une élévation mitoyenne qui ressemble à une couture & qui en porte le nom, étant connue sous celui de raphé.

Le dartos est, dit-on, un muscle situé au-dessous du scrotum, auquel il est lié par un tissu cellulaire assez lâche & non graisseux. Il naît de la branche du pubis & de celle de l'ischion par un principe large, descend jusqu'à la partie inférieure du scrotum, se courbe sous le testicule de son côté, s'approche de l'autre dartos vers le raphé, & montant avec lui entre les testicules, il fait en s'y adossant une cloison double qui va s'attacher à la partie inférieure & moyenne de l'urètre. D'après cette description, chaque testicule auroit son dartos. Mais au lieu de fibres charnues dont on le dit composé, on ne voit au-dessous du scrotum qu'un tissu cellulaire fort lâche, & qui n'a aucune ressemblance avec elles.

La tunique érythroïde ou rouge n'en est pas une. Elle est faite de quelques fibres musculeuses qui embraffent en dehors le cordon des vaiffeaux propres au testicule , & qui vont à peine à ce corps glanduleux. Les fibres dont il s'agit appartiennent à un muscle nommé crémaster ou fufpenfoire du testicule , grêle , mince, oblong , qui fe détache du bord inférieur du muscle oblique interne ou afcendant du bas-ventre , fort par l'anneau de l'oblique externe , & fe prolonge dans une étendue d'environ deux pouces fur le cordon fpermatique , jufqu'au voifinage du testicule.

Ce qu'on nomme la tunique élythroïde ou vaginale eft une poche membraneufe dans laquelle le testicule eft renfermé fans y être adhérent. Quelques-uns reconnoiffent deux tuniques vaginales ; une qui appartient au cordon fpermatique , & une autre au testicule. La premiere n'exifte pas. Les vaiffeaux des testicules font enveloppés & enfermés dans un tiffu cellulaire qui ne fait point gaîne. La feconde , celle dont nous parlons , comprend avec le testicule , un corps qui le furmonte & qu'on nomme l'épidydime. Elle eft humectée d'une férofité analogue à celle de la plèvre , du péricarde , du péritoine , & qui a les mêmes ufages.

La tunique albuginée est la derniere & la plus intérieure des tuniques des testicules. Elle tire son nom de sa blancheur. Sa surface externe est lisse, polie & couverte de sérosité. L'interne tient à la propre substance du testicule par des prolongemens qui s'en détachent, & dont la disposition est réguliere. Ces prolongemens forment des espèces de loges de figure triangulaire qui se rassemblent toutes vers un cordon de couleur blanche que l'on voit régner tout le long du bord supérieur du testicule, & que l'on nomme le corps d'Hygmore.

La figure des testicules approche de celle d'un œuf. Ils sont légérement applatis sur leur longueur, de sorte que l'on peut y distinguer deux faces, l'une externe & l'autre interne. On y voit aussi deux extrémités, une postérieure & inférieure, & une supérieure & antérieure, & deux bords, un inférieur & l'autre supérieur. Ce dernier est surmonté par un corps oblong, aussi renfermé dans la tunique vaginale, lequel se porte plus du côté de la face externe que de la face interne du testicule. C'est l'épidydime. Sa grosseur, plus remarquable en devant qu'en arriere, permet de le diviser en tête, corps & queue, laquelle se repliant

de bas en haut & de dedans en dehors,
ne fe montre plus que fous l'apparence
d'un tuyau tortueux d'abord & droit enfuite, que l'on nomme le canal déférent. L'épidydime eft très-adhérent au
tefticule par fes deux extrémités. Sa partie moyenne n'y eft jointe que par un prolongement membraneux qui va de l'un à
l'autre, & qui fait comme un ligament.

La fubftance du tefticule eft de couleur grife jaunâtre. Elle eft faite de filamens affez fins, repliés les uns fur les autres & fort tortueux, lefquels rempliffent
les loges ou cellules formées par les prolongemens de l'albuginée, dont il vient
d'être parlé. Ces filamens font des tuyaux
fur les parois defquels rampent les extrémités des vaiffeaux qui vont au tefticule. Ils vont tous aboutir au corps
d'Hygmore dans lequel ils s'ouvrent, &
qui lui-même communique avec l'épidydime par dix à douze tuyaux très-fins qui
percent l'albuginée, fous la tête de ce
corps. L'épidydime ne paroît être fait
que par ces tuyaux qui raffemblés, n'en
forment bientôt plus qu'un, dont les
replis & les tortuofités en font toute
l'épaiffeur ; car du vif-argent verfé dans le
canal déférent & de-là dans l'épidydime,
s'échappe en entier par une légere ou-

verture faite à ce corps , & cesse d'y
couler si on lie un seul des vaisseaux sensibles qu'il renferme.

Le canal déférent est le canal excréteur
du testicule. Après avoir d'abord été tortueux , il se redresse & remonte le long
des autres vaisseaux spermatiques, dont
il fait partie. Arrivé au delà de l'anneau
des muscles du bas-ventre , il quitte ces
vaisseaux pour s'enfoncer dans le petit
bassin , en se portant derriere la vessie. Là
les deux canaux déférens s'approchent
l'un de l'autre sans s'unir , s'élargissent,
redeviennent tortueux , & lorsqu'ils sont
parvenus à la partie supérieure de la prostate , chacun s'unit à sa vésicule séminale
à la partie inférieure & interne de laquelle
il va s'ouvrir. Ces canaux sont d'une
substance ferme , assez approchante de
celle des cartilages, applatis sur leur longueur , & percés à leur axe par un conduit capillaire & de forme ronde que la
semence doit traverser , ce qui montre
qu'elle est fort coulante & limpide au sortir du testicule, & qu'elle n'acquiert l'épaisseur & la viscosité qu'on lui connoît, que
dans les vésicules séminales, ou peut-être
seulement au moment de son excrétion,
par son mêlange avec d'autres liqueurs.

Les testicules ont des artères & des

veines fanguines, connues fous le nom de fpermatiques , des vaiffeaux lymphatiques & des nerfs. Les artères fpermatiques , une de chaque côté , naiffent de la partie antérieure & un peu latérale de l'aorte, au-deffous & à peu de diftance des émulgentes. Leur calibre eft fort petit. Elles defcendent en s'écartant l'une de l'autre , & en ferpentant le long du tiffu cellulaire de la partie poftérieure du bas-ventre, auquel elles envoient beaucoup de ramifications très-fines. Arrivées au bas des mufcles pfoas , elles s'uniffent aux veines de même nom , & paffant entre les mailles que ces veines préfentent, elles fortent enfin du bas-ventre avec elles par l'anneau du mufcle oblique externe , & vont fe rendre aux tefticules, à l'approche defquels chacune de ces artères fe divife en deux branches, une pour la partie moyenne & inférieure du tefticule même, l'autre pour l'épidydime, où elles fe perdent en des ramifications extrêmement fines, en fe joignant avec des artères bien moins confidérables, que les tefticules reçoivent des artères épigaftriques , ombilicales , honteufes internes , & crurales.

Les veines fpermatiques , plus groffes & plus nombreufes , s'élevent de l'épidydime & des tefticules le long du cordon fpermatique, & pénétrant avec lui dans le ventre, elles montent le long de la partie poftérieure de cette cavité, pour fe rendre, celle du côté droit dans le trônc même de la veine cave au-deffous de l'é-mulgente, celle du côté gauche dans l'é-mulgente même. Ces veines fôrmées d'a-bord d'un grand nombre de rameaux qui fe coupent fous toutes fortes d'angles, & qui fe réuniffent fouvent pour s'écarter de nouveau, ne repréfentent pas mal le lacis des branches d'un cep de vigne, ce qui a fait donner au corps qu'elles for-ment le nom de pampiniforme. On l'ap-pelle encore le corps pyramidal, parce qu'il eft plus large en bas qu'en haut. Il eft traverfé, comme on l'a dit, par l'ar-tère fpermatique. Les veines fpermatiques donnent ou plutôt reçoivent beaucoup de ramifications des parties qu'elles avoi-finent. Elles font aidées dans leur fonc-tion par des veines qui vont fe rendre dans les épigaftriques, les hypogaftriques, les faphènes, les crurales, &c.

Les nerfs qui accompagnent ces vaif-feaux font fort peu confidérables. Ils vien-nent des pléxus rénaux & de l'hypogaf-trique. Il s'y joint auffi des filets qui ti-rent leur origine des nerfs lombaires. Quand aux vaiffeaux lymphatiques, ils font peu connus. On fait cependant qu'il en exifte quelques-uns qui vont s'ouvrir dans les vaiffeaux de ce genre qui occupent la région hypogaftrique, & que peut-être ils y portent une partie de l'humeur féminale, qui par leur moyen eft répandue immédiatement dans toutes les parties de l'œconomie animale. Dans l'embryon, & fouvent même dans le fœtus entiérement développé, les tefticules n'occupent pas la poche qui eft deftinée à les recevoir. On les trouve d'abord fitués au-deffous des reins de chaque côté de l'aorte : ils defcendent enfuite vers l'anneau des mufcles du bas-ventre, & le traverfent enfin pour fe porter au-dehors. Leur déplacement n'a guère lieu avant le feptieme mois de la conception ; mais fouvent il eft retardé, de forte que l'on voit beaucoup d'enfans venir au monde ayant encore les tefticules dans le ventre, & quelques hommes s'élever & parvenir à la maturité de l'âge, fans que ces corps defcendent dans les bourfes : difpofition remarquable, foit pour ne pas confondre la protubérance que les tefticules forment à l'endroit de l'anneau avec une hernie, foit pour d'autres circonftances.

Des Véficules féminales.

Les véficules féminales font deux réfervoirs membraneux fitués obliquement à la partie poftérieure & inférieure de la veffie. Leur forme eft oblongue & inégalement boffelée. On les divife en fond, en corps & en col. Le fond en eft la partie la plus élevée & la plus large ; il eft en même tems en dehors. Le col des véficules en eft la partie la plus inférieure & la plus étroite. Il eft en dedans & fe termine en un canal alongé qui perce obliquement la proftate, & va s'ouvrir dans l'urètre fur le côté d'une protubérance connue fous le nom de *veru-montanum.*

Les véficules féminales font entourées d'un tiffu cellulaire ferme & blanchâtre, qui les fronce, & leur donne l'apparence boffelée qu'elles préfentent. Lorfqu'on détruit ce tiffu elles acquiérent des dimenfions plus grandes, & prennent une furface plus égale. Elles reffemblent alors à un inteftin aveugle, furmonté de plufieurs appendices dont le nombre varie. La membrane qui forme cet inteftin eft affez forte. On ne peut y diftinguer plufieurs couches, comme dans les autres réfervoirs membraneux. Sa furface interne eft liffe & comme veloutée. Les plis qu'elle fait dans l'état naturel, forment des cellulofités que l'on pourroit en quelque forte comparer à celles des ruches à miel.

Après avoir été affez écartées l'une de l'autre par leur partie fupérieure, les véficules féminales s'approchent inférieurement, & ne font plus féparées que par les deux canaux déférens, dont chacun aboutit à celle de fon côté, & forme avec fa partie la plus inférieure & la plus étroite un angle très-aigu. Le lieu de cette jonction offre intérieurement un éperon qui fait l'office de valvule. Le canal qui de l'extrémité de la véficule s'étend jufqu'au *veru-montanum*, eft connu fous le nom d'éjaculateur. Il n'appartient pas moins au canal déférent qu'à la véficule.

Les vaiffeaux fanguins qui fe diftribuent au rectum & à la veffie en fourniffent aux véficules féminales, qui fans doute reçoivent auffi des nerfs des parties voifines. Il s'en éleve des vaiffeaux lymphatiques, nouvellement apperçus par M. Meckel, qui conduifant la partie la plus tenue de la femence dans le torrent de la circulation, lui donnent une confiftance qu'elle ne pouvoit avoir à fa fortie des tefticules.

De la Verge.

La verge eſt un corps cylindrique très-connu. Elle eſt compoſée de parties que l'on peut diviſer en contenantes & en contenues. Les premieres ſont les tégumens communs & l'enveloppe ligamenteuſe de la verge ; les ſecondes ſont le corps caverneux & l'urètre.

La peau de la verge eſt de la même nature que celle du ſcrotum, c'eſt-à-dire, qu'elle eſt mince, garnie de glandes ſébacées & de poils vers la racine de ce corps, & partagée en deux parties par la continuation du raphé. Lorſqu'elle eſt parvenue à l'extrémité de la verge, elle ſe replie de dehors en dedans, & remontant ſur le gland juſqu'au-delà de la couronne de ce corps, elle va s'attacher à ſa circonférence. Cette portion de peau eſt ce qu'on nomme le prépuce. Elle forme à la partie inférieure du gland un repli particulier, qui ſe prolonge de ſa baſe juſqu'auprès de ſon ouverture, & qu'on en appelle le frein.

Le tiſſu cellulaire qui eſt au-deſſous de la peau de la verge eſt fort lâche & ne contient point de graiſſe. Ses feuillets plus ſerrés à meſure qu'ils s'approchent

davantage du corps caverneux, lui donnent l'apparence d'une fubftance ligamenteufe dont les lames adoffées & rapprochées à la partie fupérieure de ce corps,
forment un ligament de figure triangulaire, qui va fe fixer au pubis fous le nom
de ligament fufpenfoire de la verge.

Le corps caverneux, ainfi nommé parce
qu'il eft celluleux intérieurement, eft la
plus confidérable des parties contenues
de la verge. Il repréfente un cylindre applati fur deux faces, terminé par une extrémité mouffe, & partagé du côté du
pubis en deux branches qui defcendent
le long de celle de cet os & de l'ifchion
jufqu'à fa tubérofité, où elles fe terminent
en pointe. Chacune de fes faces offre un
fillon remarquable. Celui de la face fupérieure reçoit une veine connue fous le
nom de veine honteufe externe, & celui
de la face inférieure, plus profond, loge
le canal de l'urètre. Le corps caverneux
eft membraneux en dehors. Le tiffu qu'il
contient eft rempli de fang qui paroît y
être comme en ftagnation, & dont la quantité plus confidérable qu'à l'ordinaire, le
gonfle & le durcit. Il eft facile de l'en
dépouiller par des lotions réitérées. Si
on le fouffle alors, & qu'on le faffe fé-
cher, on le trouve formé d'une infinité

de cellules qui communiquent les unes avec les autres.

Le corps caverneux a deux muscles appellés ischio-caverneux ou muscles érecteurs, parce qu'on leur a attribué l'usage de produire l'érection. Ils sont minces & grêles. Chacun d'eux naît de la partie supérieure & interne de la tubérosité de l'ischion, & s'élevant de dedans en dehors ils embrassent la racine du corps caverneux de leur côté, & vont s'y insérer par leur extrémité supérieure. La fonction de ces muscles est difficile à déterminer.

L'urètre est un canal membraneux qui s'étend du col de la vessie jusqu'à l'extrémité de la verge. Sa longueur n'est guère moindre que de dix à douze pouces. Il est courbé en maniere d'S romaine. On le voit descendre jusqu'au dessous de la symphyse des os pubis, s'élever & monter au-devant de cette symphyse jusqu'à la racine de la verge, & redescendre ensuite avec ce corps jusqu'à l'extrémité du gland. On peut le diviser en trois parties. La premiere de quinze lignes de longueur ou environ, est logée dans l'épaisseur de la prostate. La seconde, longue d'un pouce, est à nud, & porte le nom de partie membraneuse de l'urètre. La troisieme comprend le reste de son étendue. On lui donne le nom de partie fpongieufe de l'urètre , parce qu'elle eft entourée d'un tiffu qui approche affez de celui qui fe voit au-dedans du corps caverneux.

La proftate dont la premiere portion de l'urètre eft entourée, eft un corps glanduleux de la groffeur & de la forme d'une châtaigne , ou plutôt de celle d'un cœur tel qu'on le repréfente fur les cartes à jouer. Sa partie la plus large & la plus épaiffe eft en arriere & en haut, vers le col de la veffie, où elle forme intérieurement un bourrelet faillant & circulaire , & fa partie la plus étroite eft en devant & en bas. Elle eft applatie fur deux faces dont une regarde le rectum , & a deux bords, l'un à droite & l'autre à gauche. Chacune des faces préfente un fillon fuperficiel. L'urètre qui la traverfe eft plus près de fa face antérieure que de la poftérieure.

La fubftance de la proftate eft ferme & compacte. Elle renferme un affez grand nombre de follicules muqueux dont les tuyaux excréteurs viennent s'ouvrir dans l'urètre aux côtés du *veru-montanum* , & verfent dans ce canal une liqueur mucilagineufe & blanchâtre qui l'enduit , ou qui fert de véhicule à la femence.

La proftate donne attache au plus grand nombre des fibres de la veffie , & à celles de la partie antérieure des muscles releveurs de l'anus. Elle est soutenue par les ligamens antérieurs de la vessie, lesquels ont été pris par Winslow pour des muscles qui lui appartenoient, & qu'il a nommés muscles prostatiques supérieurs.

La portion membraneuse de l'urètre est d'une épaisseur assez considérable, que l'on a attribué à un corps glanduleux logé entre les feuillets dont elle est composée. On y voit aussi extérieurement des fibres musculeuses qui l'embrassent, & qui vont ensuite se fixer à la partie inférieure de la symphyse des os pubis. On peut croire que ce sont ces fibres que Winslow a désignées sous le nom de muscles prostatiques inférieurs.

La portion spongieuse de l'urètre a beaucoup plus d'étendue que celle dont il vient d'être parlé. Elle commence audessous du pubis & se continue jusqu'à la derniere extrémité de la verge. Le tissu dont elle est formée présente intérieurement un grand nombre de cellules qui communiquent toutes ensemble, & dans lesquelles le sang reste en stagnation, comme dans celles du corps caverneux.

L'épaisseur de la substance spongieuse de l'urètre n'est pas la même par tout. Elle commence par être assez considérable , & par former un corps qui répond à sa partie inférieure , & auquel on a donné le nom de bulbe de l'urètre, eu égard à sa forme arrondie, & en quelque sorte semblable à un oignon. Bientôt après elle embrasse l'urètre dans tout son contour , & n'a plus qu'une épaisseur égale & médiocre qu'elle conserve jusqu'à l'extrémité de la verge ; mais quand elle y est parvenue, elle se renfle pour donner naissance à un autre corps de forme conique , qui termine la verge , & qu'on appelle le gland.

Le bulbe de l'urètre est légérement applati sur deux faces & partagé en deux parties latérales par un enfoncement mitoyen qui régne sur sa longueur, & qui s'étend au loin. Il est couvert par un muscle qui s'avance depuis sa partie postérieure & le voisinage de l'anus , jusqu'à la racine de la verge.

Ce muscle est le bulbo-caverneux, autrefois appellé le muscle accélérateur , parce qu'il favorise l'écoulement de la semence & celui des urines. Il est formé de fibres qui viennent toutes aboutir de devant en arriere à un tendon mitoyen qui régne sur sa longueur. Son extrémité antérieure forme un angle rentrant, & la postérieure un angle saillant qui s'unit avec la partie antérieure du fphinéter cutané de l'anus, & avec les tranfverfes. Ses attaches font aux parties latérales & inférieures du corps caverneux.

Les tranfverfes, dont il vient d'être parlé, paroiffent auffi appartenir au bulbe de l'urètre. Ces mufcles, un de chaque côté, ont une forme triangulaire. Ils tiennent à la partie interne de la branche de l'ifchion, & vont fe terminer à la partie moyenne du bulbo-caverneux à laquelle ils s'uniffent, ainfi qu'à la partie antérieure du fphinéter cutané de l'anus. On les croit propres à dilater l'urètre, & à foutenir la partie inférieure du reétum, concurremment avec les releveurs de l'anus. Ils ne peuvent avoir que ce dernier ufage chez les femmes.

Le gland eft la derniere partie du tiffu fpongieux de l'urètre. Sa forme eft celle d'un cône applati en deffus & en deffous, & dont la bafe coupée obliquement, & appliquée à l'extrémité du corps caverneux, déborde ce corps & forme un bourrelet qui le dépaffe, & qu'on appelle la couronne du gland. Son fommet eft percé d'une ouverture oblongue de haut en bas, qui eft celle de l'urètre. Il tient au prépuce par le repli ou frein dont il a été fait mention. Sa furface eft hériffée de papilles qui lui donnent une grande fenfibilité, & garnie à fa bafe ou couronne, de tubercules qui pourroient être des glandes, & verfer entre cette partie & le prépuce, l'humeur unguineufe qui s'y rencontre.

La cavité de l'urètre offre diverfes particularités dignes de remarques. La premiere portion de ce canal, celle qui eft embraffée par la proftate, eft plus large que le refte de fon étendue. On y voit inférieurement une éminence oblongue, plus élevée à fa partie moyenne qu'ailleurs, que l'on a affez mal à propos comparée avec une crête de coq, & que l'on a nommée en conféquence *caput gallinaginis*. C'eft le *veru - montanum*. Elle eft percée de deux ouvertures tournées de derriere en devant, & qui appartiennent aux canaux éjaculateurs. Ses parties latérales offrent de chaque côté un enfoncement remarquable.

Le refte de l'urètre a des dimenfions affez égales. Sa furface intérieure eft liffe & enduite d'une mucofité qui lui eft fournie par des glandes fimples dont la forme eft oblongue, & qui communiquent avec lui par des ouvertures oblongues auffi, auxquelles on donne le nom de lacunes de l'urètre. Enfin la derniere extrémité de ce canal traverfe le gland , plus près de fa face inférieure que de la fupérieure, & s'y élargit pour former une foffe appellée naviculaire , après quoi elle s'ouvre au fommet du gland par une ouverture affez étroite.

La verge a des artères , des veines , des vaiffeaux lymphatiques , & des nerfs. Ses artères lui viennent principalement de la honteufe interne. Ses veines fe réuniffent en un feul tronc qui régne le long de fa partie fupérieure & moyenne , & qui, après avoir paffé fous le pubis , va s'ouvrir dans un pléxus confidérable qui entoure la proftate & le col de la veffie. Il n'eft pas facile de montrer les vaiffeaux lymphatiques de la verge ; mais leur exiftence eft prouvée par la tuméfaction qui arrive aux glandes des aînes de ceux qui fe font expofés à un commerce impur. Enfin fes nerfs viennent de la feconde , troifieme & quatrieme paire des nerfs facrés.

DES PARTIES GÉNITALES DE LA FEMME.

On divife les parties génitales de la femme en externes & en internes. Les premieres qui fe voient fans le fecours de la diffection font le pénil , la vulve & fes parties , le clitoris , les nymphes , le méat urinaire & l'orifice du vagin. Les fecondes , plus profondes & logées pour la plupart dans la cavité du bas-ventre , font le vagin , la matrice , les trompes de Fallope & les ovaires.

Des Parties Génitales externes.

Le pénil eft l'éminence graiffeufe qui eft au-devant du pubis , & qu'on trouve couverte de poils dans l'âge de puberté.

L'ouverture de forme oblongue qui fe voit au-deffous, eft la vulve ou le *pudendum*. Elle eft faite de deux lévres, une à droite , l'autre à gauche , couvertes de poils , & formées par les tégumens prolongés en dehors , de couleur rouge , & d'une texture molle & délicate en dedans, écartées en haut , rapprochées en bas , & réunies par un repli de la peau fort mince , que l'on appelle la fourchette , & derriere laquelle fe trouve un enfoncement connu fous le nom de foffe naviculaire.

Les lévres du *pudendum* , autrement appellées les grandes lévres , ne renferment dans leur épaiffeur qu'un tiffu cellulaire dont les feuillets rapprochés ont la forme d'un ligament attaché par l'un de ses bords à toute la branche de l'ischion & à celle du pubis. Leur écartement laisse appercevoir les parties qui suivent.

La premiere est un tubercule conique situé au haut de la vulve & entouré à sa base d'un repli de la membrane qui tapisse le *pudendum*. C'est l'extrémité du clitoris, partie figurée comme la verge de l'homme, formée comme elle par un corps caverneux qui a son ligament suspensoire & ses muscles ischio-caverneux ou érecteurs. On l'appelle le gland du clitoris, & le bourrelet dont il est entouré porte le nom de prépuce du clitoris. Sa sensibilité est excessive, & il éprouve dans l'orgasme vénérien, dont il est le siége principal, une roideur très-analogue à celle qui arrive à la verge.

Au-dessous du clitoris commencent deux parties figurées comme des crêtes de coq, lesquelles s'élargissent & s'écartent l'une de l'autre en descendant, & se portent jusqu'au milieu de la hauteur de l'ouverture du vagin. Leur couleur est rougeâtre comme la peau intérieure du *pudendum* qui les forme. Elles renferment dans leur épaisseur des follécules muqueux qui versent une humeur de même nature, propre à enduire toutes les parties génitales , & qui s'écoule en plus grande quantité dans l'acte vénérien qu'en toute autre circonstance. On les appelle les petites lévres du *pudendum* ou les nymphes. Leur usage paroît être de favoriser l'élargissement des parties génitales extérieures, dans le tems de l'accouchement.

Le méat urinaire est situé dans l'intervalle des nymphes , au-dessous & à quelque distance du clitoris , & très-près de l'orifice du vagin. C'est une ouverture ronde , garnie d'un bourrelet circulaire assez saillant , & qui termine le canal de l'urètre. Ce canal plus court, plus large & moins courbé que celui de l'homme, vient de même de la vessie. Il a aussi ses sinus ou lacunes qui versent une quantité de mucosité plus ou moins grande.

L'orifice du vagin est au-dessous du méat urinaire. Son état & ses dimensions varient dans les différentes circonstances. Chez les filles qui n'ont souffert aucune violence en cette partie , il est étroit & comme bouché par une membrane tantôt circulaire, tantôt figurée en maniere de croissant, qu'on appelle l'hymen. Chez les femmes , il est plus large & ne présente au lieu de l'hymen que trois ou quatre tubercules qui en sont les restes , & qui portent le nom de caroncules myrtiformes.

Chez celles qui ont eu des enfans, ces caroncules mêmes s'effacent pour le plus souvent.

Des Parties Génitales internes.

Le vagin eſt la premiere des parties génitales internes. C'eſt un canal membraneux, ſitué obliquement entre la veſſie & l'inteſtin rectum, & dont l'extrémité ſupérieure embraſſe & reçoit le col de la matrice. On le dit compoſé de trois couches, une extérieure & membraneuſe qui vient du péritoine, une moyenne que l'on croit être charnue, & une interne qui eſt comme veloutée. Mais le péritome ne couvre que la partie ſupérieure de ce canal, & ſa texture eſt ſi difficile à développer, qu'on ne peut dire s'il a véritablement les deux autres tuniques qu'on lui attribue. Ses dimenſions en longueur & en largeur varient infiniment. On en trouve la cavité garnie d'un grand nombre de rides dont les plus conſidérables répondent à ſa partie inférieure & à ſa face antérieure.

Cette partie inférieure du vagin eſt embraſſée extérieurement par une eſpèce de tiſſu caverneux, de la largeur d'un pouce & de l'épaiſſeur de deux lignes,

& que l'on appelle le pléxus rétiforme, & enfuite par un mufcle de chaque côté, dont la largeur eft égale à celle de ce pléxus, lequel defcend du bord inférieur du clitoris, & va fe terminer au fpincter cutané de l'anus. Ces mufcles font les conftricteurs du vagin.

La matrice fituée plus profondément, eft la plus confidérable des parties qui fervent à la génération chez les femmes. Ce vifcère occupe le milieu de la région hypogaftrique où il eft logé entre la veffie & l'inteftin rectum. Sa figure approche de celle d'une poire applatie de devant en arriere, & dont la partie la plus large eft en haut, & la plus étroite en bas, ce qui la fait divifer en fond, en corps & en col. Celui-ci s'avance plus ou moins dans le vagin en y faifant une efpèce de mufeau femblable à celui d'une tanche, & percé d'une ouverture de forme ovale, & dont le grand diamètre eft en travers.

La matrice a deux faces, l'une antérieure & l'autre poftérieure, & deux bords dont un à droite & l'autre à gauche. Sa fituation ordinaire eft telle que le fond eft en arriere & en haut, & fon col en devant & en bas ; mais cela varie beaucoup. Il en eft de même de fes dimenfions qui font différentes dans les filles,

dans

dans les femmes enceintes, & dans celles qui ont eu des enfans.

La matrice eſt creuſe intérieurement, & la forme de ſa cavité répond à la ſienne. Cette cavité ſe diviſe en deux parties dont une eſt celle de ſon fond, & l'autre celle de ſon col. La premiere eſt triangulaire & applatie de devant en arriere. Des trois angles qu'elle préſente, l'inférieur répond à la cavité du col, & les deux autres à deux conduits appellés les trompes de Fallope, avec leſquels ils communiquent par des ouvertures très-petites. La ſeconde cavité de la matrice ou celle de ſon col, eſt oblongue & de figure ovale. On y trouve un grand nombre de replis ou rugoſités formées par la membrane qui la tapiſſe, dont les unes ſont en long & les autres en travers. Leurs intervalles ſe trouvent ſouvent occupés par des véſicules remplies d'une lymphe muqueuſe, & que quelques-uns ont pris pour des œuffs.

La ſubſtance de la matrice eſt ferme & compacte, dans les femmes qui ne ſont point enceintes. Elle eſt couverte extérieurement par le péritoine qui l'embraſſe de toutes parts, excepté le long de ſes parties latérales, & tapiſſée par une membrane glaireuſe, percée de beaucoup d'ouvertures, & qu'on ne pourroit en détacher; mais dans les femmes grosses, elle offre un tout autre aspect. Sa membrane intérieure se sépare aisément de sa propre substance, laquelle offre un tissu fibreux fort épais, des fibres musculeuses répandues sur ses deux faces, & qui passent de l'une à l'autre en se courbant sur sa partie supérieure, & un grand nombre de vaisseaux que leur grosseur rend beaucoup plus sensibles. Parmi ces vaisseaux il y en a vers la face interne de la matrice, dont la disposition offre un pléxus bien différent de ceux qui se remarquent ailleurs, & qui communiquent avec la cavité même de ce viscère par des orifices larges & béans. Ces vaisseaux sont connus sous le nom de sinus de la matrice. Dans l'état ordinaire ils ne contiennent & ne fournissent qu'une lymphe muqueuse. Pendant la grossesse ils contiennent du sang & des humeurs de toute espèce, que les cotylédons du placenta vont y pomper.

La matrice est maintenue dans sa situation par six ligamens disposés par paires, que l'on appelle les ligamens larges, les ligamens ronds, & les ligamens postérieurs de la matrice.

Les ligamens larges sont placés sur ses parties latérales. Ils ont la forme des aî-

les de chauve-fouris , & ne font autre
chofe que deux replis du péritoine attachés d'une part à la matrice, & de l'autre aux parties latérales & moyenne du
petit baffin dont ils divifent la cavité en
partie antérieure & en partie poftérieure.
Leur bord fupérieur eft partagé en deux
feuillets ou aîlerons, un antérieur plus
large & plus élevé qui renferme dans fon
épaiffeur la trompe de Fallope, l'autre
poftérieur, moins large & moins élevé,
qui embraffe l'ovaire & fon ligament.

Les ligamens ronds de la matrice naiffent de fes parties fupérieure, antérieure
& latérales, fous la forme de cordons de
médiocre épaiffeur, & defcendent au milieu de fes ligamens larges, plus près de
leur face antérieure où ils font faillie,
que de la poftérieure. Arrivés au bas du
baffin ils remontent de bas en haut jufqu'à l'anneau du mufcle oblique externe
du bas-ventre par où ils fortent de cette
cavité, pour fe perdre à la partie fupérieure antérieure de la cuiffe, & dans
l'épaiffeur des grandes lévres *du pudendum.* Leur fubftance eft celluleufe & vafculeufe.

Les ligamens poftérieurs naiffent de la
partie poftérieure & moyenne de la matrice. Ils defcendent jufqu'au col de ce

viſcère, après quoi ils ſe refléchiſſent en ſe courbant ſur les parties latérales & antérieure du rectum ſur lequel ils montent plus ou moins haut. Peut-être ne ſont-ce que des replis du péritoine qui paſſent de la matrice au rectum.

Les trompes de Fallope qu'on a dit être enfermées dans l'épaiſſeur du feuillet ou de l'aîleron antérieur des ligamens larges de la matrice, ſont des conduits longs & flexueux, très-étroits du côté par où ils communiquent avec la cavité de ce viſcère, larges & évaſés du côté oppoſé où ils forment un pavillon inégalement découpé, & comme frangé. L'ouverture que ce pavillon préſente eſt fort petite & à peine capable de recevoir un ſtilet de médiocre groſſeur. Leur ſubſtance paroît être analogue à celle de la matrice. Elle eſt muſculeuſe à l'endroit du pavillon qui eſt connu ſous le nom de morceau frangé, & dont une des découpures s'étend juſques ſur l'ovaire.

Les corps qui portent ce nom ſont blanchâtres, ovales & un peu applatis, du volume d'un petit œuf de pigeon, & logés dans l'épaiſſeur du feuillet ou aîleron poſtérieur du ligament large. Ils tiennent aux angles ſupérieurs de la matrice par un cordon ligamenteux long d'un pouce, & de

forme ronde. Leur substance est celluleuse. Ils renferment en outre des vésicules dont le nombre & la grosseur varie,
lesquelles sont remplies d'une humeur
glaireuse. Les plus grosses de ces vésicules, semblables à un grain de chenevi,
sont les plus proches de leur surface. Les
autres sont situées plus intérieurement.
Elles ne paroissent ni dans les jeunes filles
qui n'ont pas encore atteint l'âge de puberté, ni dans les femmes parvenues à un
âge avancé.

Dans la grossesse, les ovaires se couvrent d'un corps de couleur jaune tirant
sur le rouge, qui paroît peu de tems après
que les femmes ont conçu, & disparoît
lorsqu'elles approchent du tems d'accou-
cher. Ce corps parvenu à sa maturité est
comme lobuleux & de la grosseur d'une
cerise. Il renferme intérieurement une cavité pleine de liqueur. Il ne porte pas
d'autre nom que celui de *corpus luteum*,
corps jaune. On le croit formé des débris
d'une des vésicules qui s'est rompue.

Les Anciens ont regardé les ovaires
comme des testicules destinés à fournir
une humeur séminale qui, portée dans la
matrice & mélée avec celle de l'homme,
concouroit à la formation du fœtus. Depuis Harvée on les a pris pour des réser-

voirs deſtinés à contenir de véritables œufs, leſquels fécondés par la matiere féminale de l'homme, dont la partie la plus ſubtile & la plus pénétrante parvient à eux au moyen de la trompe de Fallope, tomboient le long de cette trompe juſques dans la matrice, pour y recevoir leur entier développement. Cette idée a paru d'autant plus ſatisfaiſante que l'on a quelquefois vu le fœtus ſe former dans les ovaires, & plus ſouvent dans la trompe de Fallope, où ſans doute il avoit été retenu par des circonſtances extraordinaires qui l'avoient empêché d'arriver au lieu qui lui eſt deſtiné. Mais les recherches les plus exactes n'ont pu faire appercevoir ces prétendus œufs dans la trompe de Fallope, ni même dans la matrice, où l'on ne trouve dans les premiers tems de la conception, qu'une maſſe gélatineuſe & qui ſemble privée d'organiſation.

Les parties génitales de la femme reçoivent beaucoup de vaiſſeaux ſanguins. Elles ont auſſi des vaiſſeaux lymphatiques & des nerfs.

Les vaiſſeaux ſanguins qui s'y diſtribuent ſont des artères & des veines. Leurs artères viennent principalement de celles qu'on nomme ſpermatiques & des hypogaſtriques. Les premieres ont la même origine & la même marche que dans l'homme, excepté qu'elles ne fortent pas de la cavité du ventre, & qu'elles vont principalement fe répandre fur les ovaires. Elles donnent auffi aux trompes de Fallope & aux parties latérales & fupérieures de la matrice. Les artères hypogaftriques donnent celles que l'on nomme utérines, vaginales, hémorrhoïdales, & honteufes internes.

Outre ces artères, les parties génitales externes en reçoivent de l'épigaftrique & de la crurale, & qui reffemblent beaucoup aux artères honteufes externes qui fe voient dans l'homme.

Les veines ont la même origine que les artères. Elles naiffent principalement des fpermatiques & des hypogaftriques. Il s'y en joint d'autres qui fortent des épigaftriques & de la crurale de chaque côté.

Les vaiffeaux lymphatiques de ces parties font peu connus. Pour les nerfs, ils viennent des pléxus rénaux & méfentérique inférieur, & des grands nerfs intercoftaux à leur entrée dans le baffin, & vont aux ovaires, aux ligamens larges, & peut-être auffi aux parties latérales de la matrice où leur ténuité ne permet pas de les fuivre. Il s'y en joint quelques-uns qui viennent des dernieres paires facrées.

De quelque maniere que le fœtus fe forme, la matiere gélatineufe que l'on a dit fe rencontrer dans la matrice pendant les premiers tems de la conception, prend bientôt une forme organifée, & fe préfente fous celle d'une véficule, garnie audehors d'une efpèce de duvet compofé de l'affemblage des vaiffeaux qui s'en élévent, & remplie intérieurement par une humeur lymphatique au milieu de laquelle on voit nager un corps qui y eft fufpendu par un cordon qui tient à fes parois. Ce corps eft l'embryon qui va croître, fe développer, & parvenir à fa maturité : le cordon auquel il tient eft ce qu'on nomme le cordon ombilical ; enfin les parois de la véficule font les enveloppes du fœtus.

Ces enveloppes font faites de deux couches membraneufes appliquées l'une à l'autre. Celle qui eft la plus extérieure eft en même tems la plus épaiffe. Elle eft arrofée par quelques vaiffeaux, & tient à la matrice par une forte de villofité qui s'éleve de fa convexité. On lui donne le nom de chorion. Celle qui eft intérieure eft plus mince & en quelque forte tranfparente. On n'y découvre aucune organifation fenfible. Elle eft appellée amnios.

Le chorion renferme dans fon épaiffeur un corps mollaffe, de forme circulaire, applati fur deux faces, en quelque forte femblable à un gâteau, ce qui lui a fait donner le nom de placenta, & du milieu de la face interne duquel le cordon ombilical tire fon origine.

Lorfque le fœtus eft à terme, la largeur du placenta n'eft guère moindre de fept à huit pouces, & fon épaiffeur à fa partie moyenne, d'un bon pouce. Sa fubftance eft celluleufe & vafculeufe. Il eft divifé du côté par lequel il tient à la matrice en plufieurs lobules faciles à féparer les uns des autres, & préfente, du côté qui regarde le fœtus, un grand nombre de vaiffeaux qui de toutes les parties de la circonférence, fe raffemblent vers la partie centrale, ou vers le lieu qui donne naiffance au cordon ombilical.

Ce cordon eft fait de la réunion de trois vaiffeaux, favoir, de deux artères & d'une veine, connus fous les noms d'artères & veine ombilicale. La veine, fort groffe, en fait comme l'axe, & les artères rampent autour. Ces vaiffeaux font liés par un tiffu celluleux abreuvé de beaucoup de mucofité, & recouverts d'une membrane qui femble continue d'une part à celles qui couvrent le placenta, c'eft-à-dire, au chorion & à l'amnios, & de l'autre aux tégumens du bas-ventre du fœtus, au milieu duquel ils vont aboutir, à l'endroit du nombril. La veine fait fonction d'artère & porte au fœtus le sang qui vient du placenta, & les artères celle de veines, & conduisent au placenta le sang qui revient du fœtus. La longueur du cordon ombilical varie beaucoup. Elle n'est guère moindre de deux pieds. Quelquefois il a jusqu'à quatre pieds de long.

L'adhérence du chorion & du placenta à la matrice est très-intime. Elle se fait au moyen d'une espèce de glutinosité qui lie ces parties, de quelques vaisseaux extrèmement fins qui passent de l'un à l'autre, & sur-tout de mammelons qui, de la surface du placenta, vont s'implanter dans les orifices des sinus de la matrice. Quels sucs les vaisseaux dont ces mammelons sont formés vont-ils y puiser ? On a cru que c'étoit du sang, & qu'il y avoit une circulation librement établie entre la mere & l'enfant. Les hémorragies qui succédent au décollement du placenta, la perte de sang qui arrive dans les accouchemens les plus naturels, & diverses observations & expériences alléguées par des Anatomistes accrédités avoient donné naissance à cette opinion.

que les obſervations nouvelles ſemblent détruire. Elles montrent qu'il ne paſſe preſque point de ſang de la mere à l'enfant, que les cotylédons du placenta ne ſe chargent que des liqueurs lymphatiques mêlées avec le ſang dans les ſinus de la matrice, & que le ſang du fœtus ſe forme dans ſes propres organes, de même que celui du poulet, dans l'incubation.

La liqueur au milieu de laquelle le fœtus eſt plongé, tant que les enveloppes ſous leſquelles il eſt enfermé conſervent leur intégrité, ſe nomme la liqueur de l'amnios. Elle eſt limpide, ſans odeur, & d'une teinte citrine plus ou moins foncée. Sa quantité varie beaucoup. Elle eſt plus abondante, proportion gardée, dans les premiers tems de la groſſeſſe, que vers la fin. Sans doute elle ſuinte des parois de l'amnios, & peut-être auſſi eſt-elle augmentée par la tranſpiration du fœtus. Ses uſages ſont de le mettre à l'abri de l'impreſſion des corps extérieurs, de le conſerver dans une température égale & de maintenir ſes organes dans un état de ſoupleſſe qui en favoriſe le développement, de dilater le col de la matrice à travers lequel elle eſt pouſſée avec les membranes qui la contiennent, juſqu'à ce qu'il ſoit aſſez ouvert pour permettre une libre iſſue à l'enfant , & de lubréfier les parties génitales externes qu'elle diſpoſe à un plus grand relâchement. Beaucoup de Phyſiciens ont cru auſſi que la liqueur de l'amnios fourniſſoit au fœtus une partie de la nourriture dont il a beſoin. Mais comment reconnoître des qualités nutritives à une liqueur qui paroît être purement excrémentitielle ? Il eſt très-vraiſemblable que le fœtus ne reçoit d'autre nourriture que celle qui lui eſt fournie par le cordon ombilical.

Il s'en faut de beaucoup qu'il ſoit organiſé pendant ſon ſéjour dans la matrice, comme il doit l'être quelque tems après ſa naiſſance , & pendant le cours de ſa vie. Nous avons remarqué qu'il a les prunelles bouchées par une membrane que nous avons nommée pupillaire ; què le thymus eſt chez lui d'une groſſeur remarquable , ainſi que toutes les autres glandes du même genre ; que les poumons ſont affaiſſés ſur eux-mêmes , de couleur rouge-brune , & de ſubſtance compacte ; que les deux veines-caves communiquent, à l'endroit de leur union , avec l'oreillette gauche par le trou ovale ou de Botal ; que l'artère pulmonaire va s'ouvrir dans l'aorte inférieure ſous le nom de canal artériel ; que l'aorte inférieure donne naiſſance aux deux artères ombilicales deſtinées à porter au placenta le ſang qui a circulé dans les diverſes parties du corps du fœtus ; que le foie eſt beaucoup plus volumineux & d'une couleur rouge plus foncée que celle qu'il doit avoir, parce que la veine ombilicale qui revient du placenta & qui le traverſe, y porte plus de ſang qu'il n'en reçoit de la veine-porte & des artères hépatiques ſeules ; que cette veine ombilicale s'ouvre directement dans la veine-cave inférieure, par un canal de communication appellé le canal veineux ; que pluſieurs des viſcères du bas-ventre ont une forme & des dimenſions différentes de celles qu'ils ont dans tout autre tems ; que les teſticules ne ſont point encore placés hors de l'abdomen, mais qu'ils réſident à la partie poſtérieure & moyenne de cette cavité, au voiſinage de l'aorte, au-deſſous des artères émulgentes, &c. &c.

Toutes ces différences, dont les principales ſont relatives au défaut de reſpiration, diſparoiſſent plutôt ou plus tard. Il en eſt qui ſubſiſtent aſſez long-tems : telles ſont ſur-tout le volume du foie qui ne revient à ſon état naturel que vers la ſeptieme année de la vie, & la diſpoſition des os qui n'arrivent à leur perfection que lorſqu'on eſt parvenu à l'âge adulte.

DES TÉGUMENS.

Toutes les parties du corps font enveloppées & couvertes de deux tégumens, qui font le tiffu cellulaire & la peau.

Du Tiffu cellulaire.

Le tiffu cellulaire eft un amas de feuillets membraneux difpofés de maniere à laiffer entr'eux un nombre infini de cellules de toute figure & de toute grandeur, qui communiquent les unes avec les autres. Il n'eft pas feulement répandu à la furface du corps, il fe prolonge dans fon intérieur qu'il pénètre de toutes parts, & s'introduit entre toutes les parties qui le forment, & dans l'intervalle même des élémens dont ces parties font compofées. On en prendroit quelqu'idée fi on fe repréfentoit une groffe éponge figurée comme le corps, & dans laquelle on mettroit les uns après les autres, & chacun à leur place, les os, les mufcles, les vaiffeaux, les nerfs, les glandes & les vifcères.

La communication des différentes parties du tiffu cellulaire eft affez prouvée par la facilité avec laquelle l'eau, le fang, le pus & l'air qui y font épanchés paffent d'une partie du corps à une autre. Elle l'eft auffi par le procédé qu'emploient les Bouchers dans la préparation des viandes deftinées à notre nourriture. On fait affez qu'ils font une ouverture à la peau des animaux après les avoir tués , & que l'air qu'ils y pouffent au moyen d'un foufflet fe gliffe par-tout , & jufques dans l'in-tervalle des fibres des mufcles les plus reculées.

Le tiffu cellulaire a plufieurs ufages ; 1° , il donne aux parties la fermeté qui qui leur eft propre ; 2° , il leur procure la fléxibilité qui leur eft néceffaire ; 3° , il en détermine & en conferve la forme ; & 4° enfin , il fert de réfervoir à la graiffe. On a cru que ce fuc étoit contenu dans fes cavités ; mais on peut préfumer qu'il eft dépofé dans la duplicature des feuil-lets qui le compofent ; car on ne trouve point de graiffe dans toutes les parties du tiffu cellulaire, & elle ne fe tranfporte pas d'un endroit dans un autre , quoique vraifemblablement elle ait quelque flui-dité pendant la vie , fur-tout dans les par-ties intérieures & les moins expofées au froid. La graiffe elle-même remplit quel-ques fonctions qui lui font propres. Elle peut fervir de nourriture dans de longues abftinences , & maintient la flexibilité & la foupleffe des fibres motrices des mufcles.

De la Peau.

La peau eſt le ſecond & le plus extérieur des tégumens. C'eſt une membrane
inégalement épaiſſe & ſuſceptible de s'é-
tendre & de revenir à ſon état naturel.
Elle eſt compoſée de quatre parties qui
ſont le cuir, le corps papillaire, le corps
réticulaire & l'épiderme.

Du Cuir.

Le cuir, *corium*, eſt un tiſſu fibreux,
membraneux & vaſculeux dont l'organiſation eſt impoſſible à démêler. Il paroît
être principalement formé de diverſes
couches de tiſſu cellulaire appliquées les
unes ſur les autres, & en cela il reſſem-
ble à preſque toutes les autres membranes du corps qui ſont faites de même. On
en a la preuve dans la macération long-
tems continuée, qui n'eſt autre choſe
qu'une injection lente qui s'introduit peu
à peu entre les lames de la peau, & les
détache inſenſiblement. Elle ſe préſente
auſſi dans l'anaſarque ou la leucophleg-
matie, maladie dans laquelle la ſéroſité
ſurabondante altère toutes les parties du
tiſſu cellulaire. En effet, la peau de ceux

qui en font attaqués s'amincit peu à peu,
& fe réduit enfin à une lame membraneufe fi fine, que l'eau la traverfe de toutes parts, & s'épanche entr'elle & l'épiderme dont elle eft couverte.

Du Corps Papillaire.

Le corps papillaire n'eft autre chofe
que la furface extérieure de la peau, de
laquelle s'éleve une quantité innombra-
ble de tubercules extrêmement fins qui
la rendent comme chagrinée. Ces tubercules ou papilles font jettés fans ordre
fur toutes les parties du corps, excepté
fur la langue, fur le gland qui termine la
verge, & fur le dedans de la peau des
doigts des mains & des pieds. On penfe
que c'eft à leur arrangement & leur difpofition réguliere, & peut-être auffi à
leur élévation plus grande qu'ailleurs, que
ces parties doivent la fenfibilité dont elles
font douées, parce que ces papilles paffent pour être faites par l'extrémité des
houpes nerveufes qui aboutiffent à la
peau ; mais il pourroit fe faire que cette
fenfibilité, celle fur-tout des doigts des
mains tint en partie à l'habitude, en partie à la forme même des doigts avec lefquels nous pouvons faifir & embraffer

par des furfaces plus étendues & plus multipliées, les corps dont nous avons intérêt de connoître les qualités tactiles.

Le corps papillaire eft, comme on voit, regardé comme l'organe du toucher, c'eft-à-dire, du fens le plus étendu, & qui nous trompe le moins. Ce fens eft diftingué en toucher univerfel, & en toucher particulier.

Du Corps Réticulaire.

Les papilles, dont il vient d'être parlé, font toutes féparées les unes des autres par un tiffu qui tient d'une part à la face interne de l'épiderme, & de l'autre à la face externe de la peau ou du *corium* dans les intervalles que laiffent les parties du corps papillaire. Ce tiffu, qui fe préfente fous l'afpect d'un réfeau dont les mailles font occupées par les papilles, lorfqu'on fépare l'épiderme de la peau avec un inftrument tranchant, eft ce qu'on nomme le corps réticulaire, & ce que Malpighi a appellé le corps muqueux, parce que effectivement il a une confiftance muqueufe, lorfqu'il a été expofé quelques tems à la macération. A proprement parler, ce n'eft autre chofe qu'une appendice de l'épiderme, & le meilleur procédé

pour le bien voir , eſt de détacher lente-
ment cette membrane de deſſus un morceau de peau que l'on ait tenu quelques
tems dans l'eau bouillante.

Le corps muqueux a une couleur différente dans les différens individus , &
chez les différens peuples , & c'eſt ce qui
détermine la diverſité de la couleur de
leur peau. Cette couleur tient à ſa conſtitution , & ne dépend pas des ſucs dont
il eſt abreuvé , puiſque la macération dans
divers menſtrues ne peut la lui faire perdre. Le corps muqueux ou papillaire n'a
point de vaiſſeaux ni d'organiſation ſenſible.

De l'Épiderme.

L'épiderme eſt une membrane tranſparente qui couvre les autres parties de la
peau. On y voit des rides & des plis qui
répondent à ceux de la peau. Son épaiſſeur eſt généralement plus grande à la partie antérieure du corps qu'à la poſtérieure. Elle augmente aux endroits expoſés
au frottement. Cette membrane manque
de vaiſſeaux. Elle paroît être formée d'é-
cailles appliquées les unes aux autres.

Diverſes cauſes peuvent détacher l'é-
piderme de la peau dans les perſonnes
vivantes. Des frottemens longs & vio-

lens, l'action du feu, celle des liqueurs chaudes, l'application des véſicatoires, &c. mais bientôt il ſe reproduit & ſe répare.

On peut auſſi détacher aiſément l'épiderme ſur les cadavres par l'approche du feu, par la macération, & par l'immerſion dans l'eau bouillante. Le premier de ces moyens le durcit ; le ſecond l'amollit & le fait diffluer ; le, troiſieme eſt le meilleur, & celui qui en altére le moins la conſtitution.

Il eſt difficile de dire comment l'épiderme eſt formé. Quelques-uns ont cru que ce n'étoit autre choſe que l'expanſion des tuyaux excréteurs de la peau : d'autres qu'il étoit produit par l'extrémité des houppes nerveuſes de la peau qui ſe deſſéchent. Il s'en eſt trouvé qui ont embraſſé l'un & l'autre ſentiment. Ne pourroit-on pas croire que l'épiderme eſt la ſurface extérieure de la peau même, deſſéchée par l'action & la preſſion de l'air ? Il eſt vrai que les embryons les plus petits ont leur épiderme, & qu'ils ſont plongés dans l'eau : mais cet agent peut produire le même effet ſur eux que l'air. Ce qui rend ſur-tout cette opinion vraiſemblable, ce ſont l'épaiſſiſſement que l'épiderme contracte en quelques circonſtances, ſon retour à l'état naturel lorſ-

que ces circonſtances n'exiſtent plus , &
enfin la facilité avec laquelle il ſe répare.

Quoi qu'il en ſoit , ſon uſage eſt ſans
doute de modifier l'impreſſion que les papilles de la peau reçoivent de la part des
corps environnans , & qui ſans cette membrane eut été fort douloureuſe , comme
on l'éprouve lorſque l'épiderme a été enlevé de deſſus une partie , & que ces pa
pilles ſont à nud.

La peau eſt percée de diverſes ouvertures qui ſont aſſez connues , mais elle
ne s'y termine pas. Elle s'avance en s'a-
minciſſant vers la membrane qui tapiſſe
les cavités où ces ouvertures conduiſent ,
& ſe continue en quelque ſorte avec elle.
Outre ces ouvertures , elle en a une infinité d'autres très-petites qui ne ſont autre choſe que les pores dont elle eſt percée , & par leſquels il s'exhale perpétuellement une ſéroſité fine & réduite en va-
peur qui tantôt conſtitue la tranſpiration
cutanée & inſenſible , & tantôt la ſueur.
On avoit penſé que ces deux excrétions
étoient de nature différente , & que la
derniere ſe faiſoit par des glandes que l'on
a nommées miliaires , eu égard au nombre
prodigieux où elles étoient. Mais les Anatomiſtes modernes les rejettent abſolument.

Il n'en eſt pas ainſi de celles qui fourniſſent l'humeur onctueuſe & graſſe dont
quelques parties extérieures du corps ſont
couvertes, & que l'on nomme glandes
ſébacées. Celles-ci ſont évidentes & nombreuſes. Ce ſont des glandes ſimples, de
forme lenticulaire, & percées d'une ouverture à leur milieu. On les ſoupçonne
plutôt qu'on ne les voit dans leur état
naturel. Mais quand elles viennent à ſe
tuméfier, elles forment de petites tumeurs
connues ſous le nom de tannes, qui rendent leur exiſtence & leur organiſation
plus ſenſibles.

Preſque toutes les parties du corps ſont
couvertes de poils dont la longueur, le
nombre, la conſiſtance, & la couleur varient infiniment. Ils ont tous une racine
bulbeuſe implantée dans la ſubſtance de
la peau ou dans le tiſſu cellulaire qui eſt
au-deſſous, & dont la forme eſt ronde,
& la couleur jaunâtre. Cette bulbe contient les divers filamens dont les poils doivent être formés. Ces filamens ſont-ils
creux ? On peut le préſumer. Les uſages des poils ne ſont pas tous également
connus.

Enfin les extrémités des doigts des
mains & des pieds ſont couvertes par des
corps légérement tranſparens, d'une con-

fiftance affez ferme , & d'une forme ovale,
qu'on appelle les ongles. Chacun d'eux
préfente trois parties ; la lunule qui eft
blanche & mince , la partie moyenne qui
eft de couleur rougeâtre , & l'extrémité
qui eft plus folide & plus épaiffe. Ils ont
en outre une racine mince , blanche &
comme frangée , qui s'enfonce dans un repli de la peau. L'épiderme concourt avec
cette racine à les affermir dans leur fituation. Celui de la convexité des doigts fe
prolonge , pour ainfi dire , fur leur face
externe , & celui de leur concavité fur la
face interne de ces corps.

Les ongles paroiffent être faits de lames appliquées les unes fur les autres ,
& compofées elles mêmes de fibres difpofées fuivant leur longueur. Ils tiennent
à la peau par un tiffu réticulaire & muqueux femblable à celui de l'épiderme ,
& couvrent une partie du corps papillaire
dont les papilles font oblongues & difpofées fur des lignes paralleles à la longueur des ongles & des doigts.

La continuité des ongles avec l'épiderme , la reffemblance du tiffu par lequel ils
tiennent à la peau & au corps réticulaire
ou muqueux , la facilité avec laquelle ils
renaiffent quand ils ont été détruits ou
altérés , celle avec laquelle ils fuivent l'é-

piderme des mains & des pieds quand on les détache dans les préparations anatomiques , tout prouve qu'ils en font une espèce d'appendice , & qu'ils en font partie.

Leur ufage eft de mettre l'extrémité des doigts à l'abri des impreffions des corps durs , & de rendre ces membres propres à faifir les corps qui pourroient leur échapper par leur peu de volume. Ceux des pieds préviennent le renverfement des doigts , & affermiffent ainfi les pieds dans l'action de marcher.

F I N.

TABLE.

SECTION II.

X 3

Fin de la Table.

EXTRAIT DES REGISTRES
de la Société Royale de Médecine.

LA Société Royale de Médecine ayant entendu dans sa Séance, tenue au Louvre le 8 Avril présent mois, la lecture du Rapport que j'ai fait, conjointement avec M. Andry, sur un Ouvrage présenté par M. Poissonnier, intitulé : *Abrégé d'Anatomie à l'usage des Éleves en Chirurgie des Écoles de la Marine Royale*, &c, a jugé cet Ouvrage très-digne de son Approbation & de paroître sous son Privilége. En foi de quoi j'ai signé le présent. A Paris, le 26 Avril 1783.

VIC D'AZYR,
Secrétaire perpétuel.

ERRATA.

Pages 22, *ligne* 8, & derriere ; *lisez* : & de derriere.

67, *ligne* 26, contourée ; *lisez* : entourée.

116, *ligne* 8, est ; *lisez* : en.

www.ingramcontent.com/pod-product-compliance
Lightning Source LLC
LaVergne TN
LVHW010609180726
843502LV00001B/195